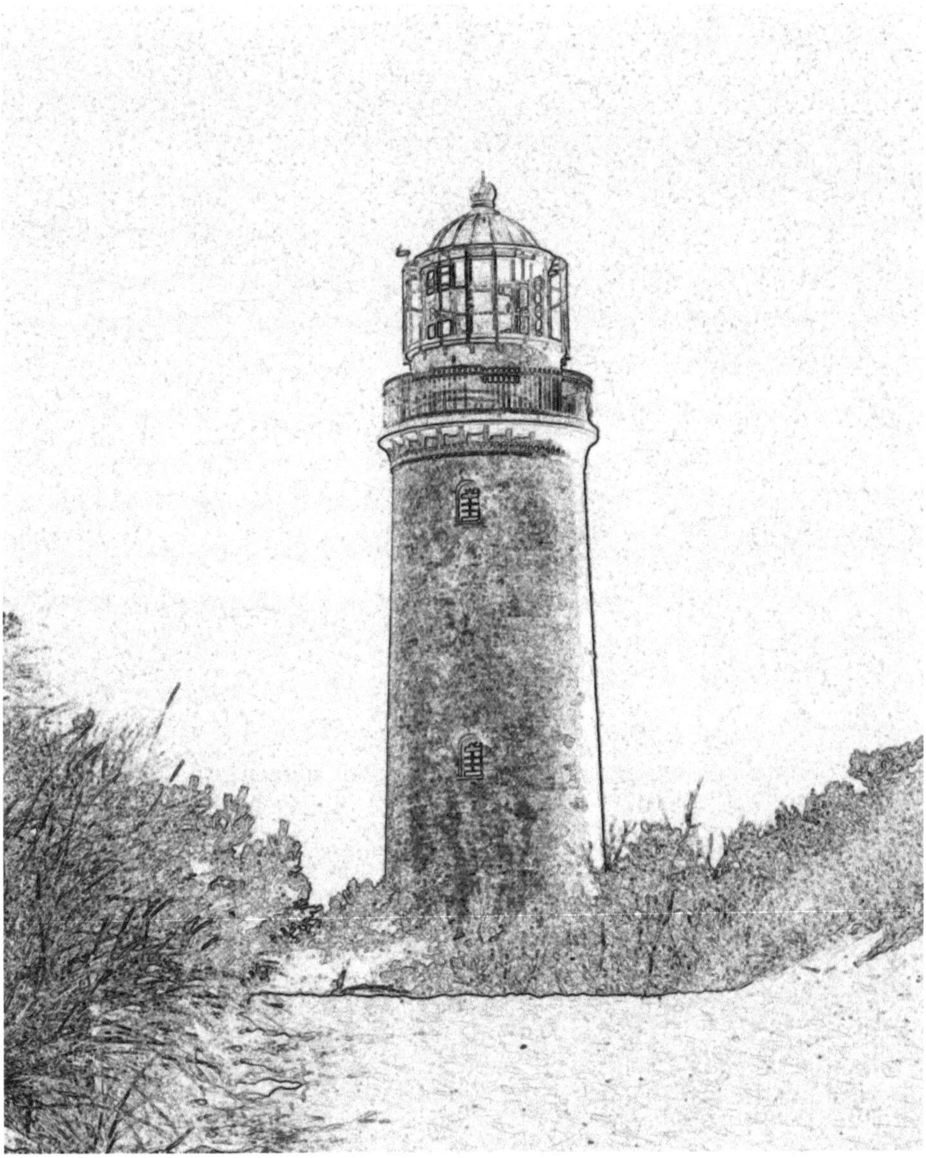

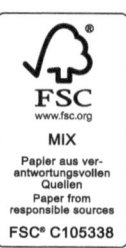

Bibliografische Informationen der Deutschen Nationalbibliothek:
Die Deutsche Nationalbibliothek verzeichnet diese Publikation in der Deutschen Nationalbibliografie.
Detaillierte bibliografische Daten sind im Internet unter dnb.dnb.de abrufbar.

Druck: Libri Plureos GmbH, Friedensallee 273, 22763 Hamburg

Fachliche Beratung beim Buch-Layout: Andreas Oestern, a.oe@netcologne.de
Umschlaggestaltung: Stefanie Schwabe, stefanie@schwabe-agentur.de
Verlag: BoD · Books on Demand GmbH, In de Tarpen 42, 22848 Norderstedt,
bod@bod.de

ISBN: 978-3-7693-2470-9

KATHRIN WERSING & CLAUDIA EYD

Jetzt erst recht

POSITIV LEBEN MIT PARKINSON

Das Buch zum Podcast mit 50
inspirierenden Lebensgeschichten

Über die Autorinnen

Kathrin Wersing
Jahrgang 1979, kommt gebürtig aus Eisenhüttenstadt in Brandenburg. Heute wohnt sie mit ihrer Familie in Münster in Westfalen. Sie interessierte sich schon immer für Menschen und ihre Geschichten. Als Sozialarbeiterin begleitet sie seit über 20 Jahren Familien mit chronisch kranken Kindern. Nach ihrer Parkinsondiagnose startete sie den Podcast „Jetzt erst recht", in dem es um positive Geschichten von Betroffenen und Angehörigen geht. Sie engagiert sich gerne, liebt Musik und alles Kreative. (www.jetzt-erst-recht.info)

Claudia Eyd
Jahrgang 1966, wohnt mit ihrer Familie in Bruchsal bei Karlsruhe. Ab und zu schwebt sie durch ihre Heimatstadt Wuppertal, vorbei an ihrer ersten Arbeitsstelle bei der Sparkasse. Seit ihrer Parkinsondiagnose ist sie in verschiedenen Bereichen der Selbsthilfe aktiv. Für die Parkinson Stiftung moderiert sie den Podcast „Bewegte Angelegenheiten". Expertinnen und Experten beantworten hier Claudias Fragen zu Parkinson und es gibt Tipps zum hoffentlich besseren Umgang mit der Erkrankung im Alltag. (www.parkinsonstiftung.de/podcast)

„Jeder Mensch aber ist nicht nur er selber,
er ist auch der einmalige, ganz besondere,
in jedem Fall wichtige und merkwürdige Punkt,
wo die Erscheinungen der Welt sich kreuzen,
nur einmal — so und nie wieder."

Hermann Hesse

Inhalt

III - Ausblicke

Einblicke

Wie alles begann aus Kathrins Sicht

| Die Kraft von Geschichten

Wir Menschen sind einmalig und gleichwohl untrennbar miteinander verwoben. Was uns alle verbindet, sind Geschichten. Sie begleiten uns das ganze Leben. Persönliche Geschichten haben eine große Kraft, denn sie lassen uns miterleben und mitempfinden. Sie ermöglichen Verbundenheit mit anderen Menschen, erleichtern Verständnis und Verstehen. Geschichten berühren uns nachhaltig.

Als ich im November 2019 die Diagnose Parkinson erhielt, hatte ich das Gefühl, nur traurige und schockierende Geschichten über die Erkrankung zu hören. Mir war klar, ich muss mit Menschen sprechen, die das Gleiche erlebt haben und die mir sagen können, wie ich es schaffen kann, mit dieser Krankheit zu leben.

| „Die Diagnose hast du erhalten, aber die Prognose liegt in deiner Hand"

Diesen Satz hörte ich damals in einem anderen Podcast. Er blieb hängen und gibt mir bis heute Kraft. Obwohl die Wissenschaft mittlerweile sehr viel weiß, ist es höchst individuell und daher tatsächlich kaum vorhersehbar, wie der Verlauf einer chronischen Krankheit sein wird. Irgendwann begriff ich: Was ich absolut in der Hand habe, das ist meine Einstellung zur Krankheit. Ich kann mich als Opfer fühlen und mich verrückt machen mit Spekulationen darüber, wie schlimm sich die Krankheit bei mir entwickeln könnte. Oder ich nehme Parkinson als Wegbegleiter an, fokussiere mich auf das, was mir hilft und versuche, aus den Erfahrungen anderer Menschen und von ihrem Weg zu lernen.

| Von der Idee zum Podcast

Damals begann ich Podcasts zu hören, deren Vielfältigkeit mich bis heute begeistert. So kam mir die Idee, selbst einen Podcast zu starten und darin mit

Menschen zu sprechen, die trotz der lebensverändernden Diagnose Parkinson ihr Leben positiv und bunt gestalten.

Das Problem war: Ich hatte gar keine Ahnung, wie das mit so einem Podcast geht! Aber dann begann ich, Tutorials auf YouTube zu schauen, Mikrofone auszuprobieren, Schnittsoftware zu suchen und alles über Podcast-Dienste zu lernen. Schließlich habe ich klopfenden Herzens den Trailer rund zwanzigmal eingesprochen, bis ich halbwegs zufrieden war.

Ganz entscheidend waren aber die Menschen, die meine erste Folge anhörten und mir sagten: „Super, geh raus damit!" Ein großes Dankeschön an Andreas, Sven und an meinen Mann Jörg: Ohne euch würde ich vielleicht heute noch überlegen, ob ich es machen soll oder nicht.

Im Oktober 2020 habe ich schließlich die erste Folge meines Podcasts „Jetzt erst recht – Positiv leben mit Parkinson" veröffentlicht.

Seitdem ist er ein echtes Herzensprojekt für mich geworden.

| Was mir am Herzen liegt

Wie werden wir, was wir sind? Und wie schaffen es Menschen trotz aller Herausforderungen, ihren Lebensweg positiv zu gestalten? Diese Fragen haben mich im beruflichen wie auch im privaten Leben oft begleitet.

So versuche ich in meinen Gesprächen stets nah bei meinen Gästen zu sein, in die jeweils ganz persönliche Lebensgeschichte einzutauchen und den Weg ein Stück weit auch für andere erfahrbar zu machen. Mir ist es wichtig, Stärken, Besonderheiten und positive Sichtweisen herauszustellen, ohne jedoch die schweren Zeiten, die Parkinson für uns alle mit sich bringen kann, zu verharmlosen.

In den vergangenen vier Jahren habe ich mit rund 90 Menschen intensive Gespräche geführt. Sie haben nicht nur mir, sondern auch einem großen Publikum Einblicke in ihr Leben, ihre Erfahrungen, Gedanken und Gefühle gewährt. Bis heute empfinde ich das als ein besonderes Geschenk, mit dem ich stets bemüht bin, achtsam umzugehen.

Dachte ich anfangs noch, es gäbe nur düstere Geschichten zum Thema Parkinson, so weiß ich heute: Es gibt auch unendlich viele positive Geschichten da draußen. Leider werden sie viel seltener erzählt und so bleiben uns vor allem die negativen Geschichten besser in Erinnerung. Mir ist es ein großes Anliegen, das zu ändern und mit meinem Podcast die positiven Geschichten mehr in unser Bewusstsein und ins öffentliche Rampenlicht zu rücken.

| Vom Podcast zum Buch

Schließlich kam die Frage auf: Kann man aus einem Podcast ein Buch machen? Ich hatte schon lange den Wunsch, die vielen inspirierenden Gedanken meiner Gäste zu Papier zu bringen, sie schwarz auf weiß lesbar zu machen und damit auch Menschen zu erreichen, die bislang keinen Zugang zu Podcasts gefunden haben.

Doch wie ist es möglich, die vielen Stunden Podcastgespräche in eine lesbare Form zu bringen? Ratlos schob ich die Idee immer wieder gedanklich beiseite, bis mir schließlich Claudia Eyd ihre Hilfe anbot. Claudia war eine meiner ersten Podcastgäste und inzwischen ist sie eine gute Freundin geworden. Zusammen ging es viel leichter und unser Projekt nahm Form an.

Wir wollten möglichst viele Menschen zu Wort kommen lassen, ohne jedoch eine mehrbändige Enzyklopädie zu verlegen. Daher haben wir die Interviews auf je vier Seiten gekürzt, was eine echte Herausforderung war.

Das Buch soll bewusst kein Ersatz für den Podcast sein, denn uns ist natürlich bewusst, dass die hier abgedruckten Auszüge aus den Interviews nicht die kompletten Gespräche, die Atmosphäre oder die vielen kleinen Besonderheiten wiedergeben können.

Vielmehr soll das Buch eine Einladung sein, sich die Podcastgespräche anzuhören oder, falls man sie bereits gehört hat, sich an den großen Erfahrungsschatz zu erinnern.

Mein persönlicher Wunsch ist es, Menschen mit Parkinson und ihren Angehörigen Mut zu machen. Ich selbst habe sehr viele wertvolle Kontakte, vor allem aber Zuversicht und Lebensfreude aus den Gesprächen gewinnen können.

Genau das wünsche ich von ganzem Herzen auch allen Menschen beim Lesen dieses Buches!

Kathrin Wersing

Wie alles begann aus Claudias Sicht

„Es kommt darauf an, einem Buch im richtigen Moment zu begegnen."

Hans Derendinger

| Jetzt erst recht — Positives Leben, Hören und Lesen mit Parkinson

Podcasts und Kopfhörer gehören zu meinem Leben! Kaum habe ich die Kopfhörer aufgesetzt und den Lautstärkeregler am Handy passend eingestellt, lausche ich den Stimmen der Menschen, die bei den von mir abonnierten Podcasts zu Wort kommen.

Während des Podcast-Hörens habe ich beide Hände frei. Das befähigt mich dazu, aufzuräumen, zu spülen, am Schreibtisch zu arbeiten oder in Pausen mein Müsli zu löffeln. Bei besonders interessanten Passagen betätige ich die Stopp-Taste und beim erneuten Anhören bin ich dann wirklich „ganz Ohr".

Vor kurzem habe ich einer Bekannten, die gerade die Diagnose Parkinson bekommen hatte, den Podcast „Jetzt erst recht — Positiv leben mit Parkinson" empfohlen. Wenige Stunden später erreichte mich ihre Sprachnachricht. Ihre Stimme klang richtig aufgekratzt, so sehr freute sie sich darüber, dass ich sie auf diesen Podcast mit den bemerkenswerten Interviews aufmerksam gemacht hatte.
Sie sagte, dass sie bemerkt hätte, wie wertvoll es für sie wegen ihrer Parkinson-Krankheit wäre, den Menschen im Podcast zuzuhören. Sie fügte noch hinzu, wie bemerkenswert es wäre, dass Kathrin die seltene Gabe hätte, die Dialoge mit ihren Podcast-Gästen immer sehr einfühlsam zu führen.

„BEMERKENSWERT" — Diesen Begriff hatte ich seit langem nicht mehr gehört. Nach dem Abhören der Sprachnachricht „bemerkte" ich: Es wäre prima, eine Nachlese zu den Podcastfolgen in Textform zu haben. Spontan fiel mir dazu auch das Wort „Spätlese" ein.

18

Ich sehne mich nach etwas Gedrucktem auf dem Nachttisch. Ich brauche etwas zum Blättern, zum Einbiegen von Eselsohren. Außerdem möchte ich einen Text vor mir haben, in dem ich unterstreichen kann, was mir auffällt, gefällt oder missfällt. Ich möchte meine Nase immer mal wieder in ein aufgeschlagenes Buch stecken. Wertvoller kann ich meine Zeit vor dem Einschlafen oder auch in nächtlichen Wachphasen wohl kaum verbringen!

Als Kathrin mir von ihrer Idee erzählte, ihre bisherigen Podcast-Interviews in Buchform zu veröffentlichen, war ich sofort Feuer und Flamme, sie dabei zu unterstützen.

Ich ahnte nicht, wie viele Arbeitsstunden wir in dieses Buch stecken würden. Geschafft haben wir es, weil wir folgendes mitbrachten: Begeisterung, Fleiß, Konzentration, Freude an der gemeinsamen Arbeit, Fleiß, Durchhaltevermögen, gutes Zeitmanagement, gegenseitiges Vertrauen, unsere positive Grundstimmung, Fleiß, Wertschätzung füreinander, Fleiß und gegenseitige Anerkennung für das Erreichte. Wir erlebten Phasen mit Durchhängern, in denen uns die Arbeitswelt und unsere ehrenamtlichen Engagements besonders forderten. Doch unser Enthusiasmus und unsere Freundschaft haben uns bei der Realisierung des vorliegenden Buchs ungemein getragen.

Wir hatten zudem das Glück, Menschen zu kennen, die uns ganz uneigennützig mit ihren wertvollen Erfahrungen unterstützt und ihr Wissen mit uns geteilt haben.

Solltest du feststellen, dass dir das Lesen auch Appetit auf ein erstmaliges oder erneutes Anhören der Original-Interviews macht, dann warten die Stimmen aus den Interviews schon auf dich.

Ich wünsche dir viel Freude beim Lesen und Hören! Und bleibe oder werde: BEMERKENSWERT positiv.

Claudia Eyd

Über Parkinson

Hinweis: Im Anhang (ab Seite 239) befindet sich ein Glossar mit Erklärungen zu vielen Fachbegriffen, die in diesem Buch vorkommen.

Mit dieser Zusammenstellung möchten wir einen leicht verständlichen Einstieg in das sehr komplexe Thema „Parkinson-Krankheit" geben. Wir erheben dabei keinen Anspruch auf Vollständigkeit.

| Allgemeines

Die Parkinson-Krankheit gehört zu den am häufigsten auftretenden neurodegenerativen Erkrankungen. Neurodegenerativ heißt, es sterben Nervenzellen ab. Bei Parkinson betrifft es die Zellen, die für die Produktion des Botenstoffes Dopamin zuständig sind.
Das Fehlen dieses Botenstoffes führt zu den typischen Merkmalen der Erkrankung, deren Hauptsymptome James Parkinson im Jahr 1817 erstmals beschrieben hat. Später wurde die Krankheit nach ihm benannt.

| Formen

Die Parkinson-Krankheit ist vielfältig und verläuft individuell sehr unterschiedlich.
Bisher war unter den verschiedenen Bezeichnungen für die Krankheit „Idiopathisches Parkinson-Syndrom" (IPS) am gebräuchlichsten. Aktuell hat sich in der Wissenschaft der Begriff „Parkinson-Krankheit" für die am häufigsten vorkommende Form der Erkrankung durchgesetzt. In Abgrenzung zur Parkinson-Krankheit gibt es „Sekundäre Parkinson-Syndrome", die zum Beispiel durch Medikamente oder andere Erkrankungen verursacht werden können, genetisch bedingte Parkinsonformen und sogenannte „Atypische Parkinson-Syndrome", die einen meist deutlich schneller voranschreitenden Krankheitsverlauf aufweisen. Die folgenden Informationen beziehen sich überwiegend auf die „Parkinson-Krankheit".

| Häufigkeit und Verteilung

Von der Parkinson-Krankheit sind deutschlandweit, je nach Quelle, 200.000 bis 400.000 Menschen betroffen. Männer erkranken häufiger als Frauen. Konkrete

Zahlen gibt es nicht. Die Tendenz ist jedoch steigend. Am häufigsten erkranken Menschen um das 60. Lebensjahr. Doch auch bereits junge Menschen können betroffen sein. Fünf bis zehn Prozent von ihnen erhalten die Diagnose Parkinson bereits vor dem 40. Lebensjahr.

| Hauptsymptome:

- Verlangsamung der Bewegungen (Bradykinese)
- Zittern (Tremor)
- Steifheit der Muskeln (Rigor)
- Unzureichende oder fehlende Gleichgewichtskontrolle (Posturale Instabilität)

| Zahlreiche motorische und nicht-motorische Symptome können hinzukommen, wie zum Beispiel:

- Sprech- und Schluckstörungen
- Beeinträchtigung des Geruchssinns
- Reduzierte Mimik (Maskengesicht)
- Einfrieren von Bewegungen (Freezing)
- Vegetative Störungen (z.B. Probleme bei der Blutdruckregulation)
- Störungen der Magen-, Darm- und Blasenfunktion
- Schlafstörungen
- Depressionen
- Konzentrationsstörungen

| Entstehung

Sterben die dopaminproduzierenden Nervenzellen, kommt es zu einem Mangel an Dopamin. Dies ist ein Botenstoff, der im Körper für die Steuerung von Bewegungsabläufen zuständig ist, aber auch für die Stimmung und für die Steuerung vegetativer Funktionen. Das erklärt die vielfältigen Symptome der Parkinson-Krankheit. Die Ursache für das massive Absterben der Nervenzellen ist trotz intensiver Forschung immer noch unbekannt.

Vermutet wird ein Zusammenspiel mehrerer Faktoren, wie Umwelteinflüsse, Pestizide, Nährstoffe und genetische Faktoren.

Die intensive Forschung der letzten Jahre hat das Krankheitsbild deutlich verständlicher werden lassen und so steigt die Hoffnung auf neue Therapiemethoden, die helfen, den Krankheitsverlauf hinauszuzögern oder sogar zu stoppen. Da die Ursache der Parkinson-Krankheit noch nicht bekannt ist, kann auch die

Therapie derzeit nicht in diesem Bereich ansetzen. Somit gilt die Parkinson-Krankheit aktuell als nicht heilbar. Es gibt aber vielfältige Therapiemöglichkeiten, die darauf abzielen, die Symptome der Erkrankung zu lindern.

| Zu den Therapiemöglichkeiten gehören:

- *Regelmäßige Bewegung und Sport* helfen nachhaltig dabei, den Krankheitsverlauf positiv zu beeinflussen, wie zum Beispiel: Tanzen, Tischtennis, Yoga, Radfahren, Boxen und Nordic Walking.

- *Medikamentöse Therapien* sind wirksam gegen die Symptome der Parkinson-Krankheit, zum Beispiel mit Dopamin-Ersatzstoffen oder mit Substanzen, die den Abbau von Dopamin hemmen.

- *Physiotherapie, Ergotherapie und Logopädie* helfen, Beweglichkeit zu erhalten und zu verbessern, Feinmotorik, Konzentration und Gedächtnis zu stärken sowie Sprech- und Schluckstörungen wirksam zu behandeln.

- *Musiktherapie und Singen* helfen als Taktgeber beim Laufen und sind hilfreich bei der Krankheitsbewältigung.

- *Invasive Verfahren* sind im fortgeschrittenen Krankheitsstadium häufig eine wichtige Behandlungsoption, wie zum Beispiel die Tiefe Hirnstimulation oder die hochfokussierte Ultraschallwellentherapie im MRT.

- *Sozialrechtliche und psychologische Betreuung* wirkt bei sozialrechtlichen Fragestellungen und bei der Alltags- und Krankheitsbewältigung unterstützend und entlastend.

- *Alternative Behandlungsmethoden* können ergänzend hilfreich sein, wie zum Beispiel Ernährungsmedizin, Ayurveda, Traditionelle Chinesische Medizin, Meditation, Tai Chi und Qigong oder Feldenkrais.

50 positive Geschichten

Der Anfang —
Kathrins Geschichte

„Ich bin mir sicher: Es gibt so viele positive Geschichten von Menschen, die mit Parkinson leben. Leider werden sie zu selten erzählt. Das möchte ich ändern!"

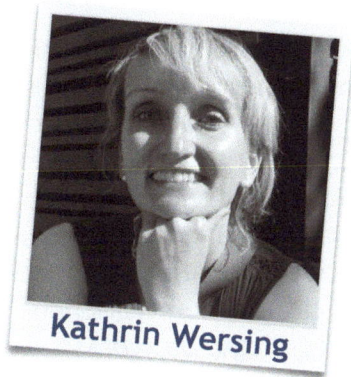

Kathrin Wersing

Mit der eigenen Krankheitsgeschichte an die Öffentlichkeit zu gehen, verlangt viel Mut! Bevor ich dich mitnehme in die spannende Welt meiner Interviewgäste, will ich daher den Anfang machen und meine Geschichte hier erzählen.

Wenn ich zurückblicke, begann alles 2014, als ich 35 Jahre alt war. Ich hatte zunehmend unklare Symptome, wie Schwindel, Übelkeit, extreme Müdigkeit und fühlte mich insgesamt sehr schlapp und benebelt im Kopf. Es folgte, was vermutlich viele von euch kennen: Eine jahrelange Odyssee von Arzt zu Arzt. Alles Mögliche wurde untersucht. Heraus kam immer, dass ich anscheinend kerngesund war. Im weiteren Verlauf kam noch eine Depression dazu, die für mich völlig überraschend war. Mehr als einmal fragte ich mich, was genau eigentlich mein Problem war. Ich hatte einen tollen Mann, eine wunderbare Familie, im Job lief alles gut. Ich versuchte, mich irgendwie mit der Diagnose „psychosomatisch" zu arrangieren und langsamer zu leben. Ich ging zur Psychologin und machte eine psychosomatische Reha, die mir tatsächlich gut wieder auf die Beine half. Dennoch hatte ich zunehmend das Gefühl, dass ich schleichend immer weniger belastbar wurde. Im Januar 2019 fingen schließlich auch langsam die Schmerzen und die Steifheit im rechten Arm an; nichts Schlimmes, aber es blieb. Ich hatte zunehmend Kreislaufprobleme und schließlich merkte ich, dass ich beim Tippen auf der Tastatur am PC immer steifer und langsamer wurde. Die rechte Körperseite fühlte sich merkwürdig verkrampft an und auch das Zähneputzen war irgendwie sperrig. Dinge fielen mir öfters aus der Hand. Meine Hausärztin vermutete Multiple Sklerose. An Parkinson hätte sie nie im Leben gedacht, wie sie mir später erzählte. Sie schickte mich zum MRT und

„An Parkinson hätte ich nie gedacht."

zum Neurologen. Das MRT war komplett unauffällig und ich fühlte mich enorm erleichtert. Aber der Neurologe untersuchte mich lange, notierte meine Vorgeschichte und bestellte mich sechs Wochen später wieder ein, um den Verlauf zu beobachten. Ich dachte mir nicht viel dabei.

Als er mir dann sagte, er vermute eine Parkinson-Erkrankung und auch die Depression und die Abnahme meines Geruchssinns passten gut dazu ins Bild, war ich vollkommen überrascht. Ich sollte Parkinson haben? Mit 40? Ich hatte doch nicht mal den typischen Tremor! „Sie nehmen es ja gefasst auf", meinte mein Neurologe. Ja, gefasst war ich tatsächlich! Ich hatte bis dahin ja auch keine Ahnung von Parkinson.

Ich fuhr wie in Trance nach Hause und dachte: Sollte ich jetzt tatsächlich nach so vielen Jahren eine so schwerwiegende Diagnose bekommen? Ich weiß noch, wie mir durch den Kopf ging: Eigentlich bräuchte ich jetzt eine 24-Stunden-Seelsorge. Mir wurde auf einmal bewusst, wie viele Menschen täglich so eine lebensverändernde Diagnose erhalten. Sie verlassen die Arztpraxis, das ganze Leben ist auf den Kopf gestellt, aber sie gehen damit allein nach Hause. Ich hatte zum Glück meinen Mann, den ich damit überfallen konnte, aber wie viele Menschen sind damit auch komplett allein gelassen?

„Ganz wichtig war mir von Anfang an, offen mit meiner Erkrankung umzugehen."

Ich brauchte dringend Informationen und tat das, was man bekanntlich besser nicht tun sollte. Ich las ganz viel im Internet. Ich versuchte zwar, seriöse Quellen zu finden und Informationen von Selbsthilfeverbänden, aber das änderte nichts an der niederschmetternden Aussage, die überall stand: „Unaufhaltsam fortschreitend und unheilbar". Peng! Das haute mich erstmal um. Die meisten Sorgen machte ich mir um meine Familie und darum, bald nicht mehr für meine Kinder da sein zu können. Ich hatte das Gefühl, mein Leben sei zu Ende.

Es folgte ein DaTSCAN, dessen ziemlich klares Ergebnis die Diagnose bestätigte und mich nicht mehr überraschte. Ich wurde auf Medikamente eingestellt, spürte viele Nebenwirkungen und hatte weiterhin Schmerzen und Bewegungseinschränkungen. Dazwischen waren auch immer wieder düstere Tage durch die Depression, die mich treu begleitete.

Das klingt nicht nach einer Geschichte mit gutem Ende, nicht wahr?

Ich erzähle das alles sehr ausführlich, weil diese Geschichte, so schlimm sie auch damals für mich war, aus heutiger Sicht viele gute Aspekte hatte. Sie hat mich zu meinem Podcast und letztendlich auch zu diesem Buchprojekt geführt. Zudem hatte ich auch endlich das Gefühl, irgendwo hinzugehören, in irgendein

Schema zu passen und endlich Verständnis und Hilfe zu bekommen, denn zumindest einige der Symptome lassen sich behandeln.

Von Anfang an, zwischen all den Sorgen und der Unsicherheit, hatte ich immer dieses „Aber" im Kopf.
„Aber — ich werde das schon schaffen!"
„Aber — ich lass' mich nicht unterkriegen!"
„Aber — ich werde einen Weg finden, damit zu leben!"

Dieses trotzige „Aber" begleitet mich treu bis heute und hat mich letztendlich auch zum Titel meines Podcasts geführt: Jetzt erst recht!
Schon vor der Diagnose hatte ich begonnen, mich mit Themen aus dem Bereich der Persönlichkeitsentwicklung zu beschäftigen. Ich hörte Podcasts, begann mit Meditation, übte mich in Dankbarkeit und versuchte, im „Hier und Jetzt" zu leben. Begleitet haben mich vor allem Laura Malina Seiler mit ihrem wunderbaren Podcast und die inspirierenden Texte von Eckart Tolle. Das alles hilft mir bis heute durch so manche dunkle Stunde.

Von Anfang an war mir klar: Ich will nicht nur Medikamente nehmen, welche lediglich die Symptome behandeln, aber in keiner Weise den Verlauf bremsen können, und abwarten, dass es langsam immer schlimmer wird. Das ist für mich keine Option, das ist mir einfach zu wenig!
So habe ich mich auf den Weg gemacht, bin in die Selbsthilfe eingetaucht, habe mich mit anderen ausgetauscht und erfahren, was sie ihnen im Leben mit der Erkrankung hilft.
Ganz wichtig war mir von Anfang an, offen mit meiner Erkrankung umzugehen. Ich erzählte davon in der Familie, bei Freunden, auf der Arbeitsstelle und in der Nachbarschaft. Ich binde es natürlich nicht jedem sofort auf die Nase, aber mir ist wichtig, dass ich mich nicht verstellen muss. Ich möchte mich so zeigen, wie ich bin, mit meinen Schwächen und Ängsten, genauso wie mit meiner Freude und Lebendigkeit.
Mir persönlich hilft es sehr, dass ich seit vielen Jahren bei einem Selbsthilfeverband arbeite und dort Familien mit chronisch kranken Kindern begleite. Die Stärke, Lebensfreude und Kraft der Kinder und Jugendlichen im Umgang mit ihren ebenfalls nicht heilbaren Erkrankungen beeindrucken mich enorm.
All das war der Ausgangspunkt für meinen Podcast. Damals, als ich die Diagnose erhielt, wünschte ich mir nichts sehnlicher als positive Geschichten von Menschen, die Parkinson haben und trotzdem glücklich sind.

Damals wie heute war ich mir sicher: Es gibt viele dieser positiven Geschichten von Menschen, die mit Parkinson leben, aber leider werden sie zu selten erzählt. Das möchte ich ändern!

Wir wissen alle, dass unser Leben mit der Parkinson-Krankheit oft „ein Auf und Ab" ist. Natürlich ist niemand immer nur positiv oder immer nur glücklich und ich selbstverständlich auch nicht. Darum geht es auch gar nicht! Es geht darum, dass wir uns nicht unterkriegen lassen, auch wenn das an manchen Tagen der leichteste Weg zu sein scheint.

Wichtig ist vielmehr, neugierig zu bleiben auf das, was noch kommt! Lass uns den Weg doch gemeinsam gehen! Ich finde das auf alle Fälle besser, als sich alleine durchkämpfen zu müssen.
Daher wünsche ich dir nun viele neue Erkenntnisse und Perspektiven beim Lesen der Podcastinterviews.

Einfach scannen und Folge anhören!

Folge 3
vom
25.10.2020

Wie Kathrins Geschichte weiterging:

Heute lebe ich bereits seit fünf Jahren mit der Diagnose Parkinson. Hätte mir damals jemand gesagt, ich würde einen Podcast starten, öfters mutmachende Vorträge vor vielen Menschen halten, Medaillen bei Tischtennis-Turnieren gewinnen und sogar ein Buch schreiben.
Ich hätte es nicht geglaubt — aber all das ist tatsächlich passiert!
Ich kann nicht sagen, dass ich froh darüber bin, Parkinson zu haben. Dennoch bin ich dankbar für den Weg, den mir diese Krankheit gezeigt hat! Aktuell kann ich

mit meinen Symptomen gut leben, obwohl ich zunehmend mit Rigor und Schmerzen kämpfe und viele Medikamente einnehme. Was auch immer die Zukunft bringen mag: Ich schaue zuversichtlich nach vorne und fühle mich reich beschenkt durch wunderbare Menschen an meiner Seite.
Gemeinsam, da bin ich mir sicher, können wir alles schaffen!

Kathrin Wersing, Nov. 2024

Aufgeben ist keine Option

„Halte Augen und Ohren offen! Probiere neue Dinge aus, gib nicht auf und schau nach Alternativen!"

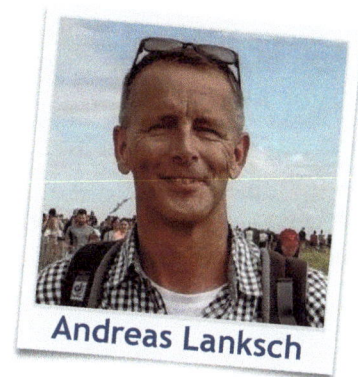

Andreas Lanksch

Welchen schönen Moment hast du heute erlebt?

Ein schöner Moment ist es, dass ich dich, liebe Kathrin, gerade begrüßen kann. Nach dem Aufstehen bin ich erstmal froh, dass es mir heute Morgen gut geht, weil die letzte Nacht nicht so super war.

| Wie hast du deine Parkinsondiagnose erlebt?

Es begann im Jahr 2012. Damals wusste ich noch nicht, dass es Parkinson ist. Ich hatte leichte Verkrampfungen im rechten Unterarm. Zuerst wurde ein Tennisarm vermutet und darauf wurde ich auch behandelt. Aber die Beschwerden wurden nicht besser. Mein Hausarzt schickte mich 2013 zum Neurologen und er äußerte den Verdacht, es könnte Parkinson sein. Nach einem DaTSCAN habe ich am 4.4.2013, das war zufällig auch der Geburtstag meiner Frau, die Diagnose bekommen, dass ich zweifelsfrei Parkinson habe. Das hat mich ziemlich aus der Bahn geworfen. Danach habe ich jeden Abend im Wohnzimmer fünf bis sechs halbe Liter Bier in mich hineingeschüttet. Ich wollte meinen Kopf frei kriegen und diese Sorgen verdrängen.

„Ich konnte kaum noch aus dem Haus gehen und fast gar nicht am sozialen Leben teilhaben."

Der weitere Weg war leider schwierig. Bei mir ist die Medikation relativ schnell und stark angestiegen. 2018 war ich schon bei der Höchstdosis meiner medikamentösen Eindosierung angekommen. Damals nahm ich siebenmal am Tag Levodopa und die doppelte Menge an Pramipexol, die eigentlich zugelassen ist. Mir ging es zu diesem Zeitpunkt total beschissen. Ich habe fast den ganzen Tag nur gekrampft, ich hatte nahezu keine vorhersehbaren Zeiten, wann ich mal symptomfrei oder symptomarm sein könnte. Ich konnte kaum noch aus dem Haus gehen und fast gar nicht am sozialen Leben teilnehmen. Das war wirklich eine ganz schwierige Situation für mich.

| Du bist dann deinen eigenen Weg gegangen, auch mithilfe alternativer Methoden. Was waren deine Erfahrungen?

Ich war viel aktiv im Internet. Ich habe nach Lösungsmöglichkeiten und nach Behandlungsoptionen für Parkinson gesucht. Dabei bin ich auf das Buch von Manfred Poggel gestoßen: „Morbus Parkinson – Meine Heilung ohne Chemie". Das hat mir zum ersten Mal das Gefühl vermittelt, dass es auch noch einen Weg aus der Situation heraus geben kann, dass ich die Hoffnung nicht aufgeben sollte. In den letzten acht Jahren habe ich viele Kontakte zu Ärzten, Neurologen und Heilpraktikern gehabt. Besonders intensiv auf diesem Weg begleitet hat mich mein Heilpraktiker in Köln. Ich habe diverse Methoden bei ihm durchgeführt, unter anderem Dunkelfeld-Mikroskopie, Schwermetallausleitung und mehrere Darmsanierungen, was meinen Körper von Altlasten befreit hat.

„Ich stärke die positiven Anteile in mir, indem ich mir zugestehe, meinen eigenen Weg zu gehen!"

Im August 2018 setzte dann langsam die Wende ein. Die Therapie bei meinem Heilpraktiker schlug an und ich konnte Stück für Stück meine Medikation zurückfahren. Ich merkte auch, dass die Tabletten länger wirkten. So habe ich angefangen, ganz langsam die Tabletten zu reduzieren.

Anfang 2019 wollte ich auch das Pramipexol reduzieren, was aber deutlich schwieriger war und mich ziemlich aus der Bahn geworfen hat. Das war sehr anstrengend. Durch eine Bekannte bin ich dann auf ein Nahrungsergänzungsmittel gestoßen, das mir seitdem wirklich sehr gut weiterhilft, obwohl ich anfangs mit keinen positiven Auswirkungen gerechnet hatte. Damit fiel mir die weitere Reduzierung deutlich leichter, sodass ich heute bei einer viel niedrigeren Dosis Pramipexol bin. Bis März nächsten Jahres möchte ich das Medikament komplett abgesetzt haben, denn es hat bei mir auch extreme Nebenwirkungen, in Form von Verkrampfungen im Körper, ausgelöst. Vor zwei Jahren noch konnte ich so gut wie keinen Sport mehr treiben. Jetzt walke ich wieder, inzwischen fast sechs Kilometer am Tag. Im letzten Sommerurlaub habe ich meinen ersten Berg wieder bestiegen. Das freut mich einfach sehr!

| Danke für deine Erfahrungen. Den eigenen Weg mit der Erkrankung zu finden, ist wichtig. Doch wir betonen, dass wir nicht zum eigenverantwortlichen Absetzen von Medikamenten raten, da es zu lebensbedrohlichen Zuständen führen kann. Was sagten deine Ärzte?

Letztendlich meinten sie, wenn ich mit weniger auskäme, wäre das natürlich gut. Letztlich können sie sich auch keinen Reim darauf machen, dass ich die Medikamente so stark reduzieren kann. Von den Ergebnissen des DaTSCANs her, dürfte das gar nicht möglich sein. Leider arbeiten die Neurologen immer noch so gut wie gar nicht mit Heilpraktikern zusammen, dabei könnte man aus beiden Richtungen das Beste herausziehen für die Patienten.

Parkinson hat 1000 Gesichter, wie es so schön heißt, und ganz sicher kann ich niemandem raten, meinen Weg zu kopieren. Aber vielleicht kann ich Anregungen dazu geben, ein kleines Stückchen auf meinem Weg mitzugehen und zum Beispiel mal zu versuchen, ob eine Behandlung beim Heilpraktiker begleitend hilft oder eine Ernährungsumstellung. Ich stärke die positiven Anteile in mir, indem ich mir zugestehe, meinen eigenen Weg zu gehen. Ich weiß, dass ich die Ärzte und Heilpraktiker benötige, aber ich habe meinen eigenen Verstand, um mir Gedanken zu machen und mir Lösungsmöglichkeiten zu überlegen.

Aufgeben ist für mich einfach keine Option. Ich bin auch Marathon gelaufen und für mich war Aufgeben beim Marathon einfach nie eine Option. Ich will immer ans Ziel kommen!

| Kann eine Krankheit wie Parkinson unser Leben auch zum Positiven wenden?

Definitiv ja! Anfangs ist man erstmal verzweifelt über die körperlichen Einschränkungen und darüber, dass man viele Sachen nicht mehr kann.

Aber später hat die Krankheit auch viel Gutes bewirkt. Ich habe unter anderem Psychotherapie wahrgenommen, habe auch mit Hypnose gearbeitet. Ich habe sehr viel über meine Persönlichkeit erfahren und viele Stressoren reduzieren können.

Mittlerweile gehe ich wesentlich gelassener durchs Leben, als ich es früher getan habe. Ich lebe viel bewusster und genieße mein Leben intensiver als vorher. Früher war ich total auf Leistung und auf Karriere fixiert. Diese Sachen habe ich mittlerweile weitestgehend aus meinem Leben gestrichen. Jetzt will ich vor allem Dinge tun, die mir Spaß machen. Ich versuche, mir keine „Leistungsziele" mehr zu setzen.

| Was magst du den Menschen noch mit auf den Weg geben?

Ich möchte allen den Gedanken mitgeben, dass man auf keinen Fall aufgeben sollte. Mir fällt spontan der Satz ein, den jeder kennt: „Wenn du denkst, es geht nicht mehr, kommt von irgendwo ein Lichtlein her!"

Ich würde jeden ermutigen, auch mit der Krankheit immer noch die Augen und Ohren offen zu halten. Ich weiß, dass es auch ganz viele schlechte Tage gibt. Bei mir gab es sogar ganze schlechte Monate, wo ich mich kaum bewegen konnte. Aber nach Lösungsmöglichkeiten zu suchen, hilft! Einfach mal was Neues ausprobieren, nicht aufgeben und immer nach Alternativen schauen. Ich denke, für jeden besteht die Hoffnung und die Möglichkeit, die Krankheit zumindest zu bremsen und sie vielleicht sogar ein Stück zurückzudrehen.

Und wer weiß, vielleicht können wir auch von der Krankheit genesen. In Zukunft gehe ich davon aus, dass die Medizin sowieso in der Lage sein wird, Parkinson komplett zu heilen. Aber bis dahin können wir viel selbst tun, um auf diesem Weg voranzugehen.

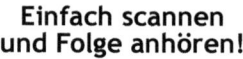

Einfach scannen und Folge anhören!

Folge 4
vom
01.11.2020

Wie Andreas' Geschichte weiterging:

Mir ist es tatsächlich gelungen, auf Pramipexol komplett zu verzichten. Seit drei Jahren nehme ich nur noch „Dopamin" zu mir. Ich kombiniere eine indische Juckbohne mit ¼ Tablette Madopar. Diese Kombination nehme ich seit drei Jahren unverändert alle drei Stunden ein, also sechsmal am Tag.

Ich hatte gehofft, meine Medikation weiter reduzieren zu können, aber das ist mir leider bisher nicht gelungen.

Vor einem halben Jahr wurde ich von einer Frau aus Norddeutschland, Lilly, angesprochen, die meinen Podcast gehört hatte und gerade erst die Diagnose Parkinson bekommen hatte.

Auch sie hat die Möglichkeiten der Naturheilkunde ausprobiert und konnte ihre Medikation zunächst auf eine indische Juckbohne täglich reduzieren und nimmt

derzeit gar kein „Dopamin" mehr. Lilly hat sehr viele nützliche Informationen rund um das Thema „Gesundung von Parkinson" zusammengetragen, die ihr auf ihrer Homepage, lillypepe.de, nachlesen könnt. Von ihrer Begeisterung habe ich mich mitreißen lassen und habe auch wieder neue Dinge in mein Leben integriert. Ich nutze jetzt hochwertiges Mineralwasser, auch zum Kochen. Ich verwende hochwertige Öle und ernähre mich fleischarm und mit in Bioqualität hergestellten Lebensmitteln.

Vor einem Jahr habe ich mir einen Labrador zugelegt, mit dem ich viel Spaß habe, und so wie es aussieht, werden im Herbst meine ersten beiden Enkelkinder geboren, auf die ich mich auch total freue.

Andreas Lanksch, Nov. 2024

PingPongParkinson

„Tischtennis hilft Menschen mit Parkinson, und zwar enorm!"

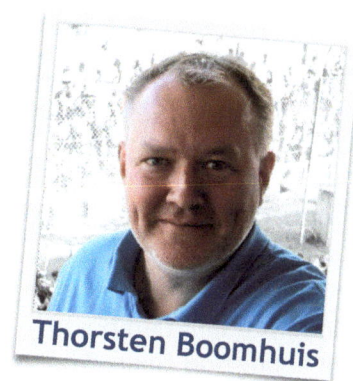

Thorsten Boomhuis

Welchen schönen Moment hast du heute erlebt?
Ich habe heute den ganzen Tag gearbeitet und da reihten sich die schönen Momente aneinander. Besonders schön wurde es dann, als das Essen fertig war.

| Wann und wie hast du die Diagnose erhalten?

Ich war damals 37 Jahre, also kurz vor meinem 38. Lebensjahr. Ich war wegen Nackenschmerzen in Behandlung und der Orthopäde sagte relativ schnell zu mir, am 17. Dezember 2012, als kleines Weihnachtsgeschenk: „Thorsten, du hast Parkinson!" Damals dachte ich nur: „Ja, und du hast 'ne Meise!" — aber leider muss ich sagen: Er hat recht behalten. Am ersten Abend habe ich mich ausgeheult und danach habe ich mich eigentlich mit der Krankheit nicht mehr beschäftigt. Bis zum Frühjahr 2019 habe ich vieles verdrängt und mir die Medikamente reingepfiffen, wobei ich keine Packungsbeilagen gelesen habe und auch nicht großartig im Internet gesucht habe. Das alles änderte sich erst, als ich den Hinweis erhalten habe, dass Tischtennisspielen bei Parkinson irgendwas Besonderes hat und es deshalb auch eine Tischtennis-Weltmeisterschaft geben soll.

„Anfangs habe ich vieles verdrängt."

| Wie kam es dazu, dass du PingPongParkinson Deutschland e.V. gegründet hast?

Ein Abteilungskollege schickte mir eine E-Mail, in der stand: „Thorsten, jetzt kannst du Weltmeister werden!" Anfangs habe ich das überhaupt nicht ernst genommen, aber dann las ich auf der Internetseite der Internationalen Tischtennis Föderation tatsächlich von einer Tischtennis-Weltmeisterschaft, die im Oktober

2019 in New York stattfinden sollte. Wir sind später mit einer siebenköpfigen Gruppe nach New York geflogen. Darunter waren fünf Teilnehmer mit Parkinson und auch zwei Betreuer. In New York haben wir Nenad Bach kennengelernt. Nenad ist der Initiator von PingPongParkinson weltweit, er ist ein US-amerikanisch-kroatischer Musiker. Er erkrankte 2009 an Parkinson und musste nach wenigen Jahren das Gitarrespielen aufgeben. Dann überredete ihn ein Freund, Tischtennis zu spielen. Dabei hat er festgestellt, dass zwei bis drei wöchentliche Trainingseinheiten ihm den positiven Nebeneffekt bescheren, dass er wieder Gitarre spielen kann. Und siehe da: Heute ist Nenad wieder im kleinen Rahmen mit seiner Gitarre auf Konzerten unterwegs. All das führt er alleine auf Tischtennis zurück. Das war für uns natürlich eine spannende Geschichte und wir waren sehr froh, dass wir Nenad Bach kennen lernen durften in New York.

Ja, was soll ich sagen? Wir haben nicht nur den Weltmeistertitel nach Deutschland gebracht! Harry Wissler gewann eine Bronzemedaille. Holger Teppe wurde Weltmeister im Einzel und zusammen mit mir im Doppel. Ich wurde Vize-Weltmeister im Einzel. Wir hatten eine extrem erfolgreiche Zeit, die uns geprägt und zusammengeschweißt hat. Harry Wissler hat mich dann noch in der Umkleide in New York gefragt, ob wir das in Deutschland nicht auch starten wollen. Ich sagte ihm: „Aber du weißt schon, dass das viel Arbeit bedeutet?" Das war uns beiden klar und so nahm das Ganze seinen Lauf. Heute haben wir über 40 Gruppen in Deutschland, wo Menschen mit Parkinson Tischtennis spielen können. Der Verein ist richtig groß geworden und das ist genial!

„Tischtennis verbessert Beweglichkeit, Koordination und Gleichgewicht."

| Welche Effekte hat Tischtennis auf Parkinson?

Ganz persönlich kann ich folgendes berichten: Im Oktober 2019 kam der Oberarzt einer Parkinsonklinik nach Nordhorn. Ich lernte ihn zufällig kennen; er untersuchte mich und war erstaunt, dass meine Symptome nach acht Jahren mit Parkinson so wenig ausgeprägt waren. Er fragte mich, was ich gegen meinen Parkinson mache. Wir sind beide nicht auf die Idee gekommen, dass es am Tischtennis liegen könnte. Heute wissen wir: Tischtennis verbessert Beweglichkeit, Koordination und Gleichgewicht. Genau das verlieren die Betroffenen über die Jahre. Tischtennis ist vergleichbar mit Aerobic, weil es sowohl den Ober- als auch den Unterkörper beansprucht und koordinative Fähigkeiten sowie die Augen-Hand-Koordination trainiert. Auch die Muskelspannung wird positiv reguliert. Die japanische Universität Fukuoka hat eine sechsmonatige Studie gemacht, in der die Patienten einmal pro Woche fünf Stunden lang Tischtennis gespielt haben. Nach drei bzw. sechs Monaten waren signifikante Verbesserungen festzustellen beim Sprechen, Schreiben, Ankleiden, Aufstehen vom Bett und Stuhl oder auch beim Aussteigen aus dem Auto. Ebenso wurden das Gehen, die Gleichgewichtskontrolle, der Gesichtsausdruck und die Haltungsstabilität positiv beeinflusst. Studien belegen also genau das, was wir alle empfinden: Tischtennis hilft Menschen mit Parkinson, und zwar enorm!

Ein wichtiger Nebeneffekt ist natürlich: Man kann Tischtennis nicht alleine spielen. Ein ganz wesentlicher Grund für die signifikante Verbesserung der Symptome durch das Tischtennistraining ist, dass die Spieler Freude haben. Beim Sport kommen der Spaßfaktor und die Geselligkeit nicht zu kurz. Das ist ganz wichtig.

Viele Menschen mit Parkinson leiden unter Isolation. Die Einsamkeit hat große Auswirkungen auf den Krankheitsverlauf. Daher weiß ich inzwischen, wie wichtig Selbsthilfe ist und dazu eine positive Gruppendynamik. Durch Tischtennis bekommen wir die Leute herunter von den Sofas, auch solche, die sich selbst nicht zu einem eigenen Sportprogramm motivieren können. Zu denen gehöre ich auch. Hinzu kommt: Die Menschen „gehen zum Tischtennis" und nicht zur Selbsthilfe, auch wenn vieles von dem, was wir machen, natürlich Selbsthilfe ist. Die Grundlage unserer Tätigkeit in den Gruppen ist ein aktiver und offener Umgang mit der Erkrankung.

Zudem treffen wir uns — anders als Selbsthilfegruppen — jede Woche. So lernt man sich natürlich intensiver kennen. Wenn wir es schaffen können, dass tatsächlich einige Betroffene auch ihr Verhalten ändern und regelmäßig Sport treiben, dann ist das unzweifelhaft die beste Therapie für Menschen mit Parkinson.

| Wie kann man denn bei PingPongParkinson mitmachen und gibt es irgendwelche Voraussetzungen?

Auf unserer Internetseite www.pingpongparkinson.de gibt es eine Deutschlandkarte mit den einzelnen Gruppen, die überall im Land verteilt sind. Interessierte können sich direkt an die Stützpunktleiter:innen wenden oder an uns: kontakt@pingpongparkinson.de

Unser Ansinnen ist wirklich, Tischtennis auch für absolute Anfänger anzubieten. Wir kooperieren mit den örtlichen Sportvereinen, die das Tischtennistraining vor Ort anbieten. Wir bemühen uns um qualifizierte Trainer oder zumindest um Anleitung durch erfahrene Tischtennisspieler. Mit dem Erlernen der richtigen Tischtennis-Technik fällt vieles leichter und es macht auch gleich von Anfang an mehr Spaß. Wenn man dranbleibt, spürt man den Effekt ganz schnell und Spaß macht es eigentlich jedem sofort. Wir wechseln im Training auch regelmäßig die Partner. Erfahrene spielen mit Schwächeren ebenso wie mit Gleichstarken und so können alle voneinander lernen. Auch die Trainer erhalten eine Anleitung zu Besonderheiten bei Parkinson.

| Meinst du, dein Leben wäre ohne Parkinson genauso spannend und ereignisreich verlaufen?

Eins ist sicher: Ich hätte nicht so viele interessante Leute kennengelernt. Früher kannte ich keinen einzigen Menschen mit Parkinson. Inzwischen kenne ich hunderte davon, viele von ihnen „Echte Heros"!

| Was magst du den Menschen noch mit auf den Weg geben?

Der gegenseitige Austausch ist ganz wichtig, auch wenn jeder seinen eigenen Parkinson hat und ihn auch individuell bekämpfen muss. Also: Vernetzt euch, versteckt euch nicht und wenn es eben geht, spielt Tischtennis!

Einfach scannen und Folge anhören!

Folge 5
vom
08.11.2020

Wie Thorstens Geschichte weiterging:

Heute bin ich immer noch 1. Vorsitzender von PingPongParkinson (PPP) Deutschland. Der Verein ist rasant gewachsen. Er hat inzwischen über 2.200 Mitglieder und bietet in mehr als 200 Orten in ganz Deutschland Tischtennistrainings für Menschen mit Parkinson an. Zahlreiche Medienberichte, darunter auch eine Dokumentation des TV-Senders arte zum Thema Parkinson mit mir als Protagonist, haben dazu beigetragen, dass PPP inzwischen bundesweit viel Aufmerksamkeit und Zulauf bekommt.

Ich bin weiterhin sehr aktiv, kümmere mich um die Vereinsgeschäfte von PPP, aber auch um den 2023 gegründeten Selbsthilfeverein Parkinson Verbund e.V. Außerdem spiele ich selbstverständlich auch weiter Tischtennis. Es war viel Arbeit, aber es hat sich gelohnt.

Thorsten Boomhuis, Nov. 2024

Nur nicht unterkriegen lassen

„Packen wir es an, es ist zu bewältigen!"

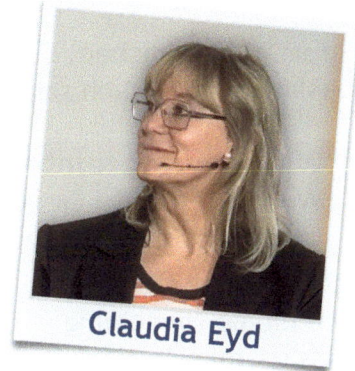

Claudia Eyd

Welchen schönen Moment hast du heute bereits erlebt?
Heute Morgen setzte ich mich ins Auto und stellte fest, dass es trotz Frosts schön warm war. Mein Mann hatte ohne mein Wissen die Standheizung aktiviert. Das war einfach großartig!

| Wie war die Zeit der Diagnosestellung und wie war dein Krankheitsverlauf bislang?

Schon Jahre vor der Diagnose hatte ich das Gefühl, dass mit mir irgendwas nicht stimmte. Bei mir war das Zittern im linken Arm ein erster Indikator. Der Hausarzt vermutete im Jahr 2014 noch keinen Parkinson. Ich wäre noch zu jung, meinte er. Nachdem ich Rücken- und Fußschmerzen bekam, wurde ich 2014 vom Orthopäden zum Neurologen geschickt. Der äußerte den Verdacht auf Parkinson und meinte, ich sollte in einem halben Jahr zur Kontrolle wiederkommen. Ich bin allerdings erst nach fast drei Jahren wieder hingegangen. Das war 2017. Nach einem DaTSCAN habe ich dann die Gewissheit gehabt, dass es Parkinson ist. Damals war ich in einem desolaten Zustand. Ich hatte mich richtig heruntergewirtschaftet.

„Ich habe mir vorgenommen, das Beste aus meiner Situation zu machen."

Durch die Medikamente ging es mir schnell besser und ich begann mit Psychotherapie. Außerdem hatte ich mir meinen Vater zum Vorbild genommen, der leider 2002 verstorben ist. Als er einen Hirntumor bekam, hat er sich nicht unterkriegen lassen. Er hat zu mir gesagt: „Ich setze mich jetzt nicht in die Ecke und heule!" Mit dieser Einstellung hat er es sich und der Familie leichter gemacht. So habe auch ich mir vorgenommen, das Beste aus meiner

Situation zu machen. Es geht mir auch heute noch besser als im Jahr 2017. Das muss ich ehrlich sagen.

| Wir haben vereinbart, auch über das Thema Beruf zu sprechen. Was machst du beruflich und welche Unterstützungsmöglichkeiten hast du kennengelernt?

Ich arbeite seit Jahren in einem kleinen Unternehmen. Ich habe — ebenso wie meine Umgebung — festgestellt, dass ich nicht mehr so schnell bin und dass ich manche Sachen nicht mehr so gut kann wie früher. Jetzt schauen wir gerade gemeinsam, was mir helfen könnte, damit ich meinen Beruf noch lange ausüben kann. Ich hatte Kontakt zum Integrationsamt. Drei Mitarbeiter sind zu mir ins Buro gekommen und haben geschaut, welche Unterstützungsmöglichkeiten es zum Beispiel auf technischer Seite für mich gibt.

Ich habe danach eine Tiefhub-Tastatur bekommen und habe mir eine niedrige Anschlagswiederholungs-Rate eingestellt. Das hilft mir, wenn ich versehentlich den zitternden kleinen Finger auf irgendeiner Taste liegen habe.

„Niemand weiß, wie die Zukunft aussieht. Ich mache mich nicht verrückt."

Dazu habe ich eine spezielle ergonomische Computer-Maus bekommen. Das Integrationsamt hat vorgeschlagen, dass ich bei Verschlimmerung eine Spracherkennungs-Software von ihnen installieren lassen könnte und ein Headset zum Telefonieren bekommen kann.

Sie helfen auch dabei, gegebenenfalls einen Reha-Antrag zu stellen. Gemeinsam mit meinem Chef wurde eruiert, welcher Unterstützungsbedarf besteht. Das hat echt gut getan. Dabei ist das Integrationsamt völlig neutral.

Bei mir war der Besuch des Integrationsamts sogar zusammen mit dem Integrationsfachdienst für Menschen mit Schwerbehinderung. Dorthin kann man sich wenden, wenn man Probleme auf der Arbeit hat, einen neuen Job sucht oder generell vielleicht Arbeitsplatzveränderungen braucht. Voraussetzung ist, dass man einen Schwerbehindertenausweis hat bzw. eine Gleichstellung. Ich habe selbst die „Gleichstellung" im Jahr 2017 beantragt und zuerkannt bekommen.

| Wie geht deine Familie mit deiner Erkrankung um?

Meine Tochter war 20 Jahre alt, als ich die Diagnose bekam. Ich habe ihr nicht detailliert von „allen" möglichen Parkinsonsymptomen erzahlt. Der Alltag ist normal. Es springt niemand auf, nur weil ich aufstehe, um etwas zu holen oder weil ich das Geschirr abräume. Dass mir das zugetraut wird, empfinde ich als positiv. Wenn du schon im Frühstadium alles Anstrengende abgenommen bekommst, kann das nicht gut sein. Auch das ist ja eine Art Training. Ich glaube, man darf abends ruhig mal müde und erschöpft ins Bett fallen. Allerdings sollte man im Alltag mit Parkinson darauf achten, dass man sich selbst vor Überforderung schützt. Ich sage daher konkret, was für mich gerade hilfreich wäre.

| Du hast mir erzählt, dass du auch einige englischsprachige Podcasts zum Thema Parkinson hörst. Kannst du uns ein paar empfehlen?

Ich empfinde beim Anhören von englischsprachigen Podcasts, dass darin das Thema Parkinson mit mehr Leichtigkeit behaftet ist als in Deutschland. Bei meinen ersten Recherchen entdeckte ich ein Video eines Amerikaners russischen Ursprungs. Er war Balletttänzer und Ballettlehrer. Er hat Parkinson jung bekommen, macht Videos über sein Leben und zeigt zum Beispiel Gymnastikübungen. Ein positiv gestimmter Mensch, der mich damals regelrecht „aufgefangen" hat. Er heißt Alexander Tressor.

Daneben kenne ich den Podcast: „When life gives you Parkinson's" von einem Radiomoderator namens Larry Gifford, der selbst erkrankt ist. Er erzählt seinen Hörern darin lustige, teilweise auch traurige Sachen. Alles, was er so erlebt. Das ist schön.

Aber auch in Deutschland gibt es tolle Dinge, wie zum Beispiel die „Move-App", entwickelt mit der Parkinson-Klinik in Beelitz-Heilstätten bei Potsdam. Ich kann diese App nur empfehlen! Sie ist voll mit Informationen. Ich entdecke immer wieder neue Sachen darin. Heute zum Beispiel habe ich gesehen, dass es auch die Möglichkeit gibt, seine Sprache testen zu lassen! Man soll insgesamt 20 Begriffe und Sätze auf dem Bildschirm laut vorlesen. Am Ende erfährt man, ob das Programm alles richtig verstehen konnte. Ich habe immerhin die meisten der Begriffe richtig hingekriegt.

| Was magst du den Menschen noch mit auf den Weg geben?

Allen Betroffenen und Angehörigen möchte ich mitgeben, dass niemand weiß, was auf uns zukommt und wie sich alles entwickelt. Deswegen gehe ich relativ gelassen damit um. Ich mache mich nicht verrückt.

Die Forschung geht weiter. Wir leben in Deutschland nicht in einem Entwicklungsland und so bekommen wir hier, auch bei eingeschränktem Krankenkassenbudget, Behandlungsmethoden an die Hand, damit es uns besser geht. Da könnte es uns in vielen Ländern schlechter gehen.

Wenn man „Hilfe einkaufen" kann, unterstützt das ungemein. Mein Rat ist, sofern man es finanziell schafft, wenigstens einmal im Monat eine Putzhilfe zu haben. Ich finde es sehr wichtig, dass man sich mit ein bisschen Geld ab und zu „Zeit erkaufen" kann: Zeit mit dem Partner und Zeit für die schönen Dinge des Lebens.

Weitergeben möchte ich auch, wie ein Nachbar reagierte, als er erfuhr, dass ich Parkinson habe. Er sagte: „Na, dann hast du ja jetzt allerhand zu tun, was du dagegen machen kannst!"

Das fand ich sehr positiv, ganz im Sinne von „Packen wir es an, es ist zu bewältigen!"

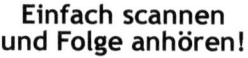
Einfach scannen und Folge anhören!

Folge 6
vom
15.11.2020

Wie Claudias Geschichte weiterging:

Obwohl ich das Fortschreiten der Krankheit bemerke, habe ich meinen Optimismus nicht verloren und mir wird nicht langweilig. Ein Kapitel in Martha Strubingers Buch „Buntes Mutgeflüster" stammt von mir und ich durfte einen kurzen Vortrag bei der Lesung zum o. g. Buch in Wien halten. Bei PARKINSonLine und dem Parkinsonstammtisch Karlsruhe arbeite ich aktiv mit und bin Patin beim Verein Parkinson Pate e. V.

Auf dem Weltparkinsonkongress 2023 habe ich, unterstützt durch ein Stipendium der Hilde-Ulrichs-Stiftung, inspirierende Menschen kennengelernt und spannende Vorträge erlebt.

Für die Parkinson Stiftung moderiere ich mit großer Freude den Podcast „Bewegte Angelegenheiten" (www.parkinsonstiftung.de/podcast)

Und natürlich bin ich glücklich und stolz, am vorliegenden Buch mitgearbeitet zu haben.

„Packen wir es an, es ist zu bewältigen", steht am Ende meines Interviews. Ich hoffe, dass ich diesen Satz noch lange sagen kann!

Claudia Eyd, Nov. 2024

Nutze den Tag

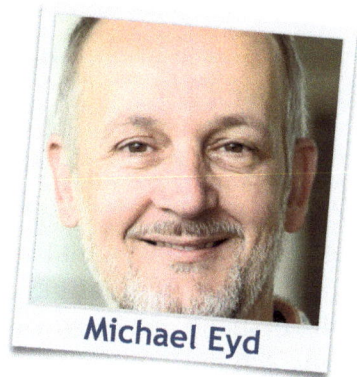

Michael Eyd

„Unsere wichtigste Aufgabe als Angehörige ist es, mit unseren Partnern positiv umzugehen."

Welchen schönen Moment hast du heute bereits erlebt?
Heute war ein schöner Moment, als ich nach den ganzen Meetings, die ich am Nachmittag dienstlich hatte, endlich die Zeit hatte, meine zwischenzeitlich nach Hause gekommene Frau zu begrüßen.
Ich sitze im Moment wegen Corona hier den ganzen Tag alleine im Home-office und dann finde ich es schön, wenn sie nach Hause kommt und wir uns austauschen können.

| Michael, deine Frau Claudia ist an Parkinson erkrankt und war auch schon Gast bei mir im Podcast. Wie hast du das damals erlebt, als deine Frau die Diagnose Parkinson bekam?

Das war natürlich vor allem für sie schwierig. Sie hatte die Vermutung schon einige Jahre lang mit sich herum getragen und wir hatten auch schon drüber gesprochen. Es gab aber auch mögliche andere Erklärungen für das, was sie bei sich beobachtete. Als sie dann die Diagnose bekam, war das für sie trotzdem ein großer Schock und natürlich auch für mich. Aber es kam nicht ganz so überraschend und es fiel nicht vom Himmel wie bei einigen anderen. In dem Moment habe ich es eher als meine Aufgabe gesehen, Claudia zu unterstützen, anstatt selbst mit diesem Gedanken fertig zu werden. Für mich hatte das erst-

„Zuerst habe ich es eher als meine Aufgabe gesehen, Claudia zu unterstützen, anstatt selbst mit dem Gedanken fertig zu werden."

mal keine so großen Auswirkungen, außer dass wir jetzt Gewissheit hatten. Claudia musste da natürlich mit viel mehr Ängsten, Befürchtungen und Fragen und allem Möglichen fertig werden. Da habe ich einfach versucht, für sie da zu sein und ihr die Sache leichter zu machen — soweit man das überhaupt kann.

| Wie gehst du mit deinen eigenen Ängsten um?

Ich mache mir schon einige Gedanken, so ist es nicht. Wie wird das weitergehen, zumindest mal auf die mittelfristige Sicht? Wie es langfristig sein wird, kann ja keiner genau vorhersagen.

Ich versuche, nicht zu viele Ängste zu haben. Mit Ängsten helfe ich niemandem. Ich helfe mir nicht und ich helfe vor allem Claudia nicht damit. Angst zu haben vor etwas, das eventuell in der Zukunft mal passieren kann, bringt uns nicht weiter.

Ich mache mir eher Gedanken, wie wir uns auf die Zukunft vorbereiten könnten. Was ist dabei vielleicht zu beachten? Was sollte man jetzt machen, solange es noch geht? Reisen vielleicht, oder so etwas. Ich rede auch mit Claudia darüber und wir probieren dann, das entsprechend umzusetzen. Auch dabei probiere ich, der Gegenpol zu ihr zu sein. Es ist, glaube ich, naheliegend, dass sie die Zukunft schwärzer sieht als ich, der nicht direkt betroffen ist. Dann probiere ich ihr halt zu zeigen: „Ja, trotz der Einschränkungen, die du hast, gibt es Sachen, auf die es sich zu freuen lohnt und die wir noch machen können. Lass' uns gucken, was nötig ist, damit wir das umsetzen können!"

„Niemandem ist damit gedient, wenn man als Angehöriger sein Leben komplett aufgibt."

| Hast du schon mal darüber nachgedacht, an wen du dich wenden würdest, wenn du Unterstützung bräuchtest?

Also bisher bin ich an dem Punkt definitiv noch nicht gewesen und nach meiner eigenen Einschätzung bin ich davon zum Glück auch noch einiges entfernt. An wen ich mich wenden würde? Ich glaube, das wären erstmal so in der normalen Reihenfolge: Freunde, eventuell Verwandte, auf jeden Fall mein Vater. Ansonsten der behandelnde Neurologe, vielleicht auch unser gemeinsamer Hausarzt.

Ich habe über die Firma, für die ich arbeite, auch die Möglichkeit, auf eine professionelle Hilfsorganisation zurückzugreifen, die auch entsprechende Hilfestellungen anbietet und vermitteln kann. Und zwar zu Leuten, die in bestimmten Situationen hilfreich sein können, weil sie als Neutrale von außen vielleicht den besseren Blick haben. Das wären so die Optionen, die mir vorschweben.

| Was glaubst du, ist für Angehörige sonst noch so wichtig, damit sie sich nicht von zu vielen Sorgen vereinnahmen lassen? Was hilft dir?

Also mir hilft es, im Rahmen der Möglichkeiten, auch noch ein eigenes Leben zu haben. Über den Beruf habe ich auf jeden Fall mein eigenes Umfeld, was mich auch fordert. Aber eben auch mit Freunden mal Radfahren oder so etwas, wo man dann einfach mal ein bisschen Ablenkung findet.

Im Moment ist es bei mir noch nicht so schlimm, dass ich das jetzt ganz dringend bräuchte, aber gut tut es auf jeden Fall. Ich denke, Ausgleich ist etwas, worauf man als Angehöriger achten muss. Man sollte die Erkrankten möglichst gut unterstützen, gar keine Frage. Es kann aber auf Dauer nicht so weit gehen, dass man sein eigenes Leben komplett dafür aufgibt. Damit ist am Ende niemandem gedient. Wenn dann am Ende beide krank da liegen, dann hilft das nicht.

Man muss, da bin ich der festen Überzeugung, immer wieder schauen: „Bin ich noch auf einem gesunden Weg oder geht das jetzt zu weit?" Gemeint ist nicht „zu weit" im Sinne von: „Ich kann meinen Partner nicht mehr unterstützen", sondern von: „Jetzt brauche ich mal eine halbe Stunde, einen halben oder ganzen Tag für mich."

Vielleicht muss man auch wirklich mal für ein paar Tage alleine irgendwohin fahren. Dass das irgendwann mal so ist, kann ich mir durchaus vorstellen.

| Inwiefern hat die Erkrankung deiner Frau auch positive Aspekte für dich und für euch mit sich gebracht?

Ich habe auf jeden Fall das Gefühl, dass ich Claudia jetzt ein ganzes Stück näher bin, als ich es früher war. Wir kennen uns zwar schon „ewig und vier Tage", aber nichtsdestotrotz: Es ist nochmal ein anderes Verhältnis.

Auch vielleicht, weil sie sich jetzt emotional mehr öffnet, weil unsere Rollen sich auch gegenüber dem verändert haben, wie sie zuletzt in 26 Ehejahren eingeschliffen waren. Da muss sich jetzt einiges neu sortieren und das hat auch eine Menge positiver Seiten aus meiner Sicht.

Wir haben einen anderen Umgang miteinander. Das ist durchaus auch ein gutes Ergebnis, finde ich.

| Was magst du den Menschen noch mit auf den Weg geben?

Meiner Ansicht nach ist die wichtigste Aufgabe neben der direkten Pflege und dem, was auch immer im jeweiligen Moment gerade nötig ist, dass man positiv mit seinen Angehörigen umgeht. Das fällt sicher nicht immer leicht, je nachdem, in welchem Stadium die Krankheit ist, aber es ist aus meiner Sicht sehr wichtig, dass wir als Angehörige den Betroffenen positiv gegenübertreten und ihnen einfach zeigen, dass es noch schöne Sachen gibt, die sie erleben können und die sie noch machen können, was auch immer es sein mag.

Das kann die große Weltreise sein, das kann aber auch einfach der kleine Spaziergang um den Block sein, je nachdem, was halt möglich ist. Es geht darum, zu erkennen und zu vermitteln, dass nichts ausweglos ist. Da steckt noch viel Zeit drin — und die kann und sollte man nutzen.

Einfach scannen und Folge anhören!

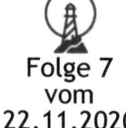

Folge 7 vom 22.11.2020

Wie Michaels Geschichte weiterging:

Ich bin als Claudias Ehemann erfahrener darin geworden, abzuschätzen, ob und welche Hilfe sie gerade benötigt. Sie sagt aber auch konkret, wenn sie etwas braucht.

Etwa alle drei Monate nehme ich an den Treffen einer Online-Selbsthilfegruppe für Angehörige teil. Mittlerweile bin ich auch dabei, wenn sich die erst vor kurzem ins Leben gerufene Selbsthilfegruppe der Angehörigen bei uns in der Nähe trifft. Der Austausch untereinander ist sehr hilfreich. Das gilt für die Erkrank-

ten, die sich treffen, genauso wie für die Angehörigen in der eigens dafür neu gegründeten Gruppe.

Claudia und ich versuchen, das Beste aus der Situation zu machen und bisher ist uns das auch gut gelungen. Ich stehe meiner Frau zur Seite und unterstütze sie, wo und wann es mir möglich ist.

„Nutze den Tag" - Dieser Rat war und ist für uns sehr wichtig, danach versuchen wir zu leben.

Michael Eyd, Nov. 2024

Besser leben mit THS, Smoothies und Seide

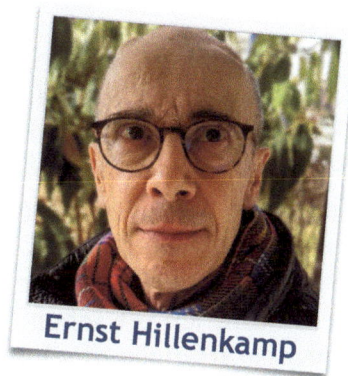

Ernst Hillenkamp

„Ich habe eigentlich nie Langeweile und ich finde das Leben nach wie vor lebenswert."

Welchen schönen Moment hast du heute erlebt?

Mein schöner Moment, der hängt mit dir zusammen. Ich habe mehrfach telefoniert mit Thorsten Boomhuis zum Thema Tischtennis, weil ich auch eine Gruppe hier in München starten will.

| Wann und wie begann deine Parkinsongeschichte?

Bei mir wurde 2010 die Diagnose gestellt, mit 57 Jahren. Das fing mit einem leichten Zittern an, mit Schulterschmerzen, veränderter Handschrift und einem unrunden Gangbild. Mein Hausarzt hat mich direkt zu einem Spezialisten geschickt, der mir ziemlich schnell erklärt hat, dass ich Parkinson habe. Zu dieser Zeit ging es mir noch gar nicht so schlecht und die Diagnose hat mich auch nicht so umgehauen, wie das vielleicht bei anderen der Fall ist. Ich konnte noch weiter meiner Arbeit nachgehen, die ich auch gerne gemacht hab. Drei Jahre habe ich noch gearbeitet und konnte dann eine Vorruhestandsregelung mit meinem Arbeitgeber aushandeln. Ende 2013 habe ich aufgehört zu arbeiten und ab

„Wenn man erfährt, dass einem zwei Löcher in den Kopf gebohrt werden, klingt das erstmal ziemlich gruselig."

da wurde es schleichend immer schlechter. Vor allem in Zeiten, in denen die Medikamente nicht wirkten, hatte ich das Gefühl, nichts mehr machen zu können. Mein Neurologe empfahl mir, über die THS (= Tiefe Hirnstimulation), den sogenannten Hirnschrittmacher, nachzudenken.

| Warum hast du dich dafür entschieden und was waren deine Hoffnungen und deine Bedenken im Vorfeld?

Wenn man sich ein bisschen damit beschäftigt, dann erfährt man, dass einem zwei Löcher in den Kopf gebohrt werden und das klingt erstmal ziemlich gruselig. Zu Anfang habe ich, wie viele andere Parkinsonpatienten, gedacht: Das kommt für mich überhaupt nicht infrage. Ich lasse mir doch nicht in meinem Gehirn rumfummeln. Später wurde mir klar: Wenn ich etwas an meiner Lebenssituation verbessern will, muss ich die OP jetzt machen lassen, denn die Grenze bei der Operation liegt bei rund 70 Jahren.

Der Hauptgrund für die OP war schließlich, dass ich das Gefühl hatte, die ON-Phasen würden kürzer, weil die Medikamente nicht mehr so richtig wirkten. Zudem hatte ich oft schon diese Überbewegungen. Ich habe mich gut in einem Universitätsklinikum informiert, wo mir die Sonden gezeigt wurden, die im Gehirn eingepflanzt werden. Es zog sich noch eine ganze Weile hin, von Ostern bis in den Herbst, bis es dann endlich losging.

Wenn ich so zurückdenke, war das Schlimmste eigentlich, dass die Operation zunächst mal doch nicht stattfand, weil der Neurochirurg in der Nacht vorher einen Notfall hatte und länger als fünf Stunden durfte er nicht operieren. Leider muss man die Medikamente zwei Tage vorher absetzen, weil die Operation bei Bewusstsein durchgeführt wird. Allein diese Vorstellung ist schon etwas gruselig. Dann musste ich also die ganze Woche warten und diese Woche war äußerst unangenehm, aber dann ging es endlich doch los.

„Als der Neurochirurg zu mir ins Zimmer kam, hatte ich sofort das Gefühl, dass ich ihm vertrauen kann."

Die Operation verlief erfolgreich. Mittwochs wurden die Sonden eingesetzt und freitags der Schrittmacher. Nach einigen Tests folgte eine Anschlussheilbehandlung, in der die Feineinstellung erfolgen sollte. Das funktioniert über eine Art Laptop, mit dem der Arzt den Schrittmacher steuern kann.

Als ich nach drei Wochen wieder nach Hause kam, hatte ich eigentlich mehr Verbesserungen erwartet, das war aber anfangs noch nicht der Fall. Dazu hatte ich auch noch Gleichgewichtsstörungen, die ich vorher nicht kannte. Aber insgesamt ging es mir besser und ich konnte vor allen Dingen viel besser nachts schlafen. Schon allein deswegen würde ich es wohl immer wieder machen.

Man hatte mir gesagt, die volle Wirkung würde sich erst nach einem Jahr zeigen und tatsächlich ist es jetzt, ein Jahr später, wirklich nochmal ein Stück besser. Vor allen Dingen nehme ich jetzt deutlich weniger Medikamente. Man sollte sich auf jeden Fall eine Klinik suchen, in der es möglichst viel Erfahrung mit THS-Operationen gibt. Ich weiß nicht, ob es für jedermann so geeignet ist; man muss da den Ärzten sehr viel Vertrauen entgegenbringen und Geduld haben. Als der Neurochirurg damals zu mir ins Zimmer kam, hatte ich sofort das Gefühl, dass ich ihm vertrauen kann. Er hat mir alles gründlich erklärt. Es gibt ja Schrittmacher mit Akku, die man jede Woche aufladen muss und solche, die mit Batterien laufen und nicht aufgeladen werden müssen. Aber bei der letzten Variante muss nach einigen Jahren die Batterie in einer OP wieder ausgetauscht werden. Ich habe eine aufladbare Version. Damit habe ich jede Woche einen festen Termin: Meistens freitags abends beim Krimi lege ich mir den Kragen um, eine Art Powerbank, und lade den Akku.

| Du hast zum Thema Ernährung Tipps für uns, die bei parkinsontypischen Verdauungsproblemen helfen können. Erzähl uns doch davon!

Typisch bei Parkinson ist, dass der Verdauungsapparat langsamer und träger wird. Meine Frau und ich sind auf die Idee gekommen, unsere Ernährung ballaststoffreich umzustellen. Zum Frühstück gibt es bei uns ein Schälchen mit einem halben Apfel, Trockenpflaumen, Rosinen, Feigen und zum Abendessen machen wir einen Smoothie.

Da kommen alle möglichen Sachen rein, zum Beispiel eine halbe Banane, eine Viertel Gurke, Grünkohl oder Broccoli, Staudensellerie, Apfel, Birne, Zitrone, Ingwer und dann noch ein bisschen Kefir oder Joghurt, damit es etwas flüssiger wird. Das schmeckt der ganzen Familie. Ich habe jetzt tatsächlich überhaupt keine Probleme mehr mit der Verdauung.

| Du hattest mir auch erzählt, dass du Tipps für besseren Schlaf hast mit der richtigen Wahl des Schlafanzuges. Da bin ich jetzt aber gespannt!

Ich hatte auch immer Schwierigkeiten mit dem Schlafen nachts, bis ich mal irgendwo gelesen hatte, man sollte ein Seiden-Betttuch nehmen und einen Seiden-Schlafanzug. Damit kann ich mich tatsächlich viel leichter drehen.

Viele Parkinsonpatienten klagen darüber, dass sie nachts unbeweglich im Bett liegen, sich aber gerne von der einen Seite auf die andere Seite drehen würden. Mit einem Seiden-Schlafanzug auf Seiden-Bettwäsche geht das deutlich leichter.

| Ernst, du bist jetzt seit zehn Jahren erkrankt. Würdest du sagen, dass das Leben mit Parkinson auch nach zehn Jahren noch lebenswert ist für dich?

Auf jeden Fall! Wenn ich nur den heutigen Tag nehme, an dem ich mit Thorsten Boomhuis über Tischtennis gesprochen habe und jetzt kommen einige neue

Aufgaben auf mich zu. Ich freue mich darauf, zumal ich ja auch gerne Tischtennis spiele.

Ich habe eigentlich nie Langeweile, weil ich viel zu lesen habe und wir viel rausgehen und Sport machen. Auf jeden Fall finde ich das Leben nach wie vor lebenswert. Meine Familie hilft mir dabei, gut mit der Erkrankung meinen Alltag zu bewältigen. Im Grunde bin ich ein ganz zufriedener Mensch.

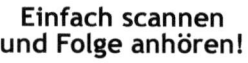

Einfach scannen und Folge anhören!

Folge 8
vom
29.11.2020

Wie Ernsts Geschichte weiterging:

Gegen Ende des Podcasts stellte mir Kathrin die Frage, ob ich das Leben nach wie vor als lebenswert empfinde. Ich hatte diese Frage seinerzeit bejaht und kann dies auch fast fünf Jahre nach der THS bejahen. Durch die THS habe ich eine höhere Lebensqualität als vorher. Dies gilt vor allem für den verbesserten nächtlichen Schlaf und die Menge der einzunehmenden Medikamente, die inzwischen erheblich reduziert werden konnte. Trotz der immer wieder auftretenden Tagesmüdigkeit und der in letzter Zeit öfter bestehenden Artikulationsprobleme, würde ich die OP wieder machen lassen. Die Nachsorge nach der THS-Operation erwies sich allerdings als schwierig. Die niedergelassenen Neurologen haben weder die erforderlichen Kenntnisse noch die Zeit, den Schrittmacher optimal an die Bedürfnisse des Patienten anzupassen, ganz abgesehen davon fehlt ihnen

das hierzu benötigte Equipment. Um insoweit einen kompetenten Neurologen zu finden, bin ich von München nach Bonn und nach Karlsruhe gefahren und habe schließlich im vorigen Jahr in München einen Neurologen gefunden, der nach meinem Eindruck über die entsprechende Kompetenz und die benötigten Gerätschaften verfügt. Insgesamt kann ich nur jedem raten, der überlegt, eine THS machen zu lassen, seine Erwartungen nicht zu hoch zu schrauben. Die Krankheit wird mit der THS nicht geheilt, es werden nur die Symptome verbessert. Aber das ist ja auch schon was! Immerhin hat sich seitdem auch mein Tischtennisspiel verbessert. Thorsten Boomhuis sei Dank für die Gründung von PingPongParkinson in Deutschland.

Ernst Hillenkamp, Mai 2024

In Bewegung bleiben

„Ich glaube, dass wirklich jede Krise oder jede Erkrankung auch immer ihre positiven Seiten hat. Durch Parkinson habe ich über den Globus verteilt viele Freundschaften geknüpft."

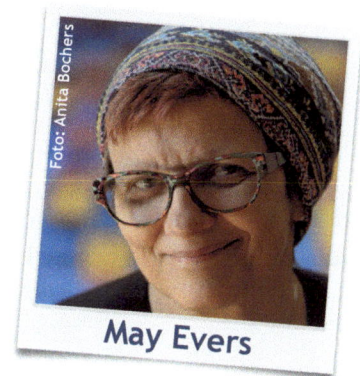

Foto: Anita Bochers

May Evers

Welchen schönen Moment hast du heute bereits erlebt?
Ich bin heute, obwohl es eiskalt war, mit einer Freundin zehn Kilometer weit durch Hamburg gelaufen. Es hat uns sehr viel Spaß gemacht.

| Du bist bereits seit mehreren Jahren an Parkinson erkrankt. Wie ist es dir seitdem ergangen?

Meine Mutter hat auch Parkinson und daher kannte ich die Symptomatik ziemlich gut. Als ich ein Zucken im linken Zeh bemerkte, bin ich zum Neurologen gegangen. Er nahm mich nicht wirklich ernst. Wie bei vielen Menschen mit Parkinson hat es fast zwei Jahre gedauert, bis ich die Diagnose erhalten habe. Ich hatte es ja schon vermutet und so war ich eher erleichtert. Nun hatte ich Gewissheit und konnte etwas tun. Bei jedem Parkinsonpatienten verläuft die Krankheit anders.

„Ich habe beschlossen, aktiv etwas für meine Lebensqualität zu tun."

Mein eigener Krankheitsverlauf seit der Diagnose vor sechs Jahren ist recht langsam und ich bin auch noch relativ gut beweglich. Darüber bin ich ganz froh. Man fragt sich als Mensch mit Parkinson allerdings auch, wie sich die Krankheit wohl entwickeln wird. Ich habe beschlossen, aktiv etwas für meine Lebensqualität zu tun.

Mein Motto ist: Immer in Bewegung bleiben! Damit „fahre" ich bis jetzt ganz gut. Gerade für Menschen mit Parkinson ist es total wichtig, sich viel zu bewegen. Das bedeutet, nicht nur physisch in Bewegung zu bleiben, sondern auch geistig.

| Zusammen mit Christoph de Martin hast du nach deiner Diagnose die Online-Plattform „Team Dopamin" gegründet, wo ihr über

100 Berichte von Betroffenen und Angehörigen gesammelt habt. Was waren deine Beweggründe für dieses Projekt?

Nach meiner Diagnose wollte ich gerne wissen: „Wie lebt man als Mensch mit Parkinson?" Es gibt viele Informations-Plattformen von Ärzten und Pharma-Firmen, aber leider fand ich nichts, was Erkrankte selbst geschrieben hatten. Daraufhin begann ich, einen Blog zu schreiben. Ich habe mich dafür an den USA, England und Australien orientiert, weil ich dort mehr Informationen fand.

„Musik und der gemeinsame Tanz lösen positive Emotionen aus. Es ist herrlich, man fühlt sich wohler und ist beweglicher danach."

So gelangte ich zur Kampagne „Unite for Parkinson's" und folgte dem Aufruf, europaweit in den Sozialen Medien auf die Krankheit „Parkinson" aufmerksam zu machen, indem ich auf meinem Blog täglich etwas postete. Nach etwa einem Monat suchte ich im Internet, was Menschen in Deutschland unternommen hatten, um in den Sozialen Medien auf die Krankheit aufmerksam zu machen. Als ich nur meinen eigenen kleinen Blog weit oben bei den Suchergebnissen entdeckte, wurde mir klar: Kaum jemand sonst hatte etwas getan. Ich dachte: „Da gibt es in Europa eine große Aktion und in Deutschland passiert nichts dazu? Das kann ja nicht sein!"

Ich bin dann auf Christoph de Martin gestoßen, der „Unite for Parkinson's" ebenfalls mit einer Aktion unterstützte. Er hat Leute aufgefordert, ihre Hände zu fotografieren. Die Fotos hat er gesammelt und bei Parkinson's Europe eingereicht. Auf diese Weise sind wir in Kontakt gekommen und haben uns ausgetauscht darüber, dass es scheinbar keine Parkinson-Aktivisten in Deutschland gibt. Wir sahen, dass viele Leute nicht wissen, welche Symptome zur Parkinsonerkrankung dazugehören und dass die Auswirkungen bei jedem Erkrankten anders aussehen. Wir überlegten, ob man eine Sammlung von Erzählungen oder von Geschichten über Menschen mit Parkinson machen könnte und darüber, wie die Erkrankten mit Parkinson umgehen. Daraufhin starteten wir einen Aufruf, uns Beiträge zu schicken für unsere dafür eingerichtete Homepage. Von der Resonanz waren wir total überwältigt. Es kamen so viele Beiträge, dass wir für die Veröffentlichung eine Warteliste einrichten mussten. Die Webseite gibt es immer noch, auch die Bücher sind noch da und werden auch tatsächlich gekauft. Den Erlös spenden wir an Projekte zugunsten von Menschen mit Parkinson. Aktuell bringen wir das dritte Jahr hintereinander einen digitalen Adventskalender heraus mit Beiträgen zum Thema „Weihnachten" von Menschen mit Parkinson.

| Du hast auch schon bei Tanz-Projekten mitgewirkt. Was bedeutet das Tanzen für dich und wie kann Tanzen bei Parkinson helfen?

Mein ganzes Leben lang habe ich schon getanzt, meistens für mich privat, manchmal hatte ich auch Unterricht. Mit dem Tanzen habe ich aufgehört, als ich berufstätig wurde und meine Kinder bekam. Aber als ich die Diagnose Parkinson erhielt, wollte ich mich wieder mehr bewegen.

Nordic Walking wird für Menschen mit Parkinson oft empfohlen, aber es macht mir keinen Spaß. Stattdessen habe ich wieder mit dem Tanzen angefangen. Wenn ich tanze, sind meine Parkinsonsymptome weg. Ich werde ruhiger und beweglicher und kann meinen Körper besser wahrnehmen. Musik und der gemeinsame Tanz lösen positive Emotionen aus.

Es hat sich eine ganz tolle Gemeinschaft gebildet. Nach dem Tanzen gehen wir zusammen Tee trinken und tauschen uns aus, wie in einer kleinen Selbsthilfegruppe. Tanzen ist ein ganz wichtiger Punkt in meinem Parkinson-Leben. Wegen der Coronaeinschränkungen trifft sich jetzt eine lose Gruppe jeden Morgen online um acht Uhr per Zoom-Meeting. Wir bewegen uns eine halbe Stunde lang ohne Choreografie zu Musik.

Wir nennen die Gruppe: Tanz den Batman*. Es ist herrlich, man fühlt sich wohler und ist beweglicher danach. Oft sprechen wir nach diesem Online-Tanzen noch ein bisschen miteinander.

| Du bist berufstätig, tanzt jeden Tag, hast die tolle Plattform „Team Dopamin" gegründet und bist im Kuratorium der Hilde-Ulrichs-Stiftung. Außerdem schreibst du Bücher und bist Ansprechpartnerin der Regional-Gruppe-Hamburg von „Jung und Parkinson." Hat sich dein Leben durch die Parkinson Erkrankung positiv verändert?

Das ist eine blöde Krankheit, aber das Positive ist, dass ich darüber so viele Menschen kennengelernt habe wie lange vorher nicht. Es sind, über den ganzen Globus verteilt, viele Freundschaften entstanden. Positiv ist auch, dass die Kreativität durch Parkinson sozusagen verstärkt wird. Bei mir äußert sich das darin, dass ich ganz viel stricke und häkle.

Auch macht es mir großen Spaß, Aktionsideen zu entwickeln. Vielen anderen Menschen mit Parkinson geht das genauso und darüber gibt es dann schöne Kontakte. Es ist wirklich spannend und interessant.

Ich glaube, dass wirklich jede Krise oder Erkrankung auch immer ihre positiven Seiten hat.

| Was magst du den Menschen noch mit auf den Weg geben?

Allen, die an Parkinson erkrankt sind, rate ich: Verliert nicht den Mut, traut euch etwas zu! Ihr könnt etwas bewegen, ihr könnt etwas machen.

Geht raus und unternehmt etwas, entdeckt eure Kreativität und was auch immer in euch schlummert. Macht einfach das Beste aus der Situation mit euren Möglichkeiten.

Den Menschen, die nicht an Parkinson erkrankt sind, sage ich: Seid offen und es wäre toll, wenn ihr euch mit dieser Krankheit ein bisschen beschäftigen würdet, um besser zu verstehen, wie wir Menschen mit Parkinson ticken — oder wie die Krankheit in uns tickt.

Einfach scannen und Folge anhören!

Folge 9
vom
06.12.2020

Wie Mays Geschichte weiterging:

Mir wird jetzt erst klar, wie viel sich in der Zwischenzeit verändert hat! Eine verlässliche Konstante gab es: Parkinson. Meine Honeymoon-Phase ist jetzt vorbei und ich merke die Einschränkungen deutlicher als noch vor ein paar Jahren. Ich bin immer noch berufstätig, brauche dafür aber mehr Energie. In der Parkinson Community bin ich deutlich zurückhaltender geworden. Darüber traurig bin ich aber nicht, denn ich weiß, ich habe so gut es geht dazu beigetragen, dass die deutsche Parkinson-Landschaft bunter und energetischer geworden ist. Viele jung

Erkrankte engagieren sich heute. Das freut mich sehr. Wir sind insgesamt lauter geworden und werden tatsächlich in der Öffentlichkeit besser wahrgenommen. Ich selbst bin noch aktiv in meinem Herzensprojekt: Tanz den Batman*. Wir haben an vielen Aktionen teilgenommen und auch einige initiiert und inspiriert. Und es macht mir nach wie vor Spaß, mich im Kuratorium der Hilde-Ulrichs-Stiftung zu engagieren und sie in ihrer guten Arbeit zu unterstützen.

May Evers, Nov. 2024

Schritt für Schritt
trotz Parkinson

„Früher lief mein Leben in ruhigen Bahnen, aber seit ich Parkinson habe, sind viele spannende Sachen passiert. Parkinson ist nicht das Ende, sondern für viele auch der Anfang für etwas Neues."

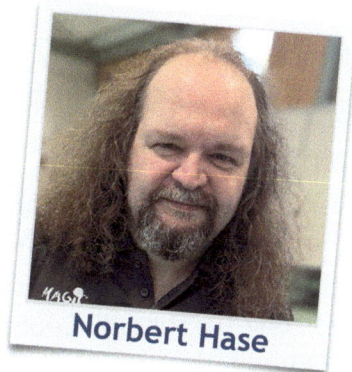

Norbert Hase

Welchen schönen Moment hast du heute bereits erlebt?
Wir haben ein Weihnachtspäckchen von einer guten Freundin bekommen. Sie hat zwei Sachen für meine Wanderung mit reingepackt: Ein Erste-Hilfe-Pack und eine wasserdichte Folie fürs Handy. Da habe ich mich total drüber gefreut.

| Was magst du uns zu deiner Parkinsongeschichte erzählen?

Rund zweieinhalb Jahre vor der Diagnose habe ich die ersten Symptome bemerkt. Mein Arm hing immer runter, ich hatte starke Muskelschmerzen und kam morgens schlecht in die Gänge. Irgendwann habe ich einen Fernsehbericht gesehen, in dem es um Parkinson ging und das kam mir alles ziemlich bekannt vor. Meinem Hausarzt habe ich von dem Verdacht erzählt, aber der hat mich ausgelacht und gemeint, das kann ja nicht angehen. Irgendwann hat er mich dann aber doch

„Die ersten Jahre habe ich es totgeschwiegen. Ich habe mit keinem darüber geredet."

zum Neurologen geschickt. Der war sich nicht sicher und meinte, ich könnte es mal mit Tabletten versuchen. Ich habe irgendwann darauf bestanden, einen DaTSCAN zu machen. So habe ich am 3. Dezember 2008 meine Diagnose Parkinson bekommen. Da war ich erstmal am Boden zerstört. Die ersten Jahre habe ich es totgeschwiegen. Ich habe mit keinem darüber geredet. Erst nach drei Jahren habe ich es meinen Geschwistern erzählt. Von da an wurde es einfacher für mich. Ich habe die Erfahrung gemacht: Wenn ich darüber rede, wird es leichter. Auch wenn die Schmerzen und Einschränkungen nicht weggehen, aber wenn man drüber redet, sind die Dinge besser zu ertragen und auszuhalten. Die Parkinson-Symptome schwankten sehr bei mir, aber mit den Agonisten bin ich zuerst ganz gut klargekommen. Momentan fühle ich mich gut eingestellt.

Ich sehe das eigentlich alles sehr positiv und zwölf Jahre nach der Diagnose geht es mir noch recht gut.

| Du hast sogar noch ein berufsbegleitendes Studium zum Aus- und Weiterbildungspädagogen abgeschlossen. Was war deine Motivation, das durchzuziehen?

Ich habe fast 15 Jahre als Lagerleiter gearbeitet und hatte eine große Verantwortung für rund 40 Leute. Nach der Diagnose Parkinson wollte ich mir selbst beweisen, dass ich noch etwas leisten kann. Das Bachelorstudium lief über drei Jahre berufsbegleitend. Es war eine harte Zeit, nach acht Stunden Dienst und jeden Samstag noch lernen zu müssen. Aber mir hat es wahnsinnig viel Spaß gemacht.

Als ich 2015 fertig war, habe ich als Reha-Ausbilder angefangen und habe mit behinderten Jugendlichen gearbeitet. Das war wirklich ein Traumjob für mich, aber leider ging das nur für drei Jahre. Inzwischen bin ich berentet auf Zeit.

| Von Ruhestand kann man bei dir allerdings nicht sprechen. Du bist sehr aktiv bei PingPongParkinson. Warum engagierst du dich dort?

„Ich kam auf die Idee, den Störtebeker Weg zu wandern, von Leer an der Küste entlang bis nach Wilhelmshaven."

Ich spiele seit meiner frühesten Kindheit Tischtennis. Das war immer ein Teil von mir. Zwischendurch habe ich aufgehört zu spielen, als ich die Diagnose bekam. Ich dachte anfangs, das geht jetzt nicht mehr, aber das war total falsch. Wenn ich am Tisch stehe, sieht man mir gar nicht an, dass ich Parkinson habe. Tischtennis ist tatsächlich meine beste Therapie. Gemeinsam mit Thorsten Boomhuis habe ich im Februar 2020 PingPongParkinson in Deutschland gegründet.

Es ist so schön, die Menschen am Tisch zu sehen, wenn sie spielen. Sie lachen und freuen sich, sie bewegen sich, sie unterhalten sich.

| Im Sommer bist du alleine 220 Kilometer in zehn Tagen bei Hitze und Dauerregen gewandert. Kannst du uns darüber berichten?

Alles fing damit an, dass wir wegen Corona kein Tischtennis mehr spielen konnten. Dann kam ich auf die Idee zu wandern und bin einfach losgelaufen. Anfangs zwei bis drei Kilometer, dann bis zu 20 Kilometer, einfach hier in der Umgebung. Das hat mir wahnsinnig viel Spaß gemacht und irgendwann kam mir eben die Idee, etwas Größeres auf die Beine zu stellen.

Ich bin auf den Störtebeker Weg gekommen, der von Leer entlang der Küste bis nach Wilhelmshaven geht. Zwischendurch musste ich natürlich übernachten. Da habe ich einfach einen Aufruf bei Facebook und in einigen Foren gemacht und zu meiner Verwunderung meldeten sich viele Leute, bei denen ich im Garten zelten konnte.

Dann hat sich die Presse gemeldet und wollte ein Interview mit mir machen und das Ganze nahm seinen Lauf, bis hin zu Radiointerviews. Einige Firmen haben mir auch Ausrüstung gesponsert und so bin ich dann am 12. August mit 13,5 Kilogramm Gepäck losgelaufen. Die erste Strecke ging über 14 Kilometer. Es war extrem heiß und es gab keinen Schatten. Hier in Friesland gibt es oft nur alte Klinkerstraßen. Einfach war es nicht, aber ich habe durchgehalten und die Strecken wurden immer länger und meine Kondition immer besser. Dennoch hatte ich auch mit Schmerzen zu kämpfen. Zwischendurch hatten sich einige Leute angeschlossen, die mitgelaufen sind. Auch immer mehr Presse hatte sich gemeldet, sodass ich viele Interviews gegeben habe, letztendlich für 34 Zeitungen.

Das war schon eine tolle Erfahrung für mich, weil ich Leute motiviert habe, mit mir zu laufen und sie somit auch in Bewegung bringen konnte.

Ich habe viele tolle Erfahrungen und Begegnungen gehabt. Bei einer Wanderung kam ich zum Beispiel völlig fertig und durchnässt bei der Gastfamilie an. Ich war kurz vorm Aufgeben. Mein Rucksack wog gefühlt 30 Kilogramm, weil er so vollgesogen war mit Wasser. Die Familie war unglaublich nett, hat mir trockene Sachen gegeben, mich duschen lassen. Währenddessen haben sie meine Klamotten gewaschen und Essen gekocht. Als wir dann alle zusammen saßen, ging es mir auch schon wieder viel besser.

Sowas vergisst man nicht! Gerade diese einfachen Sachen, wie trockene Kleidung und warmes Essen, weiß man auf einmal so zu schätzen! Dinge, die man sonst jeden Tag hat, sind in dem Moment einfach der Himmel auf Erden.

| Deine Verlobte Carmen hat dich sehr unterstützt, nicht nur bei der Wanderung. Wie sehr hilft dir das beim Durchhalten?

Immer wenn ich bei der Wanderung dachte, es nicht mehr zu schaffen, habe ich mit ihr telefoniert und sie hat mich wieder aufgebaut. Sie steht mir immer zur Seite, gerade in den schwierigen Augenblicken, was andere gar nicht so mitbekommen. Ohne Carmen hätte ich es gar nicht geschafft, durchzuhalten und weiterzumachen.

Für nächstes Jahr habe ich noch einige Ziele: Die German Open in Nordhorn und die Weltmeisterschaft im September in Berlin.

| Was magst du den Menschen noch mit auf den Weg geben?

Oft fällt man mit so einer Diagnose in ein ganz tiefes Loch. Aber bei mir hat sich durch Parkinson vieles zum Positiven verändert.

Früher lief mein Leben in ruhigen Bahnen, aber seit ich Parkinson habe, sind viele spannende Sachen passiert.

Ich kann den Leuten nur mit auf den Weg geben, nie aufzugeben, immer weiterzumachen, immer nach vorne zu schauen. Und: Bewegt euch, kommt vom Sofa runter, spielt Tischtennis, geht laufen, wandert! Es gibt ganz viele Möglichkeiten, weiterzumachen. Parkinson ist nicht das Ende, sondern für viele auch der Anfang für etwas Neues.

Einfach scannen und Folge anhören!

Folge 10
vom
13.12.2020

Wie Norberts Geschichte weiterging:

Am 27.12.2021 konnte ich endlich meine Traumfrau Carmen heiraten. Einer der glücklichsten Momente in meinem Leben! Von meinem ursprünglichen Plan, den Jakobsweg zu laufen, bin ich aufgrund meiner Erfolge im Tischtennis abgewichen. Seit 2021 nahm ich sehr erfolgreich an vielen internationalen Turnieren von PingPongParkinson teil. 2021 und 2022 wurde ich Vize-Weltmeister im Herren-Einzel. Bei der WM in Berlin gewann ich zudem im Mixed-Wettbewerb mit Heike Schroven die Goldmedaille in Klasse zwei. Im Jahr 2022 ging es nicht weniger spektakulär weiter. Auch hier nahm ich an vielen Turnieren teil und gewann zahlreiche Medaillen. Besonders in Erinnerung blieb mir das „Wunder von Wels", wo ich bei der WM in Österreich 2023 mit meinem guten Freund Horst „Ede"

Schunk in der Klasse zwei im Herren-Doppel Weltmeister wurde.
Vom Stützpunkt Münster wurde ich 2023 zum Show-Turnier mit den legendären schwedischen ehemaligen Profi-Weltmeistern Jan-Ove Waldner und Jörgen Persson eingeladen. Ich durfte einen Satz gegen Persson spielen. Das werde ich nie vergessen. Er ist mein absolutes Vorbild. Leider hatte ich kürzlich mehrere größere Operationen an den Augen und am Arm. Meine Frau wurde aktuell mit MS diagnostiziert. Trotz allem schauen wir optimistisch in die Zukunft. Aufgeben ist bei uns keine Option, denn die „PingPongParkinson-Familie" ist immer an unserer Seite!

Danke, euer Norbi, Nov. 2024

Es geht weiter, nur anders!

„Auf keinen Fall den Mut verlieren! Es ist nicht nur Parkinson, was uns im Leben mal aus der Bahn wirft! Es geht weiter, wenn man gemeinsam anpackt und aufeinander zugeht."

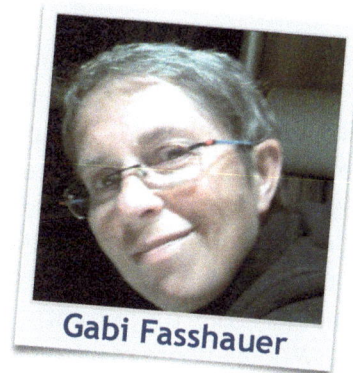

Gabi Fasshauer

Welchen schönen Moment hast du heute bereits erlebt?
Wir hatten Besuch von einer Freundin, die wir lange nicht gesehen haben. Obwohl der Tag neblig war, waren wir lange mit den Hunden draußen. Es war schön, gemeinsam unterwegs zu sein.

| Was magst du von deiner Parkinson-Geschichte erzählen?

Ich habe die Diagnose vor 20 Jahren erhalten. Da war ich 46 Jahre alt. Dazu bekam ich ein Jahr später auch noch die Diagnose „Multiple Sklerose." Ich dachte: Das pack' ich nicht, das ist zu viel! Doch langsam merkte ich: Das Leben geht weiter, gar nicht unbedingt schlechter, nur anders. Ich wurde sehr schnell verrentet, bin also Hals über Kopf aus meinem Alltag gerissen worden. Rückblickend weiß ich, dass es die richtige Entscheidung war, in Frührente zu gehen und somit Zeit zu haben, mich an mein neues Leben zu gewöhnen und es neu zu gestalten. Ich war mit Leib und Seele berufstätig und wollte nicht erst dann aussteigen, wenn gar nichts mehr gehen würde. Zum ersten Mal seit Ewigkeiten hatte ich Zeit, um mir zu überlegen: Was will ich in der Zeit, die gut ist, noch machen?

„Ich wurde sehr schnell verrentet. Rückblickend weiß ich, dass es die richtige Entscheidung war."

| Man merkt dir nicht an, dass du schon seit 20 Jahren Parkinson hast. Hast du ein Geheimrezept?

Mir ist es wichtig, immer das, was mich gerade bewegt, aktiv anzugehen. Dazu gehört für mich auch, mich aktiv mit einer fortschreitenden, unheilbaren Erkrankung auseinanderzusetzen. Was habe ich selbst in der Hand, um nicht nur ein Opfer der Erkrankung zu sein? Mir half es, gut für mich zu sorgen. Außerdem habe ich stets

Wert darauf gelegt, auf Augenhöhe mit meinem Arzt über die Behandlungsmöglichkeiten im Gespräch zu sein und ernst genommen zu werden. Ebenso wichtig finde ich herauszufinden, was neben Medikamenten noch hilft, zum Beispiel Sport und gesunde Ernährung. Vor über zehn Jahren habe ich in einem Krankenhaus den ayurvedischen Behandlungsansatz erfahren. Man vermutet mittlerweile, dass Parkinson im Darm anfängt. Was also kann man tun, um den Körper zu entgiften? Ich kann über die Ernährung bewirken, dass ich nicht mehr so viele Giftstoffe in mir habe und das tut mir gut!

Die Medikamente machten mich oft ruhelos und ich bekam Konzentrations-Schwierigkeiten. Hilfreich dagegen war für mich, zur Ruhe zu kommen, regelmäßig zu meditieren, Yoga zu machen und mich bewusst anders zu ernähren. Hier schließt sich für mich der Kreis: Ich muss mir immer wieder Zeit nehmen herauszufinden, was ich selbst tun kann, damit es mir besser geht.

| Du bist erste Vorsitzende des Vereins „PAoL", einer Austausch-Plattform für Menschen mit Parkinson. Erzähl' uns gerne davon!

Alles begann als Selbsthilfegruppe im Internet, weil sich vor über 20 Jahren die jüngeren Parkinson-Patient:innen von den „normalen" Selbsthilfegruppen nicht angesprochen gefühlt haben. Man findet die Homepage des Vereins im Internet unter: www.parkins-on-line.de. Dort gibt es viele Berichte zu verschiedenen Schwerpunktthemen und im Forum wird sich lebendig ausgetauscht („gechattet"). Wir haben immer ein großes Jahrestreffen, unseren „Chatter-Treff". Wir organisieren auch Workshops zu Themen, wie: „Abschied und Loslassen", „Parkinson und Persönlichkeit" oder auch „Schreib-Workshops". Es gibt bundesweit zudem einige regionale Gruppen, die aber unabhängig von uns existieren. Darunter sind Frühstücks-Treffen, die unsere Leute selbstständig vor Ort arrangieren. Die Informationen dazu sind bei uns im Forum zu finden. Man muss nicht sofort Mitglied werden, um etwas auf unserer Homepage zu lesen und sich mit anderen auszutauschen. Der Datenschutz verlangt nur, dass man sich im Forum registriert. Also einfach mitmischen und gucken, ob man sich vom Angebot angesprochen fühlt!

„Hilfreich war für mich, zur Ruhe zu kommen, zu meditieren, Yoga zu machen und mich bewusst anders zu ernähren."

| Was bedeutet Selbsthilfe für dich und wie hat sie dich in den letzten zwei Jahrzehnten begleitet?

Zu Anfang war ich Nutznießerin der Erfahrungen anderer Menschen, die bereits länger erkrankt waren, bis ich gemerkt habe, dass auch ich mein Wissen und Know-how einbringen möchte. Erst habe ich angefangen, Treffen zu organisieren, an Workshops mitzuarbeiten oder für den Verein eine Wahl vorzubereiten. Inzwischen bin ich seit fünf Jahren im Vorstand tätig. Es ist zeitraubend, aber immer wieder unglaublich befriedigend, wenn Menschen erzählen, wie wertvoll unsere Gruppe für sie ist. Im Moment haben wir ein neues Projekt: Wir versuchen, Patient:innenwissen zu sammeln und aufzubereiten, damit es auch für Außenstehende abrufbar ist. Ich glaube, das persönliche Wissen von Patient:innen über Parkinson und eigene Erfahrungen sind ein großer Schatz. Das kann kein Neurologe vermitteln!

Was mich auch sehr bewegt, ist die Vernetzung. Es gibt in der Zwischenzeit so viele Gruppen, die unabhängig von großen Patientenverbänden Selbsthilfe anbieten und gestalten. Wenn wir auch politisch etwas bewegen wollen, dann müssen wir uns vernetzen. Wichtig ist zudem die Erfahrung in der Selbsthilfe, dass es immer einen Weg gibt! Wenn ich beispielsweise das Gefühl habe, dass mein Medikament jetzt nicht mehr wirkt, ist das nicht das Ende! Es gibt neue Wege für mich, die andere vielleicht schon gegangen sind und so muss ich das Rad gar nicht neu erfinden.

| Warum ist es so wichtig, dass man Ärzten und Therapeuten auf Augenhöhe begegnet und was können wir tun, um das zu erreichen?

Ich informiere mich wirklich gut über die Wirkungsweise von Medikamenten. Ich schreibe auch für mich auf, wann ich welches Medikament genommen habe, mit welcher Wirkung und wann die Wirkung geendet hat. Dadurch sieht der Arzt, dass man ein ernstzunehmender Ansprechpartner ist.

Falls mein Neurologe heute nur fünf Minuten Zeit für mich hat, muss ich mir meine Fragen am besten schon vorher aufgeschrieben haben und sie dann abarbeiten. Sollte ich merken, dass ich beim Arzt nicht zu Wort komme, nehme ich zum nächsten Arztbesuch jemanden als Begleitperson mit. Ich finde es wichtig, sich Strategien zurecht zu legen, wie man mit solchen Situationen umgehen kann. Ziel ist, selbst der Experte für seine Erkrankung zu werden. Wir hatten mal einen ganz tollen Workshop mit einer Kommunikationstrainerin. Sie hat Gesprächssituationen mit uns analysiert. Solch ein Training selbst erleben zu dürfen, hat mich sehr gestärkt, mutig zum nächsten Arztbesuch zu gehen.

| Gibt es Erlebnisse oder Erfahrungen, die dich in 20 Jahren mit Parkinson im positiven Sinne besonders geprägt haben?

Mich beeindruckt, dass es ganz viele Menschen mit Parkinson gibt, die ihr Leben genießen können. Diese Menschen haben zum Teil mehr Einschränkungen als ich und sagen trotzdem, dass sie immer noch neugierig aufs Leben sind. Sie machen auch mir immer wieder Mut, dass noch ganz viel möglich ist. Das, denke ich, kann nur Selbsthilfe leisten: Sich gegenseitig zu tragen und auch immer wieder Beispiele zu geben, dass das Leben weitergeht. Ich finde mein Leben immer noch sehr lebenswert.

| Was magst du den Menschen noch mit auf den Weg geben?

Auf keinen Fall den Mut verlieren!
Sich an andere wenden, wenn man meint, dass es nicht mehr weitergeht und dann erfährt man Hilfe. Ich selbst habe das immer wieder erlebt. Auch bei anderen Menschen gibt es Einschläge. Es ist nicht nur Parkinson, was uns im Leben mal aus der Bahn wirft! Aber es geht weiter, wenn man gemeinsam anpackt und aufeinander zugeht.

Einfach scannen und Folge anhören!

Folge 12 vom 03.01.2021

Wie Gabis Geschichte weiterging:

Inzwischen habe ich meine Arbeit als Vorstand bei PAoL beendet. Ich bringe mich immer noch aktiv ins Vereinsgeschehen ein, aber nur noch für kleinere Aufgaben. Alles im Leben hat seine Zeit und nach sechs Jahren Vorstandsarbeit war es Zeit für etwas anderes.

Da das Reisen für mich schwieriger geworden ist, habe ich mich in meiner Heimatstadt umgesehen, welche Aufgaben hier vor Ort auf mich warten.

Ich helfe in der Arbeit mit geflüchteten

Menschen in Frauenprojekten mit. Ich mache mich in der Trauerarbeit stark und unterstütze Menschen in dieser Lebenskrise.

Neben all dem lebe und genieße ich mein Leben.

Meine Kreise sind kleiner geworden, aber das Leben ist auch 24 Jahre nach der Diagnose noch spannend, herausfordernd und unendlich lebenswert!

Gabi Fasshauer, Nov. 2024

Zeig' dich!

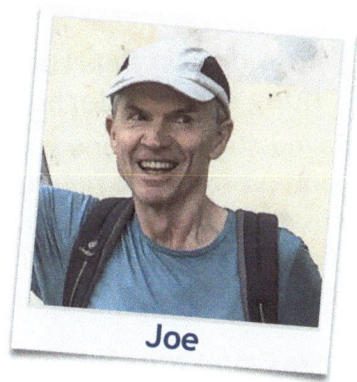

Joe

„Wir dürfen uns immer wieder den Menschen zumuten. In dem Wort ‚zumuten' steckt das Wort ‚Mut' drin – der Mut, mich zu zeigen mit dem, wie ich jetzt gerade bin."

Welchen schönen Moment hast du heute bereits erlebt?
Heute Morgen habe ich noch mit meiner Frau für einen Moment im Bett gekuschelt. Das ist etwas ganz Besonderes in dieser Zeit von Corona, wo man sich nicht mehr so oft umarmen kann, zumindest zwischen Freunden. Das war ein schöner Tagesbeginn.

| Was magst du uns von deiner Parkinson-Diagnose und der Zeit seitdem erzählen?

Schon 2016 stellte einer meiner Bekannten fest, dass ich Versteifungen habe und ein „komisches" Gangbild. Der Neurologe, zu dem ich daraufhin ging, hat einen DaTSCAN veranlasst. Von dem Ergebnis brutal überwältigt, saß ich auf dem Balkon und konnte es nicht fassen. Zu begreifen, dass der Krankheitsprozess unaufhaltsam ist, das ist bis heute für mich sehr belastend, ein bisschen wie ein Gespenst. Inzwischen lebe ich einfach damit, auch wenn es zwischendurch große Schwankungen gibt. Parkinson hat bei mir anfangs zu einer existenziellen Verunsicherung geführt. Nicht mehr die Kontrolle über meine Bewegungen zu haben, war für mich vergleichbar mit einem Erdbeben, das ich mal in Kaliforniern miterlebt habe. Natürlich ist das tägliche Empfinden für jeden Erkrankten unterschiedlich. Anfangs habe ich viele alternative Wege ausprobiert und auch eine ayurvedische Kur in Indien gemacht. Ich suchte nach einer Alternative zur klassischen Schulmedizin in Deutschland. Das war eine sehr schöne und tiefgreifende Erfahrung. Eine Zeit lang kam ich ohne weitere Medikamente aus, aber inzwischen nahmen das Zittern und der Rigor zu, sodass ich doch mit einer Medikation begonnen habe. Letztendlich kann man sich auf der Suche nach einem Heilungsweg selbst verlieren.

„Anfangs habe ich viele alternative Wege ausprobiert."

| Joe, du bist Paartherapeut. Ist das eigentlich in der eigenen Beziehung eher förderlich oder hinderlich?

Da müsstest du meine Frau fragen! Ich gebe mir Mühe, zu Hause nicht in Therapeutensprache zu reden. Aber ich glaube, das Wissen und mein eigenes Bewusstsein für Paarbeziehungen sind durchaus hilfreich. Ich habe dadurch auch viel über meine Beziehung gelernt. In Beziehungen geht es ja immer darum, gesehen, gehört und gefühlt zu werden.

| Was sind aus deiner Erfahrung wichtige Faktoren für eine gute Beziehung?

Da ich systemisch arbeite, weiß ich, dass das Thema sehr komplex ist, angefangen bei der eigenen Biografie. Was wir aus unserer Kindheit mitbringen, ist der Ausgangspunkt, da unsere Eltern das erste Modell von Partnerschaft sind, das wir erleben. Es ist sehr hilfreich, wenn auch unsere Partnerin oder der Partner unsere Geschichte kennt. Daneben ist natürlich eine klare Kommunikation wichtig und der Mut, Bedürfnisse zu benennen und die Balance zwischen Autonomie und Bindung: Wie viel Zeit brauche ich für mich selbst und meine Hobbys? Wie viel Zeit verbringe ich mit meinem Partner? Streitsituationen kann und soll man nicht verhindern, aber die Frage ist, wie ich einen Streit führe. Wir sollten möglichst nie die Verbindung abreißen lassen, sonst wird ein Streit destruktiv und belastend. Die hohe Kunst ist zudem, dem anderen zuhören zu können. Wirklich zuzuhören, was der Partner sagt und nicht schon mit Gegenargumenten beschäftigt zu sein. Dabei sind Zwiegespräche eine gute Methode: Jeder Partner hat zehn Minuten Zeit zu sprechen, ohne dass der andere in irgendeiner Form Stellung nimmt oder unterbricht. Das Thema ist sehr umfassend. Es gäbe noch viel zu sagen. Vielleicht noch das: Krisen sind wirklich große Chancen! Das erlebe ich in meiner Arbeit oft. Krisen helfen wunderbar dabei, miteinander zu wachsen und sie gemeinsam zu bewältigen. Und letztendlich können sie auch dabei helfen, dass die Liebe wieder ins Fließen kommt.

„Die Liebe ist das Wesentlichste überhaupt. Solange wir in der Liebe bleiben, kann uns als Paar nicht so viel passieren."

| Was hältst du für wesentlich, damit eine Paarbeziehung trotz Parkinson positiv bleibt?

Eine Erkrankung wie Parkinson ist natürlich erstmal für beide Seiten eine große Herausforderung, aber insbesondere auch für den gesunden Partner bei Parkinson. Ich erlebe, dass meine Frau einfach selbstverständlich für mich da ist, aber gleichzeitig ist es mir wichtig, dass sie sich nicht für mich aufopfert. Das Wichtigste war für mich stets, dass ich mich einfach zeigen kann, wie ich bin mit meinem Handicap, mit meiner Langsamkeit. Manchmal ist das eine riesige Geduldsprobe für meine Frau, weil ja bei Parkinson alles langsamer geht. Und ich selbst muss manchmal dieses Gefühl aushalten, dass ich meiner Frau so gerne einen gesunden Partner bieten möchte, aber ich kann es nicht. Ich erlebe meine Frau als großartig, weil sie es wirklich gut hinbekommt, sich abzugrenzen. Aber trotzdem gibt sie mir das Gefühl: Sie ist für mich da! Natürlich gibt es kein Patentrezept. Aber die Liebe ist das Wesentlichste überhaupt und ich denke, solange wir bei der Liebe bleiben, kann uns als Paar gar nicht so viel passieren.

| Dein Herz schlägt privat auch für das Singen im Chor und das Tanzen. Inwiefern helfen dir diese Hobbys beim Leben mit Parkinson?

Ich tanze seit über zehn Jahren „Biodanza", das ist eine besondere Tanzform, die aus Chile kommt. Es bedeutet so viel wie: „Tanz des Lebens." Es geht dabei um das tiefe Erleben von Freude, Bewegungen und Kontakt. Gerade für mich als Mensch mit Parkinson ist es von großer Wichtigkeit, dass ich meine Bewegungsmöglichkeiten erweitere. Mit dem Chorgesang ist es ähnlich. Ich singe in einem großen Gospelchor mit fast hundert Leuten. Wir haben einen tollen Chorleiter, der so viel Freude verkörpert! Jedes Mal, wenn ich nach dem Singen nach Hause gehe, merke ich, wie positiv ich aufgeladen bin.

| Du sagtest mir, dass du das „Recht auf miese Stimmung" vertrittst. Was ist dir in dem Zusammenhang wichtig?

Für mich ist es ein wichtiger Unterschied, ob ich mich positiv ausrichte auf das Gute und Schöne oder ob ich einfach nur versuche, meine Gedanken auszutricksen und mir „was vormache." Ich kann mir nicht einreden, dass ich mich ok fühle — und bin eigentlich tieftraurig. Die Trauer will sich in dem Moment einfach zeigen. Aber das heißt nicht, dass ich mich in diesem Gefühl verlieren muss. Kinder sind da unsere großen Lehrmeister. Sie können Traurigkeit leben, aber auch im nächsten Moment den Sonnenschein oder eine Blume entdecken. Dann ist alles wieder gut. Für mich heißt es, dass ich zwar meine Einschränkungen mit Parkinson haben mag, aber trotzdem kann ich die Sonne genießen, das Lächeln meiner Frau oder ein gutes Essen. Es bedeutet, unseren Fokus immer wieder auf das zu richten, was gut ist.

| Was magst du den Menschen noch mit auf den Weg geben?

Auf jeden Fall sollten wir uns als Menschen mit Parkinson nicht verstecken, sondern immer wieder den Mut haben, in Kontakt zu gehen, uns auf den Weg zu machen und nicht alleine im Zimmer zu hocken und zu grübeln. Wir dürfen uns immer wieder „zumuten". Das Wort ist oft negativ besetzt, aber ich empfinde „zumuten" eigentlich als schönes Wort, denn da steckt das Wort „Mut" drin – der Mut, mich so zu zeigen, wie ich jetzt gerade bin.

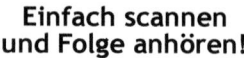
Einfach scannen und Folge anhören!

Folge 13
vom
17.01.2021

Wie Joes Geschichte weiterging:

*Ich bin nach wie vor glücklich verheiratet. Meine Frau und ich waren im März 2024 zu unserem 10. Hochzeitstag in Paris. Nach wie vor bin ich als selbstständiger Paartherapeut tätig. Mir ist bewusst geworden, dass ich in meiner Arbeit durch die zunehmende Erfahrung eher professioneller werde. Gleich im Erstgespräch einer Paarsitzung teile ich dem Paar oder der Einzelperson mit, dass ich eine Parkinson-Erkrankung habe. Ich bin oft erstaunt, dass die Menschen mir in der Regel mit viel Verständnis und ohne Vorbehalte begegnen. Hier fühle ich mich ermutigt, mich offen mit der Erkrankung zu zeigen und sie nicht schambesetzt zu verstecken. In meiner Arbeit möchte ich Paare dahingehend begleiten, dass ihre Liebe wieder fließen kann. Sollte eine Trennung unvermeidbar sein, so kann diese auch in Wertschätzung und auf respektvolle Weise erfolgen.
Natürlich ist meine Parkinson-Erkrankung*

weiterhin eine tägliche Herausforderung. Neben der wunderbaren Unterstützung durch meine Frau und Freunde, bin ich glücklicherweise ein sehr bewegungsfreudiger Mensch. Wandern und Biodanza tanzen lassen mich meine Lebendigkeit spüren, sodass die Einschränkungen durch Parkinson nicht dominieren. Zusätzlich haben wir bei uns im Keller einen kleinen Fitnessraum mit Crosstrainer und Rudergerät eingerichtet. Trotz aller Belastung durch Parkinson, bin ich sehr dankbar, dass ich so viel Unterstützung und Ermutigung erfahre. Die Kunst ist, im jetzigen Moment zu sein und mir bewusst zu machen, was ich alles geschenkt bekomme. Dabei geht es nicht darum, das Belastende „schön anzupinseln", sondern den Fokus auf das zu richten, was an Fülle und Schönem da ist.

Joe, April 2024

Der wichtigste Mensch in deinem Leben bist DU

„Achtet auf euch! Sagt öfter mal nein, traut euch was zu und versucht, mit Körper und Geist fit zu bleiben!"

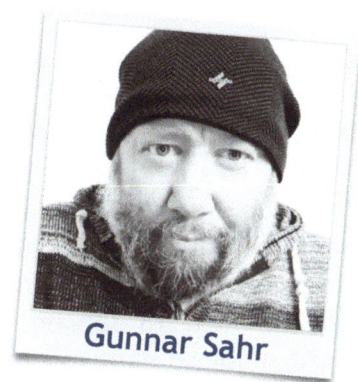

Gunnar Sahr

Was hast du heute bereits Schönes erlebt?

Ein wirklich schöner Moment heute war mein Telefonat mit einem guten Freund, der auch an Parkinson erkrankt ist. Gegenseitig haben wir uns alles Gute fürs neue Jahr gewünscht.

| Du warst erst 29 Jahre alt, als du die Diagnose Parkinson erhalten hast. Das muss eine echte Herausforderung gewesen sein!

Am Anfang war es für mich gar nicht so spürbar! Irgendwann sagten aber meine Kollegen zu mir: „Geh' mal zum Arzt, du hast dich irgendwie im Laufe des letzten halben Jahres verändert; auch deine Mimik und Gestik ein bisschen!" Nachdem ich mir zwei Wochen später den Inhalt einer Tasse Kaffee übers Hemd geschüttet hatte, dachte ich selbst auch, dass ich zum Arzt gehen sollte.

Der Neurologe war der Meinung, dass ich zwar Parkinsonsymptome hätte, aber zu jung für die Krankheit wäre. In der Uniklinik Magdeburg hatte man die Vermutung, ich würde Drogen konsumieren. Nach dem negativen Drogentest haben sich die Ärzte bei mir entschuldigt. Einen Schlaganfall schlossen die Ärzte dort aus. Es folgte ein DaTSCAN. Am Ende wurde ich mit der Diagnose Parkinson entlassen. Ich hatte damals den Namen der Krankheit, mehr aber auch nicht.

„In der Uniklinik hatte man die Vermutung, ich würde Drogen konsumieren."

Ich habe mich nicht beschränkt oder eingeengt gefühlt.

Dann aber fängst du an, über Parkinson nachzulesen und nachzuforschen. Irgendwann kommt der Zeitpunkt, an dem du in ein Loch fällst; das war bei mir auch so. Ich bin zurück zu meinen Eltern gezogen und habe mich verkrochen. Eines Tages standen meine Freunde vor der Tür und haben gesagt, dass sie mich vermissen und ich sollte aufhören, Trübsal zu blasen. Sie hatten gelesen, dass man an Parkinson nicht stirbt und meinten, das würde ich schon irgendwie in den Griff kriegen. Für mich war dies der Wendepunkt. Ich sagte mir: „Mach' einfach das Beste draus!" Danach habe ich alles gemacht, was ich in meinem Leben schon immer mal machen wollte.

Ich habe die Erfahrung gemacht, dass man wirklich offen mit der Krankheit umgehen muss. Es ist wichtig, alle anderen mit ins Boot zu nehmen, damit sie wissen, wie es einem geht.

Heute, nach 18 Jahren, bin ich sehr zufrieden mit mir. Das Knie macht nicht mehr so ganz mit, aber rein vom Parkinson her bin ich mit mir völlig zufrieden und kann noch alles machen. Bei jedem wirkt sich die Krankheit anders aus. Ich denke, ich habe einen nicht so schweren Krankheitsverlauf wie vielleicht manch anderer Erkrankte. Ich glaube, dass vieles durch die eigene Einstellung machbar ist und man muss versuchen, das Beste aus seinem Leben noch herauszuholen. Natürlich gehört auch immer ein guter Neurologe dazu. Es ist ganz wichtig, sich direkt von Anfang an in gute ärztliche Behandlung zu begeben.

„Wir haben viele kreative Talente: Malerei, Tanz, Schreiben und Fotografie."

Im Endeffekt geht es darum: Der wichtigste Mensch in deinem Leben bist DU. Nur dann, wenn es dir gut geht, kann es auch deinem Umfeld gut gehen! Das macht das Leben lebenswerter; also seht zu, dass ihr euch wohlfühlt! Zieht eure Grenzen neu und macht das Beste draus.

| Du spielst Fußball, schreibst Songtexte und singst viel. Inwiefern hilft dir das in deinem Alltag mit Parkinson?

Ich spiele immer noch Fußball in einer Altherrenmannschaft und ich bin beim Universitäts-Sportclub in Magdeburg Trainer der E-Jugend, das sind tolle Kids im Alter von neun bis zehn Jahren. Wenn ich auf dem Fußballplatz stehe, habe ich keinen Parkinson mehr. Das erfüllt mich und ist wirklich grandios.

Musik zu hören, ist auch vor der Krankheit schon immer ein Teil meines Lebens gewesen. Um meine Stimme als Trainer beim Fußball zu festigen, war ich bei einer Logopädin. Sie brachte mich zum Singen. Auf der Karaoke-Plattform „Smule" im Internet habe ich mich angemeldet und singe seit vier Jahren mit Menschen aus der ganzen Welt. Ich habe dort auch richtig gute Freunde gefunden.

Das Schreiben habe ich angefangen mit dem Song „Der Weg" von Grönemeyer. Aus dem Song habe ich „Mein Weg" gemacht. Darin drücke ich alles aus, was ich den Menschen mitgeben möchte: Dass ich nicht Trübsal blase, dass ich da bin, mich am Leben erfreue und kein Mitleid brauche, sondern einfach nur ein Lächeln. Es sind auch viele weitere Songs entstanden, das macht mir sehr viel Spaß. Ich schreibe neben Liedtexten auch kleine Geschichten, die ich auf Facebook einstelle, um Menschen damit zu unterhalten und zum Lachen zu bringen. Gerade wir Parkinsonkranken haben viele kreative Talente, wie: Malerei, Tanz, Gedichte und Geschichten schreiben und Fotografie. Ich glaube, durch die Krankheit fokussiert sich jeder ein bisschen darauf und bringt dadurch Seiten von sich zum Vorschein, von denen er oder sie dachte, dass es sie gar nicht gibt. Manche bringen ihre Werke auch in die Öffentlichkeit. Ein Hobby nebenbei zu haben, ist unbezahlbar für die Seele, darin kann man aufgehen.

| Du hast nicht nur positive Erfahrungen mit den Reaktionen anderer Menschen in Bezug auf deine Erkrankung gemacht. Was würdest du dir wünschen, wie andere Menschen mit uns umgehen?

Ich glaube, das ist nicht nur ein Problem uns gegenüber, sondern allgemein gegenüber Menschen, die anders laufen, gehen oder sprechen. Wer sieht, dass ein Mensch ein Problem hat und sich dafür interessiert, der sollte auf diesen Menschen zugehen und fragen, was los ist und ob Hilfe benötigt wird. Wir Parkinsonkranken werden häufig für Alkoholiker gehalten, was ja ebenfalls eine schlimme Erkrankung ist. Egal, ob Alkoholiker oder Parkinsonkranker: Erstmal werde ich in eine Schublade gesteckt und mit irgendeinem Spruch dumm angemacht.

„Ein Kerl wie ein Baum, kann aber keinen Apfel aus der Kiste heben!"
„Na, zitterst du? Hast du heute noch nichts getrunken?"
Mittlerweile macht es mir Spaß, die Leute ein bisschen „hochzunehmen" und schreibe öfter mal Geschichten darüber.
Mit den Menschen zu sprechen und die Parkinson-Krankheit überhaupt auch mehr publik zu machen, ist mir ein wichtiges Anliegen.

| Was magst du den Menschen noch mit auf den Weg geben?

Allen, die Parkinson haben, gebe ich mit auf den Weg, dass das Leben nicht zu Ende ist. Es ist vielleicht nicht alles einfach, aber mit der richtigen Organisation und Grenzen, die man neu ziehen muss, geht es weiter. Dazu gehören auch die richtigen Leute, mit denen man sich umgibt.
Man muss sich nicht für alles entschuldigen und rechtfertigen. Die eigene

Kraft sollte man sich einteilen, denn die Regeneration wird immer schwieriger. Öfter mal „Nein" sagen!

Traut euch was zu! Ihr seid nicht tot und ihr sterbt nicht daran. Wenn man rausgeht, sollte man sich ein Netzwerk aufbauen. Ich habe zum Beispiel „meine" Kassiererin im Supermarkt. An schlechten Tagen gebe ich ihr zum Bezahlen der Einkäufe meine Brieftasche und sie nimmt das Geld heraus.

Versucht, mit Geist und Körper so lange fit zu bleiben, wie es geht! Nehmt Hilfe an! Bezieht eure Umwelt und engsten Freunde und eure Familie mit ein, denn sie alle können sonst nicht wissen, wie es uns geht.

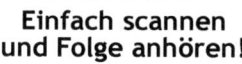
Einfach scannen und Folge anhören!

Folge 14
vom
31.01.2021

Wie Gunnars Geschichte weiterging:

1. Gesundheitlich: Durch die THS habe ich wieder eine völlig neue Lebensqualität erhalten. Die erste Operation 2022 misslang aufgrund einer Entzündung, aber nach einem zweiten Anlauf im Dezember 2023 geht es mir sehr gut!

2. Sportlich: Ich habe das Tischtennisspielen für mich entdeckt und bin Mitglied bei PingPongParkinson. In den letzten zwei Jahren nahm ich erfolgreich an den German Open teil und an der Weltmeisterschaft in Wels/Österreich. Im Juni 2024 war ich als Fußballtrainer zu einem Abschiedsspiel von einem meiner ehemaligen Spieler nach Magdeburg ein-

geladen. Es war wunderbar zu sehen, wie sich die Spieler auch außerhalb des Platzes entwickelt haben und mich nach all der Zeit wieder als ihren Coach in die Arme schlossen.

3. Emotional: Jeder weiß, dass ich nie aufgebe und das auch nie machen werde. Umso schöner ist es, dass ich inzwischen ein Mädchen gefunden habe, dem es egal ist, ob ich stolpere oder renne. Sie ist mein Sonnenschein, mein Schmetterling, mein Mensch! Danke für dich, liebe Anke!

Gunnar Sahr, Nov. 2024

Gib' nie auf!

„Klar habe ich eine negative Diagnose, aber über die Jahre erlebe ich auch: Ohne die Krankheit würde ich heute nicht da stehen, wo ich jetzt bin. Das empfinde ich als positiv!"

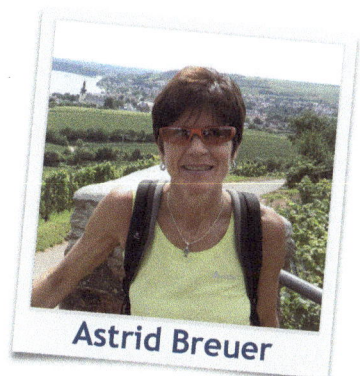

Astrid Breuer

Welchen schönen Moment hast du heute bereits erlebt?
Ich habe heute Morgen getanzt und dabei unserer Freundin May zum Geburtstag gratuliert. Wie haben sie überrascht mit einem kleinen Film, den wir gedreht haben. Das war ein ganz toller Tagesbeginn.

| Astrid, wie war das vor 16 Jahren, als du die Diagnose erhalten hast? Und wie ist es dir bis heute ergangen?

Anfangs war es der Hammer, da ich gerade 40 war und meine Kinder waren in einem Alter, wo ich endlich mal wieder was für mich tun konnte. Auf einer Schiffstour bemerkte ich erstmals ein Zittern und war total überrascht davon. Beim Training für einen Marathon hatte ich gemerkt, dass ich mich nicht mehr so gut bewegen konnte. Der Arm zwickte und das Bein hat nicht immer so mitgespielt. Ich ging zum Hausarzt, der mir auf den Kopf zusagte, dass ich Parkinson habe und mich zur Abklärung zum Neurologen schickte. Ich hatte also innerhalb eines Vierteljahrs die Diagnose. Für

„Ich habe immer gedacht: Das ist eine Krankheit, die alte Leute betrifft."

manch einen mag das toll sein; ich war erstmal nur schockiert! Meine Nachbarin hat auch Parkinson und war damals schon über 70, genau wie mein Seniorchef. Bei ihm habe ich über die Jahre hinweg einen stetigen Verfall miterlebt, dabei war er immer ein lebenslustiger Mensch gewesen.
Ich habe immer gedacht: Das ist eine Krankheit, die alte Leute betrifft. Was sollte ich jetzt tun? Ich war berufstätig, war immer sehr sportlich unterwegs. In dieser Zeit haben für mich überwiegend Leistungen gezählt und dann kommt dieser Parkinson und macht von heute auf morgen alles kaputt. Das musste ich erstmal für mich verarbeiten und schauen, wie ich damit umgehe.
Ich merkte, dass ich das Laufen auf Dauer nicht mehr schaffen konnte, also bin

ich aufs Rad umgestiegen. Das war ein schöner Ersatz und begleitet mich bis heute. Ich habe einfach immer nach einem Weg gesucht! Man findet einen Weg, wenn man mit sich im Reinen ist und überlegt: Was will ich? Wo soll es hingehen?

Klar hatte ich eine negative Diagnose, aber über die Jahre merkte ich auch: Ohne die Krankheit würde ich heute nicht da stehen, wo ich jetzt bin! Und das ist wirklich im positiven Sinn gemeint.

| Anfangs warst du sehr zurückhaltend beim Erzählen von deiner Diagnose. Was hat dir im Laufe der Jahre dabei geholfen, offen damit umzugehen?

Ich habe es am Anfang tatsächlich versteckt und dann wurde mir klar: Ich muss das übers Reden verarbeiten, ich kann das nicht alles runterschlucken. In meiner ersten Reha bekam ich gleich einen sehr fähigen Psychotherapeuten. Er nahm ständig das Wort Parkinson in den Mund. Obwohl ich das überhaupt nicht wollte, habe ich letztendlich von ihm gelernt, dass ich nichts verdrängen kann, sondern mich der Situation stellen muss. So habe ich beschlossen, erst im Kleinen darüber zu reden und später wurde es immer mehr. Ich begann mich mit der Krankheit auseinanderzusetzen und merkte, dass in dem Moment, als ich losließ, eine Mordslast von mir abfiel.

| Du praktizierst bereits seit über 30 Jahren Yoga. Was bedeutet Yoga für dich und wie hilft es dir in deinem Alltag mit Parkinson?

Yoga verbindet Körper, Geist und Seele. Ich kann dabei wunderbar abschalten. Danach mache ich noch eine Meditation, bin ganz weit weg und merke auch, wie mein Körper entspannen kann. Für mich ist es wie Zähneputzen. Ich habe im Laufe der Jahre auch andere Techniken getestet: Qigong, Tai-Chi und so. Aber ich bin immer wieder zum Yoga zurückgekommen, weil ich gemerkt habe, dass dies die Art ist, wie ich mich ausdrücken kann. Yoga stärkt das Bewusstsein für den eigenen Körper und ist letztendlich eine ganzheitliche Therapieform. Für mich

„Die drei Worte meiner Yogalehrer prägen auch mein Leben mit Parkinson: Annehmen, Akzeptieren und Loslassen."

waren meine Yogalehrer auch immer wichtige Mentoren. Einer von ihnen hat bei mir die drei Worte geprägt: Annehmen. Akzeptieren. Loslassen. Genau das müssen wir bei Parkinson auch machen: Die Diagnose annehmen. Irgendwann habe ich es akzeptiert und dann lasse ich los und schaue, was mir Neues widerfährt. Vieles kann ich noch, wie: Skifahren, E-Bike fahren oder Schwimmen.

Das hätte ich mir früher nicht vorstellen können, aber inzwischen bin ich immer neugierig auf der Suche nach dem, was noch geht und was möglich ist. Ich tue alles, was mir Spaß macht und das ist eine ganze Menge! Man sollte niemals nie sagen, denn es gibt immer einen Weg. Manchmal ist es ein kleiner Weg, aber der führt mich irgendwann wieder zu einem großen Weg.

| Yoga hat viel mit Achtsamkeit zu tun. Welche Aspekte sind dir beim Thema Achtsamkeit besonders wichtig und wie schaffst du es, die Achtsamkeit in deinen Alltag zu integrieren?

Ich versuche, jetzt mehr bei mir und in meiner Mitte zu bleiben. Ich schaue, was mir gut tut und höre auf mein Bauchgefühl.

Man kann sich ja wunderbar den Tag verderben, indem man „nur im morgen" ist und über alles grübelt, was noch gar nicht passiert ist und vielleicht auch gar nicht so passieren wird.

Ich fühle mich sehr stark verwurzelt in der Erde. Im Yoga gibt es ja die Übung „Der Baum". Am Anfang hatte ich das Gefühl, mein Baum wäre ein bisschen „am Wackeln", aber inzwischen kann ich immer weiter in die Höhe wachsen und die Äste immer länger werden lassen.

Beim Yoga habe ich auch gelernt, dass ich ruhig mal zittern kann. Auch wenn andere Leute sehen, was mit mir los ist, reagieren sie in der Regel vor allem ermutigend. Das macht mir auch wieder Mut und zeigt mir: Es geht doch noch eine ganze Menge! Das Leben mit Parkinson ist keine Sackgasse. Es geht weiter, wenn man positiv denkt.

| Du hast auch eine eigene Selbsthilfegruppe gegründet. Was bedeutet Selbsthilfe für dich und warum engagierst du dich dort?

Ich habe mich schon immer ehrenamtlich engagiert.

Viele Betroffene haben auch mir sehr geholfen, vor allem anfangs mit Gesprächen bei „PARKINSonLINE." In diesem Selbsthilfeverein im Internet habe ich mich von Anfang an sehr wohl gefühlt, weil da so viele Leute waren, die kreativ sind, gute Stimmung verbreiten und positiv denken.

Seit vier Jahren gibt es jetzt unsere Selbsthilfegruppe in Ingelheim. Die Leute sind einfach dankbar, dass es so etwas gibt. Auch wenn es mir manchmal schlecht geht und ich mich frage, wie lange ich die Gruppe noch leiten kann, merke ich doch, dass ich durch das Ehrenamt den anderen etwas Gutes tun kann und selbst auch Positives zurückbekomme. Es ist schön, Wertvolles weiterzugeben, aber auch wieder empfangen zu können. Im Mehrgenerationen-

Haus in Ingelheim haben wir optimale Bedingungen. Wir haben schon etliche Workshops gemacht. Das macht richtig Spaß. Dieses Gemeinschaftsgefühl trägt uns unheimlich, das gibt auch Trost und Mut.

| Was magst du den Menschen noch mit auf den Weg geben?

Ich würde einfach sagen: Glaubt an euch!

Auch wenn ihr eine Erkrankung wie Parkinson habt, ist es nicht gleich das Ende. Es gibt immer noch genug Möglichkeiten!

Und wenn ihr euch selber vertraut, dann wird auch wieder eine ganze Menge möglich werden. Also gebt nicht auf und denkt positiv!

Einfach scannen und Folge anhören!

Folge 15
vom
14.02.2021

Wie Astrids Geschichte weiterging:

Der Podcast entstand vor drei Jahren und ich kann heute immer noch bestätigen, dass Positives Denken hilft und mich motiviert, nicht den Mut zu verlieren. Es ist manchmal etwas schwieriger geworden, den Tag zu überstehen. Ich habe mich im Oktober für eine THS entschieden und trotzdem ist der Parkinson präsent und zeigt mir oft die Grenzen auf!

Das morgendliche Tanzen in der Batman-Tanzgruppe gehört zu meinen Vorlieben und Gewohnheiten. Ich praktiziere noch immer voller Begeisterung Yoga und bin froh, so beweglich zu sein.

Meine Kinder sind mittlerweile groß und unterstützen mich soweit es geht. Mein Mann nimmt viel Rücksicht, fordert mich aber hin und wieder heraus, um zu zeigen, dass nicht alles Endstation ist.

Ich kann mir zwar noch nicht vorstellen, wie es in zehn Jahren aussieht, aber ich vertraue sehr auf die Forschung und darauf, dass es irgendwie weitergeht.

Ich kann abschließend allen, die noch am Anfang der Erkrankung stehen, einen Tipp geben: Solltet ihr größere Pläne haben, dann verwirklicht sie jetzt und schiebt nichts „bis irgendwann" auf. Die Zeit kommt nicht zurück und bleibt auch für uns nicht stehen.

Erfüllt euch j e t z t eure Wünsche und lasst es euch gut gehen!

Astrid Breuer, Nov. 2024

Geschüttelt, nicht gerührt

„Leute, ich habe Parkinson.
Das ist eine chronische Krankheit.
Ich werde nicht davon sterben.
Das Gute ist: Meine Frau liebt mich und ich
verschütte kein Kölsch beim Trinken,
weil das Zittern nur im Ruhezustand ist.“

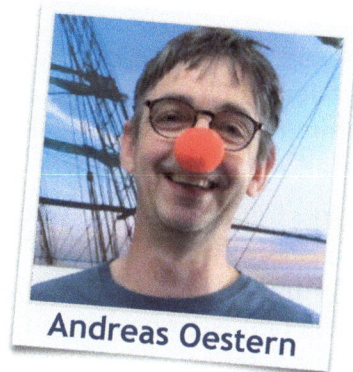

Andreas Oestern

Was hast du heute schon Schönes erlebt?
Meine Frau macht jeden Morgen für uns Kaffee und bringt dazu Kekse ans Bett. Dann lesen wir die Zeitung und schlürfen unseren Kaffee. Ich sage dann immer: „Schatz, guck mal, alles für dich gemacht!“ Wir haben dieses Morgen-Ritual, immer so zu tun, als ob das Ganze von mir käme.

| Du bist noch relativ neu erkrankt und hast eine kuriose Anfangs-geschichte, wie sie wohl nur einem Kölner passieren kann. Er-zähl' uns doch mal davon!

Das Ruhezittern in der rechten Hand hat am Aschermittwoch letzten Jahres angefangen, aber am Karneval wird es wohl nicht gelegen haben! Wir haben kräftig gefeiert und es ging halt am Aschermittwoch los. Ich habe mir nichts Böses dabei gedacht. Vielleicht ein eingeklemmter Nerv? Erst als es ein paar Tage angedauert hatte, bin ich unruhig geworden. Ich habe im Internet nachgeguckt, was unter dem Suchbegriff „Zittern" zu finden ist. Dabei kommt man sehr schnell auf Parkinson. Ich bin auch auf Symptome gestoßen, die ich schon seit ein paar Jahren habe, wie zum Beispiel Muskelschmerzen und eine Verhärtung im rechten Oberarm, Schwierigkeiten mit dem Geruchssinn, Pro-

„Das Ruhezittern begann am Aschermittwoch. Als Kölner habe ich mir nichts Böses dabei gedacht."

bleme mit der Stimme und andere kleine Wehwehchen, die ich alle ein biss-chen auf mein Alter zurückgeführt habe. Dann bin ich richtig schnell zur Neu-rologin gekommen, es gab einen DaTSCAN und dann war die Diagnose klar. Es hat sich im vergangenen Jahr zum Glück nichts an meinem Gesundheitszustand geändert. Ich versuche, ein normales Leben zu führen und mich nicht jeden Tag damit auseinanderzusetzen, dass ich Parkinson habe. Das ist nicht immer ganz einfach, wenn die Hand zittert. Aber ich versuche, mir nicht ständig Gedanken darüber zu machen und das klappt bis jetzt auch sehr gut.

| Welche Therapien helfen dir im Moment am besten?

Mir hilft im Moment viel Ruhe, die wegen der Corona-Beschränkungen auch gegeben ist. Ansonsten helfen mir immer wieder sportliche Aktivitäten. Ich treibe schon mein ganzes Leben lang Sport. Wenn es mir nicht gut geht, habe ich mir stets meinen Basketball geschnappt, bin Joggen gegangen oder gewandert. Jegliche Art von Sport tut gut in allen Lebenslagen und jetzt auch bei Parkinson. Musik hören hilft mir auch immer sehr gut, zum Beispiel beim Laufen.

| Du entwirfst coole T-Shirts, Taschen und andere Artikel mit Statements zum Thema Parkinson. Wie bist du auf diese Idee gekommen?

Ich habe immer zu allen möglichen Dingen in meinem Leben etwas gestaltet und besonders das Gestalten von T-Shirts macht mir schon lange Spaß. Als das mit meinem Parkinson losging, habe ich festgestellt, dass es im Internet unheimlich viele Informationen gibt, die ich persönlich sehr deprimierend fand. Leute haben geschrieben, dass man sie mit ihrer Parkinson-Krankheit im Familien- und Freundeskreis ablehnt. Das wollte ich so auf keinen Fall selbst erleben und ich kann und konnte mir auch kaum vorstellen, damit hinterm Berg zu halten, dass ich Parkinson habe. Ich habe mich hingesetzt und innerhalb von ein paar Wochen 23 T-Shirt-Motive zum Thema Parkinson entwickelt. Mir kam dann auch die Idee, die qualitativ sehr guten T-Shirts im Internet zu zeigen und zu sehen, wie die Leute darauf reagieren.

„Es erleichtert einem das Leben mit der Krankheit, wenn man nicht das Gefühl hat, etwas verstecken zu müssen."

So kam es dazu, dass ich mich damit beschäftigte, wie man in einem Online-Shop Waren anbietet. Das hat mir sehr viel Spaß gemacht und es war einfach schön, etwas Positives zu machen. Ich bin ein Mensch, der sich immer beschäftigen muss. Die Arbeit und der Versuch, zu verstehen, wie so ein Shop funktioniert, haben mich auch ein bisschen abgelenkt.

So bin ich zu einem kleinen Shop-Betreiber geworden. Ich habe auch schon ein paar Stücke verkauft. Ich habe ein komplettes Angebot an T-Shirts, Taschen und Buttons, die man individuell für sich mit seiner Lieblingsfarbe gestalten kann. Man weiß ja oft gar nicht, wann und wie man das Thema einer anderen Person gegenüber ansprechen soll. Mit solch einem T-Shirt ist das irgendwie witzig. Es erleichtert einem das Leben mit der Krankheit, wenn man nicht das Gefühl hat, etwas verstecken zu müssen.

| Neben dem offenen Umgang mit der Krankheit hilft dir der Sport dabei, nach vorne zu schauen. Wie lange spielst du schon Basketball und wo bist du aktiv?

Seit 50 Jahren schon spiele ich Basketball. Mit acht Jahren habe ich damit angefangen und bin dabeigeblieben. Viele Jahre lang habe ich auch Volleyball gespielt. Ich bin außerdem ein begeisterter Segler und es zieht mich auch immer wieder zum Wandern in die Berge. Sport macht mir eigentlich immer Spaß. Ich glaube, dass es generell wichtig ist, für Dinge zu „brennen". Für Basketball „brenne" ich auch jetzt, in der Corona-Zeit. Ich bin dankbar dafür, dass der Sport trotz Corona weiter läuft und ich ab und zu ein bisschen Basketball zur Zerstreuung im Fernsehen gucken kann.

Im Sommer habe ich noch in einer Basketballmannschaft gespielt, die ich selbst vor über zehn Jahren gegründet habe. Wir nennen uns die „U99". Wir nehmen keine Mitglieder in unserem Team auf, die älter als 99 sind, also kann eigentlich jeder, der ein bisschen Basketball spielen kann, mitmachen! Basketball ist ein Sport, für den man den ganzen Körper braucht. Die Wurfbewegung der Hand zum Beispiel geht von einer Fingerspitze bis in die Zehenspitze. Wenn da ein Zeh wackelt, treffe ich oben nicht den Korb. Daher ist Basketballspielen für mich auch immer eine Herausforderung und eine spannende Kontrolle: Solange ich noch gut treffe, ist das in Ordnung und ich kann damit leben.

| Was bedeutet Familie für dich in Bezug auf deine Erkrankung?

Die Familie hat mir vor allen Dingen Halt gegeben. Wenn man erzählt, dass man Parkinson hat, müssen die Leute meist mal schlucken. Folgendes habe ich der Familie und später auch Freunden, Bekannten und Arbeitskollegen gesagt: „Leute, ich habe Parkinson. Das ist eine chronische Krankheit. Ich werde nicht davon sterben. Das Gute ist: Meine Frau liebt mich und ich verschütte kein Kölsch beim Trinken, weil das Zittern nur im Ruhezustand ist." Ich bin positiv auf die Leute zugegangen und habe durchweg positiven Zuspruch erhalten.

| Was magst du den Menschen noch mit auf den Weg geben?

Ich möchte gerne von meinem Vater berichten, der vor drei Jahren im Alter von 100 Jahren verstorben ist. Er hat in seinem Leben viel Gutes, aber auch viele Schicksalsschläge erlebt und ich habe ihn immer sehr positiv wahrgenommen.

Das Tolle an ihm war, dass er nie stehengeblieben ist, immer aufgeschlossen für Neues war und sich stets mit der Gesellschaft entwickelt hat, also mit dem, was um ihn herum passierte. Immer ist er sehr positiv geblieben und hat nach vorne geschaut. So optimistisch eingestellt wie er, möchte ich auch 100 Jahre alt werden!

Scannen und Folge anhören!

Folge 16
vom
28.02.2021

Wie Andreas' Geschichte weiterging:

...gut geht die Geschichte weiter!
Ich stecke viel Energie in die Unterstützung miterkrankter Parkis.
So bin ich einer der Ansprechpartner beim Verein „Parkinson-Pate" und Mitmacher bei der „Parkimotion"-Plattform. Hier gibt es ein lockeres, niederschwelliges Angebot an Sport und Geselligkeit für Parkis und Angehörige.
Zudem bin ich vom Basketball zum Ping-PongParkinson-Tischtennis gewechselt. Da es in Köln fünf Stützpunkte gibt, möchte ich eine Stadtmeisterschafts-Serie initiieren.
Meine Parkinson-Motive gibt es jetzt als Postkarten. Oft wird mir dazu die Frage gestellt, ob es gut wäre, so mit der

Krankheit an die Öffentlichkeit zu gehen. Meine klare Antwort: JA! Wir sollten auf uns aufmerksam machen, um Verbesserungen in allen Bereichen zu generieren. Zusammen mit meiner Frau wird es ein Projekt für mehr Kontaktmöglichkeiten für Angehörige geben.
Parkinson habe ich auch noch: Tremor, Rigor, Tabletten. Daher bin ich jetzt Erwerbsminderungsrentner - eine gute Entscheidung!
Meine besten Gesundheitsmittel sind weiterhin Sport, Reisefreuden, Karneval, Zufriedenheit und natürlich die Liebe!

Andreas Oestern, Nov. 2024

Im Leben bleiben

„Begegne dem, was auf dich zukommt,
nicht mit Angst, sondern mit Hoffnung!"

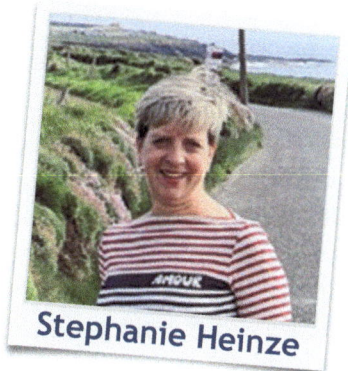

Stephanie Heinze

Welchen schönen Moment hast du heute bereits erlebt?
Sonntag morgens nehmen wir uns immer die Zeit für ein ausgiebiges Frühstück. Heute scheint noch dazu die Sonne, ein perfekter Morgen.

| Welche Erinnerungen hast du an die Zeit, als du kurz vor deinem 40. Geburtstag die Diagnose Parkinson erhalten hast?

Die ersten Symptome hatte ich bereits zwei Jahre vor der Diagnose. Eigentlich ging es mir gut, ich hatte einen tollen Job und meine große Liebe geheiratet. Während eines Wanderurlaubs in Südamerika hatte ich dann plötzlich Probleme mit dem Laufen und war außerdem schnell erschöpft. Was ich damals nicht wusste: Es sollte noch zwei Jahre dauern, bis ich, nach einer Odyssee durch diverse Praxen, meine Diagnose in der Universitätsklinik in Frankfurt am Main erhielt. Das war für mich ein großer Schock. Der Chefarzt der Neurologie hat *„Der Chefarzt sagte: ‚Sie sind stark, Sie schaffen das!'"* sich viel Zeit zur Aufklärung genommen und mich gut informiert. Das hat mir sehr geholfen. Er sagte: „Sie sind stark, Sie schaffen das! Sie werden an der Krankheit nicht sterben. Machen Sie einfach weiter und bleiben Sie im Leben!" Auch mein Mann hat zu mir gesagt: „Wir schaffen das!"
Beides hat mich aufgefangen und mir geholfen. Ich bin im Leben geblieben und habe einfach weiter gemacht. Nach der Diagnose habe ich noch sechs Jahre als Vorstandsassistentin in einem internationalen Konzern gearbeitet. Dann ging eine neue Tür auf und ich habe beschlossen, aus meinem Beruf auszusteigen. 2013 habe ich Hermann Terweiden, den Stifter der Hilde-Ulrichs-Stiftung (HUS), kennengelernt, der mich in seine Stiftung holen wollte und so hab ich diese Chance genutzt und habe dann eine Ausbildung zur Stiftungsmanagerin an der Fundraising Akademie gemacht.

| Wofür steht die Hilde-Ulrichs-Stiftung und welche Schwerpunkte sie hat?

Hermann Terweiden hat die private gemeinnützige Stiftung 1997 ins Leben gerufen. Namensgeberin der Stiftung war seine damalige Lebensgefährtin Hilde Ulrichs, die an einer besonders schweren Form von Parkinson, an MSA (Multisystematrophie), kurz nach Stiftungsgründung verstorben ist. Die Stiftung steht für nicht-medikamentöse Therapieformen, die damals belächelt wurden. Mittlerweile weiß jeder, dass Bewegung und alternative Therapien ganz wichtig sind im Umgang mit der Krankheit. Hermann Terweiden war ein Visionär, der bereits früh auf nicht-medikamentöse Therapieformen setzte und diese unterstützte. Außerdem hat er Stiftungspreise an Menschen verliehen, die in diesen Bereichen Besonderes geleistet haben. Die Stiftung finanziert sich ausschließlich über Spendengelder. Wir arbeiten alle ehrenamtlich im Vorstand und im Kuratorium und bieten eine unabhängige Patientenberatung an. Wir nehmen keine Gelder von der Pharma-Industrie, was uns sehr wichtig ist. Wir wollen den Menschen Mut machen, sich von der Krankheit nicht unterkriegen zu lassen, weiterzumachen und im Leben zu bleiben. Die Personen, die in der Stiftung arbeiten, sind teils selbst erkrankt, was durchaus eine große Herausforderung ist.

„Jeder muss seinen eigenen Weg mit der Erkrankung finden. Aber man sollte auch die Freunde und die Familie mitnehmen."

| Welche Therapien helfen dir selbst am besten?

Jeder hat seinen eigenen Parkinson. Für mich habe ich Meditation und Entspannungstechniken entdeckt und auch Ayurveda-Kuren tun mir gut. Ich walke und fahre Fahrrad. Die Kunst, so glaube ich, ist es, im Leben zu bleiben und das zu machen, was einem selber gut tut. Ich bin sehr froh darüber, dass es mir mit Parkinson immer noch so gut geht. Es gibt so viele Möglichkeiten, deshalb rate ich: Finde heraus, was dir Spaß macht und was dir hilft. Eine sehr gute und umfassende Übersicht über Therapien findet man auf der Homepage der HUS. Ganz wichtig ist es auch, Stress zu vermeiden. Ich habe sehr früh gemerkt, dass ich mit dieser Krankheit nicht ewig in meinem regulären Job mit viel Stress weiterarbeiten kann. Für mich war es aber Therapie, die Hilde-Ulrichs-Stiftung aufzubauen.

| Eine chronische Krankheit hat letztendlich immer Auswirkungen auf die Familie und auf die Partnerschaft. Wie können wir eine gute Balance für uns alle finden?

Ich denke, das ist wie in jeder Partnerschaft: Man muss miteinander reden. Mit der Krankheit sogar noch mehr! Die Diagnose trifft beide Partner. Mein Mann hat eigentlich von Anfang an gelernt, dass es sehr wichtig ist, dass er sein eigenes Leben noch weiterführt. Es bringt nichts, wenn man sich nur auf den anderen und auf die Krankheit konzentriert. Man muss den Partner „mitnehmen" und ihm auch Raum geben. Es passiert unheimlich viel mit dem eigenen Körper, wenn man Parkinson hat. Hinzu kommt, dass es auch Tabu-Themen gibt, die wichtig sind und besprochen werden müssen, auch wenn man nicht unbedingt gerne darüber spricht, wie z.B. „Sexualität" und das Thema „Süchte." Aufgrund vieler Patientenbetreuungs-Gespräche habe ich die Erfahrung gemacht, dass viele Ehen zerbrochen sind, weil Erkrankte ihren Partnern nicht erzählt haben, in welche Abhängigkeiten sie gerutscht sind. Über diese Probleme müssen wir reden, denn sie kommen z.T. auch durch die Medikamente. Ansonsten kann ich nur sagen, dass man sein Leben nicht nur auf Parkinson ausrichten sollte. Jeder muss seinen eigenen Weg finden, das ist ganz wichtig. Aber man sollte auch die Freunde und die Familie „mitnehmen."

| **Du bist zehn Jahre nach deiner Parkinson-Diagnose mit einer Freundin auf dem Jakobsweg gepilgert. In 28 Tagen habt ihr 560 Kilometer geschafft und dabei auch noch eine große Spendensumme für die Parkinsonforschung gesammelt. Wie war der Jakobsweg für euch und welche Erfahrungen sind dir daraus in Erinnerung geblieben?**

Freitag, den 13. April 2018, sind meine Freundin Eva-Maria aus Thüringen und ich losgelaufen. Ich bin in dem Jahr 50 Jahre alt geworden und meine Freundin 70. Eva-Marias Mann war über 20 Jahre an Parkinson erkrankt, bevor er starb. Der Jakobsweg „Camino del Norte" war atemberaubend und sehr entschleunigend. Es war unglaublich schön, jeden Morgen loszulaufen. Wir konnten uns aufeinander verlassen und haben uns gut verstanden. Der Weg hat uns einiges genommen und uns so viel gegeben.

Aber ich bin auch über meine eigenen Grenzen gegangen, das war sehr anstrengend. Die Berge haben uns herausgefordert. Doch am Schönsten war die letzte Etappe nach Santiago, da war alles Leid vergessen. Wir haben von Weitem die Türme der Kathedrale gesehen und dann, auf einmal, standen wir vor diesem riesigen Gebäude.

Es war unglaublich bewegend zu realisieren, dass wir es geschafft haben. Ich habe am Ziel meinen Mann angerufen und habe nur geheult: „Ich hab's geschafft!" Mehr konnte ich gar nicht sagen.

| Was magst du den Menschen noch mit auf den Weg geben?

Jeder sollte seinen eigenen Jakobsweg gehen, das kann auch nur der Weg zum Bäcker sein. Sich etwas zuzutrauen und sich auch erreichbare Ziele zu setzen, ist ganz wichtig, ebenso wie ab und zu die eigene Komfortzone zu verlassen. Wichtig ist außerdem zu spüren, was einem gut tut und das auch tatsächlich zu tun.Ich glaube, es ist wichtig, mutig und dankbar zu sein und sich die eigenen Träume zu erfüllen.

Das kann man auch MIT Parkinson sehr gut. Es gibt einen Pilger-Gruß, der nennt sich „Ultreia!“: Geh' über dich hinaus, mach' weiter! Mein Weg hat mir unterwegs die Flügel gegeben, weiterzumachen, sonst wäre ich jetzt nicht hier. Das Leben hat ganz viel zu bieten, auch mit Parkinson!

Einfach scannen und Folge anhören!

Folge 17
vom
14.03.2021

Wie Stephanies Geschichte weiterging:

„Energiebündel mit Herz“ — Leben ist ständige Veränderung. 2020 erhielt ich in der Paulskirche in Frankfurt den Bürgerpreis der Stadt Frankfurt am Main für mein außergewöhnliches, ehrenamtliches Engagement. Welche Ehre! 2022 wurde ich mit dem Ehrenpreis der Hilde-Ulrichs-Stiftung ausgezeichnet. Ingrid Alken von der Fundraising Akademie hielt eine sehr bewegende Laudatio und sie beschrieb mich als Energiebündel mit Herz: „Stephanie ist aufgeschlossen, zielstrebig, zupackend, optimistisch, selbstlos und hoch ansteckend in ihrer Lebenseinstellung. Ihr Glas ist immer halb voll.“ Daran hat sich auch in all den Jahren nichts geändert! Auf dem Höhepunkt meines Erfolges war für mich die Zeit gekommen, den

Vorsitz der Hilde-Ulrichs-Stiftung abzugeben. Die Entscheidung war nicht leicht, aber sie fühlte sich richtig an. Als Botschafterin bin ich der Stiftung nach wie vor verbunden. Privat gab es auch eine räumliche Veränderung. Mein Mann und ich sind von der Großstadt Frankfurt nach Seligenstadt gezogen, an den Ort, an dem wir vor 20 Jahren geheiratet haben. Hier schließt sich für uns der Kreis und dafür bin ich sehr dankbar. Infos zu Projekten, Erfahrungsberichte und wie ich selbst mein eigener Leuchtturm wurde, erfahrt ihr hier:
www.energiebuendel-mit-herz.de

Stephanie Heinze, Nov. 2024

Parkinson — na und?

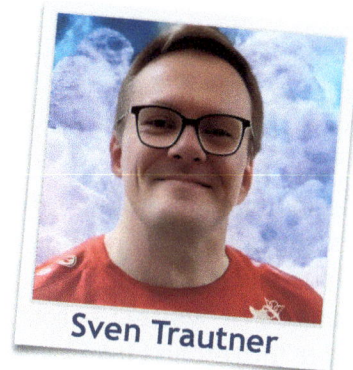

Sven Trautner

„Bleibt lebensfroh!"

Welchen schönen Moment hast du heute erlebt?
Ich habe heute Morgen einen sehr witzigen Moment in der Bäckerei erlebt, als die Verkäuferin fragte, ob sie die zwei Sachen aus meiner Bestellung zusammen in eine Tüte packen dürfte. Ich sagte ihr, das könnte sie machen, denn die Sachen würden sich bestimmt vertragen und nicht streiten. Über diesen Satz haben alle im Laden laut mitgelacht.

| Wir beide haben fast zur gleichen Zeit und in ähnlichem Alter die Diagnose Parkinson erhalten. Wie war der Moment für dich?

Parkinson hat mich im Alter von 43 erreicht; wahrscheinlich schon früher. Der linke Arm ließ sich schwer bewegen, ich habe das linke Bein nachgezogen und der Gang wurde langsam. Erst ging ich neun Monate lang zum Orthopäden. Dann bekam ich die Überweisung zum Neurologen, der wiederum einen DaTSCAN verordnete. Das Ergebnis, Morbus Parkinson, bekam ich später in der Arztpraxis mitgeteilt. Danach habe ich draußen eine halbe Stunde lang im Auto gesessen. Ich wusste jetzt, was ich habe und dass man etwas dagegen tun kann. Das war ein gutes Gefühl, aber nur für etwa eine halbe Stunde. Denn der Schock war da: „Warum ich? Warum mit 43? Wie geht es weiter? Was machst du jetzt?" Ich musste nach Hause fahren und es meiner Frau sagen. Sie wartete auf mich und ich weiß noch, dass wir an dem Abend viel geredet haben und erst spät zu Bett gegangen sind.

„Ich fragte mich: Warum ich mit 43 und wie geht es jetzt weiter?"

| Du hast ein spannendes Projekt gestartet: Eine Homepage, als Wegweiser für Menschen mit Parkinson. Worum geht es genau?

Mir ist aufgefallen, dass man unendlich viele Informationen im Internet findet, wenn man nach „Parkinson-Erkrankung" sucht. Ich finde es ziemlich mühselig, alles zusammenzusuchen, zumal mit Fachbegriffen oft nur so um sich geworfen wird. Mir kam die Idee, alles in eigene Worte zu fassen. Meine Homepage richtet sich auch — aber nicht nur — an junge Erkrankte.

Viele langjährige Mitglieder meiner Nürnberger Selbsthilfegruppe haben dann auch viele neue Informationen für sich auf meiner Homepage entdeckt. Es gibt unter anderem Infos zu Medikamenten, praktische Tipps für den Haushalt, Buch-Tipps und Links zu anderen Seiten im Internet. Die Homepage wächst weiter: https://www.parkinson-na-und.info Wer Anregungen hat oder hilfreiche Links kennt, kann sich bei mir melden und so die Seite mitgestalten. Mittlerweile haben sich schon einige Menschen mit positivem Feedback bei mir zurückgemeldet. Das hat mich aufgebaut und auch ein bisschen stolz gemacht.

| Du hast vor einem Jahr deine erste Parkinsonkomplexbehandlung gemacht. Wenn man jung erkrankt ist und sich noch fit fühlt, fällt es oft schwer, sich in so eine Fachklinik zu begeben. Würdest du das anderen jungen Menschen mit Parkinson empfehlen?

Meine Neurologin meint, dass gerade jung Erkrankte von der Parkinsonkomplextherapie profitieren, weil sie dort gut lernen, mit der Krankheit umzugehen. Auch im Universitätsklinikum bei uns in der Nähe hat man mir dazu geraten, weil sich bei mir die Medikamenteneinstellung schwierig gestaltete. Natürlich sieht man unter den Patienten auch schlimme Fälle. Das zieht einen definitiv runter, aber da muss man durch.

Jeder hat seinen eigenen Parkinson, der Verlauf ist bei jedem anders. Ich habe mir immer eingeredet: „Du wirst nicht so einen schlechten Verlauf haben!" Jeder Patient erhält ein individuelles Paket, unter anderem aus Logopädie, Physiotherapie, Ergotherapie, Ernährungsberatung, Beratung durch Psychologen. Ich war froh darum, dass ich jeden Tag einen Arzt zu Gesicht bekommen habe, um Fragen stellen zu können. Ich habe zum Glück auch auf die Medikamente, die sie mir gegeben haben, gut angesprochen und von daher verlief alles sehr gut. Ich fühlte mich richtig gut aufgehoben und habe auch einiges für zuhause mitnehmen können.

„Jeder hat seinen eigenen Parkinson und seinen eigenen Verlauf."

Im Nachhinein bin ich echt froh, diese Komplextherapie gemacht zu haben. Ich würde es jedem empfehlen, auch jung Erkrankten. Macht das! Mir hat es echt gut getan.

| Du warst kürzlich in einem Akutkrankenhaus. Worauf sollte man bei einem geplanten oder ungeplanten Klinikaufenthalt achten?

Ich habe da tatsächlich einiges erlebt, was nicht optimal war. Empfehlen kann ich, immer einen Notfallpass im Portemonnaie zu haben. Ich habe ein Beispiel auf meiner Homepage zum Ausfüllen und Ausdrucken hochgeladen. Darin stehen Personendaten, Diagnosen, Daten des behandelnden Arztes, Daten der Notfallkontaktpersonen, die einzunehmenden Medikamente mit der jeweiligen Tagesdosis und die Uhrzeiten der Einnahmen. Wenn man nicht mehr bei Bewusstsein ist, z.B. nach einem Unfall, und spontan auch kein Angehöriger greifbar ist, dann wissen die Ärzte sofort Bescheid. Es geht vor allem um die Medikamente. Es kann bei ungünstigen Wechselwirkungen oder nach plötzlichem Absetzen der Parkinsonmedikamente schnell zu lebensbedrohlichen Zuständen kommen!

Wenn man geplant in die Klinik geht, empfiehlt es sich, auf jeden Fall Medikamente für die ersten Tage mitzunehmen, denn nicht immer haben die Kliniken alles vorrätig.

Den Entlassungsbrief würde ich noch auf der Station öffnen und beispielsweise genau prüfen, ob man der Patient ist, dessen Name drinsteht. Ich habe tatsächlich erlebt, dass ich den falschen Arztbrief in den Händen hielt und der Mann aus dem Nachbarzimmer mit meinem Brief schon entlassen war. Auch kann man die Ärzte dann direkt noch auf Fehler hinweisen und um sofortige Korrektur bitten.

| Welche Menschen hast du um dich, die dich begleiten und dir Kraft geben?

Es ist in erster Linie meine Frau, die mich so nimmt, wie ich bin, ohne dass ich alles erklären muss. Wir leben das normale Leben weiter, so gut es geht. Es ist mir unheimlich wichtig, nicht betüttelt zu werden. Wir machen einfach Seite an Seite weiter. Das ist genau richtig in meinen Augen. Sehr wichtig sind auch meine Nachbarn und die Freunde, die wir haben. Daneben gibt es zudem noch die Menschen, die man sich selber sucht in Bezug auf die Krankheit.

Für mich ist es sehr hilfreich, dass ich mich aussprechen kann und positive Rückmeldungen von Menschen bekomme, die ebenso betroffen sind. Ich finde es unheimlich wichtig, sich auch außerhalb der Familie Leute zu suchen, die einem Halt geben. Man kann mit Gleichgesinnten manchmal anders reden, weil man weiß: Die Person versteht jetzt zu 100 Prozent, was ich meine. Das können Außenstehende und Familienmitglieder vielleicht nicht immer nachvollziehen.

| **Was magst du den Menschen, insbesondere auch den jung Erkrankten, mit auf den Weg geben?**

Geht offen auf Leute zu, versteckt euch nicht und bleibt nicht zu Hause! Auch an schlechten Tagen sollten wir positiv denken.
Von daher: Bleibt lebensfroh!

Einfach scannen und Folge anhören!

Folge 18
vom
28.03.2021

Wie Svens Geschichte weiterging:

Bei mir ist viel passiert. Mittlerweile bin ich beidseitig von Mr. Parkinson betroffen, habe erste Anzeichen von Freezing und meine Tablettenanzahl hat sich deutlich gesteigert. Aber: Es gibt Menschen, denen geht es noch viel schlechter als mir, also geht es mir doch eigentlich ganz gut! Meine Lebenseinstellung hat sich auch geändert, für mich zum Positiven. Ich sehe jetzt sehr vieles deutlich entspannter und mit anderen Augen, genieße mehr das „Leben um die Krankheit herum" und lasse mich durch nichts hetzen. Gut, das klappt nicht immer...aber oft!
Ich gehe weiterhin sehr, sehr offen mit der Krankheit um.
Nur in der Arbeitswelt würde ich heute

nicht mehr jedem auf die Nase binden, dass ich Parkinson habe: Eine für mich vorgesehene Stelle im Innendienst wurde mir plötzlich verweigert. „Was wollen wir mit einem Kranken?" Zum Glück ist es mir nach mehreren Anläufen gelungen, den Arbeitgeber zu wechseln. Ich gehe weiterhin positiv durch meine Parkinsonwelt und spiele, solange es geht, Tischtennis. Die Liebe zum Tischtennis geht so weit, dass ich die Schlaghand mit einem Tattoo verzieren ließ und ich mache den Trainerschein.
Mein Rat: „GEH' RAUS AUS DER ISOLATION! Lerne neue Freunde kennen und fühle dich wohl unter Gleichgesinnten!"

Sven Trautner, Nov. 2024

Das Leben ist schön, auch mit Parkinson

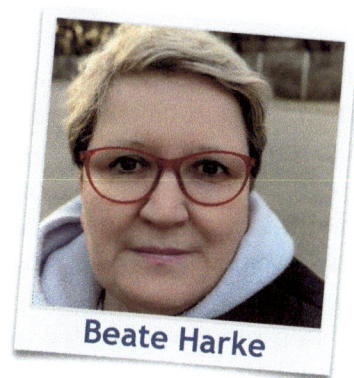

„Menschlichkeit zu zeigen, fällt vielen Leuten sehr schwer. Ich habe mir eines geschworen: Für mich ist es keine Schwäche, Hilfe einzufordern; es ist eine Schwäche, um benötigte Hilfe nicht zu bitten!"

Beate Harke

Was hast du heute bereits Schönes erlebt?

Ich bin heute Morgen dem Sonnenaufgang entgegen gefahren. Das war einzigartig, wunderbar!

| Deine Krankheitsgeschichte ist anders als die der meisten Menschen mit Parkinson. In deinem Buch „Endlich Leben!" stehen unter anderem folgende Sätze: „Am Tag der Diagnose Morbus Parkinson war ich der glücklichste Mensch auf Erden. Mir kamen die Tränen und ich bedankte mich für eine unheilbare Nervenkrankheit."

Ja, es dauerte fast 15 Jahre bis zur Diagnose und es wurde immer schlimmer. Die Ärzte standen vor mir mit großen Fragezeichen im Gesicht. Keiner wusste, was ich hatte. Ich war buchstäblich am Boden und bei mir wurde dann eine schwere Depression diagnostiziert. Es war ein Leidensweg, den ich keinem anderen Menschen wünsche, der mich aber auch zu dem Menschen gemacht hat, der ich bin. Ich saß im Rollstuhl, konnte nicht mehr laufen und war teilnahmslos. Ja, ich hatte wirklich mit meinem Leben abgeschlossen. Es ging so weit, dass ich an Selbstmord dachte.

„Mit der Diagnose hat mein Arzt mit das Leben gerettet."

Der Apotheker hat mir dann gesagt: „Es kommt ein neuer Arzt hierher!" Er hat mir eine Visitenkarte in die Hand gedrückt und ich vereinbarte einen Termin. Das Bild, wie der Arzt im Türrahmen stand, habe ich heute noch vor Augen. Ich lag im Bett, er schaute mich an und sagte: „Frau Harke, ich weiß, was Sie haben. Sie haben Parkinson." Ich war einfach nur dankbar. Es ist vielleicht schwer nachzuvollziehen! Jeder sagte zu mir: „Wieso bedankst du dich beim Arzt für diese schlimme Diagnose?" Ganz einfach, weil der Arzt mir das Leben gerettet hat, als er die Diagnose gestellt hat. Das war echt der glücklichste Tag! Ich habe an dem Tag fast nur geweint, und zwar vor Glück, dass mich endlich jemand ernst genommen hat. Ich bekam Medikamente und mir ging es von Tag zu Tag besser.

Ob ein Mensch krank ist oder nicht: Jeder hat sein Päckchen zu tragen. Nach Regen kommt wieder Sonnenschein. Bei Parkinson ist eines sicher: Da stirbt man nicht dran. Es sind höchstens die Zusatz-Erkrankungen, die man im Laufe des Lebens dazu bekommen kann, die einen niederstrecken. Ich habe jetzt seit neun Jahren die Diagnose und bin froh darüber. Ich gucke „vorne raus". Man findet immer einen Weg. Das Allerwichtigste aber sind die Menschen, die einen umgeben, weil sie einen mittragen.

| Du hast mehrere Bücher geschrieben. Dein Neurologe hat dich dazu „angestiftet". Wie kam es dazu?

Ja, er fand es faszinierend, wie gut die Tabletten doch wirken können und wie ich mich nach der Diagnosestellung entwickelt hatte. Wir hatten ein Abkommen, dass ich meinen Tagesablauf und wie es mir geht, aufschreiben sollte. Jeden Morgen um halb sechs habe ich mich draußen auf die Bank vor meiner Haustür gesetzt und geschrieben. Am ersten Tag waren es fünf Zeilen, dann immer mehr. Nach dem ersten Monat hatte ich 30 Seiten vollgeschrieben und bin damit zum Arzt gegangen. Er bat mich weiterzumachen. Nachdem ich über ein Jahr lang geschrieben hatte, kam ich auf fast eintausend Seiten. Mein Arzt las innerhalb einer Woche alles durch und riet mir, ein Buch daraus zu machen. Aus seiner Sicht, so sagte er, könnte meine Geschichte, also wie ich es geschafft habe, trotz allem nach vorne zu schauen, für andere Menschen eine enorme Hilfe sein.

„Ich habe mit meinem Parkinson Frieden geschlossen."

| Du sagst, Parkinson ist dein Freund geworden. Kannst du uns das näher erläutern?

Es ist so: Wenn wir geboren werden, haben wir das Ende unseres Lebens gleich mit im Gepäck. WIR sind dafür verantwortlich, wie wir unser Leben gestalten! Es gibt Dinge, die können wir nicht ändern und müssen diese als gegeben hinnehmen.

Wir müssen uns immer vor Augen halten: Die Zeit, die vorbei ist, ist gelebt. Wir sollten nur dann zurückblicken und Erinnerungen zurückholen, wenn es gute Erinnerungen sind! Ich habe mit meinem Parkinson Frieden geschlossen. Das hört sich alles merkwürdig an, aber mein Parkinson ist ein guter Freund, er gehört zu mir, ist ein Teil von mir. Ich lache auch mit Parkinson, denn Lachen ist gesund, Lachen macht Spaß, Lachen ist schön! Ich habe mich damit arrangiert und die Krankheit hat mir oft genug geholfen! Wenn ich das jemandem so sage, bekomme ich einen fragenden Blick zugeworfen: „Wie kann dir die Krankheit helfen?" Es ist ganz einfach: Bevor ich mich übernehme, hält Parkinson vor mir ein Stoppschild hoch!

| Seit Jahren moderierst du Radiosendungen bei verschiedenen Internet-Radios. Du sagst, es ist ein Hobby und am liebsten würdest du jeden Tag auf Sendung sein. Was fasziniert dich am Radio?

Ich kann damit versuchen, den Menschen morgens Freude zu bringen. Es ist schön, wenn man Feedback bekommt. Es ist auch dann schön, wenn man mal für nur einen Menschen sendet, denn das sind die Hörer, die einem wirklich zuhören und nicht einfach nur ihr Radio anmachen, damit irgendwas im Hintergrund läuft. Ich beziehe mich in der Moderation gerne auf die Jahreszeiten oder auf bestimmte Farben. Es gibt so viel Musik, die man Menschen nahe bringen kann und Farben, die Emotionen heraufbringen. Das ist ein unwahrscheinlich tolles Gefühl, wenn einer zu mir sagt: „Ich habe den Morgen mit einem Lächeln begonnen, weil ich einfach nur deine Sendung gehört habe." Wenn ich auch nur einem einzigen Menschen morgens ein Lächeln ins Gesicht gezaubert habe, dann ist der Tag wunderschön.

| Was sind das für Menschen, die zuhören?

Dieser Radio-Typ ist, ehrlich gesagt, eher etwas „für uns Kranke". Die Hörer, überwiegend Menschen mit Parkinson, akzeptieren auch Phasen, in denen du mal nicht sendest. Letztens habe ich eine Nachricht von einem Schulfreund meines vor dreißig Jahren verstorbenen Vaters bekommen. Darin stand: „Papa wäre stolz auf dich!" Das hat mich sehr berührt. Die Zuhörer brauchen Zuspruch. Manche liegen morgens alleine im Bett und denken, dass der Tag heute „mal wieder nicht so toll" wird. Dann heißt es halt: „Raus aus den Federn!" Im Laufe des Lebens bekommt jeder ein Päckchen aufgesetzt. Dieses möchte ich ein bisschen leichter machen, und wenn es nur für ein paar Stunden ist. Es macht mich glücklich, wenn ich andere Menschen glücklich mache.

Menschlichkeit zu zeigen, fällt vielen Leuten sehr schwer. Ich habe mir eines geschworen: Für mich ist es keine Schwäche, Hilfe einzufordern; es ist eine Schwäche, benötigte Hilfe nicht einzufordern! Selbsthilfegruppen finde ich so toll! Wenn man diese Menschen braucht, sind sie meistens da. In schlechten Zeiten bei jemanden zu sein und zu bleiben, ist das Wichtigste.

| Was magst du den Menschen noch mit auf den Weg geben?

Es gibt einen schönen Spruch von John Lennon: „Leben ist das, was passiert, wenn du andere Pläne machen möchtest." Der Weg geradeaus ist langweilig. Ich nehme gerne Abzweigungen.

Man sollte die Abzweigungen auch wirklich nehmen, denn man lernt dazu!

Vor allem lernt man, über den Tellerrand hinaus zu gucken. Auf jeden Fall sollten wir immer mit offenen Augen durch die Welt gehen und uns die Schönheit der Dinge anschauen. Denn das bleibt einem, mit oder ohne Parkinson!

Einfach scannen und Folge anhören!

Folge 20
vom
25.04.2021

Wie Beates Geschichte weiterging:

Mittlerweile habe ich laut den Daten meiner neuen Neurologin seit 31 Jahren Parkinson – und mir geht es gut. Ich habe einen schweren Schritt getan und bin aus meinem Heimatort weggegangen, um mich und vor allem meine Familie zu schützen. Diesen Schritt habe ich nie bereut und habe mit meinem Mann Rainer den Entschluss gefasst, hier in Mecklenburg-Vorpommern alt zu werden. Die Menschen hier haben mich so akzeptiert, wie ich bin: Mit einer neurologisch fortschreitenden Krankheit, mit guten und schlechten Tagen. Wir fühlen uns hier pudelwohl. Ich habe gute Freundinnen gefunden und gehöre zur Gemeinschaft.

Nicht zu vergessen: Tanz den Batman*, unser allmorgendliches (online-)Tanz-Ritual, das von meiner Freundin May und mir 2020 ins Leben gerufen wurde. Mein Leben ist schön und ich bin gesegnet mit vielen tollen Menschen, die mich umgeben. „Hier bin ich Mensch – hier möchte ich sein."

Beate Harke, Nov. 2024

Liebe wird mehr, wenn man sie teilt

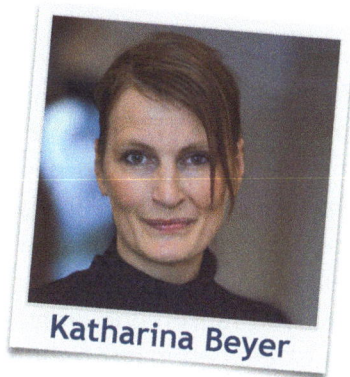

Katharina Beyer

„Wenn wir positive Gedanken haben und uns nicht auf das Schlechte, sondern auf das Allerbeste einstellen, dann werden auch positive Dinge in unserem Leben geschehen."

Was hast du heute bereits Schönes erlebt?

Ich habe gestern eine Crowdfunding-Kampagne gestartet, wofür heute Spenden eingegangen sind. Es war sehr schön, dass mir viele tolle Menschen, die ich lange nicht gesehen und gesprochen habe, plötzlich auf diesem Weg wieder begegnet sind.

| Zu deinem tollen Projekt kommen wir gleich noch. Was möchtest du uns sonst aus deinem Leben mit Parkinson erzählen?

Die Diagnose habe ich vor sieben Jahren, im Alter von fast 35 Jahren, erhalten. Meiner Schwiegermutter fiel zuerst auf, dass etwas mit meiner Hand nicht stimmt. Da waren mein Mann und ich wie vor den Kopf geschlagen, denn wir hatten das Zittern überhaupt nicht bemerkt. Ich hatte gerade wieder angefangen zu arbeiten und gedacht: Der Job, die einjährige Tochter, das ist alles sehr anstrengend.

Letztendlich wurde dann nach ungefähr einem Jahr, nach vielen Tränen und Anstrengungen, ein DaTSCAN gemacht. Das Ergebnis war eindeutig: Parkinson. Trotzdem haben die Ärzte gesagt: „So eine junge Frau haben wir noch nie mit Parkinson gesehen, gehen Sie in eine Fachklinik und lassen Sie das bestätigen."

Mit dieser Auskunft haben mein Mann und ich das Krankenhaus total geschockt verlassen. Ich musste tagelang Beruhigungsmittel nehmen, habe nur geweint und konnte nicht schlafen. Die Zeit in der Klinik war für mich ein Horrortrip. Ich bin nicht damit zurechtgekommen, Menschen zu sehen, die schwer von Parkinson betroffen sind und wollte

„Die Ärzte sagten: So eine junge Frau haben wir noch nie mit Parkinson gesehen."

auch keinen Kontakt. Das Wort „Parkinson" konnte ich nicht mehr hören und auch keine Filme mit Michael J. Fox mehr angucken. Davon hatte ich mich total distanziert. Ich habe dann wieder gearbeitet. Meine Tabletten habe ich genommen, aber ansonsten habe ich mich so wenig wie möglich mit der Krankheit beschäftigt. Im Jahr 2017 kamen bei mir weitere gesundheitliche Probleme hinzu und es kam zu einer deutlichen Verschlechterung meiner Parkinsonsymptome. Weil sich das nicht mehr verbergen ließ, musste ich mich mit der Parkinson-Erkrankung auseinandersetzen und offener damit umgehen. Seitdem mein zweites Kind auf der Welt ist, kann ich nicht mehr arbeiten, das ist zu viel für mich. Aber ich bin ich sehr beweglich! Ich mache Yoga, fahre Ski, kann Fahrrad fahren und wandern.

Es ist ein Leben mit hellen und dunklen Tagen, mit blauem und grauem Himmel und strahlendem Sonnenschein. Ich finde es sehr wichtig, dies hier zu sagen: Es gibt nicht nur diejenigen Menschen, denen man Parkinson nicht ansieht und die nach draußen gehen. Es gibt auch diejenigen, die ganz offensichtlich krank sind und sich trotzdem nach draußen trauen dürfen und müssen!

| Du hast noch sehr kleine Kinder und dein Sohn wurde geboren, als du schon die Diagnose hattest. Wie hast du die Schwangerschaft und das Elternsein in Bezug auf deine Erkrankung erlebt?

Lange Zeit war ich mir nicht sicher, ob ich das Wagnis einer weiteren Schwangerschaft eingehen sollte. Die Risiken erschienen mir zu hoch und ich wusste, wie anstrengend die Anfangszeit mit einem Baby ist. Unverhofft wurde ich dennoch schwanger. Total nervös und mit vielen Fragen ging ich zu meinem Arzt. Er sagte als erstes „Herzlichen Glückwunsch!" und damit waren alle Zweifel auf einmal weg. Die Frauenärztin war zunächst hin- und hergerissen, aber beim Anschauen der Ultraschallaufnahmen hatten wir dann beide Tränen in den Augen. Sie hat gesagt: „Dann wollen wir mal sehen, wie wir das Würmchen auf die Welt bekommen!"

„Als unser Sohn topfit auf die Welt kam, war das ein wunderbares Geschenk."

Von da an hat sie sich ganz toll engagiert. Sie hat in Unikliniken angerufen, mit Professoren gesprochen und sich in ihrem kollegialen Beratungskreis dazu ausgetauscht. Ganz viele Informationen hat sie für mich zusammengesucht. Wir haben beschlossen, dass ich erstmal versuche, ohne meine Parkinsonmedikamente auszukommen.

Es war kein Spaziergang, die Schwangerschaft auf diesem Wege bis zum Ende durchzustehen. Im letzten Monat habe ich nur noch gelegen und gejammert. Als unser Sohn per Kaiserschnitt topfit auf die Welt kam, war das ein wunderbares Geschenk. Seitdem ist er unser Sonnenschein. Er ist sehr aktiv und hält mich auf Trab.

| **Für uns chronisch kranke Eltern ist es oft ein schwieriger Spagat zwischen Ehrlichkeit und dem Bedürfnis, unsere Kinder schützen zu wollen. Wie viel erzählst du deinen Kindern von der Erkrankung?**

Als ich die Diagnose bekam, war unsere Tochter noch so klein, dass wir nicht mit ihr darüber reden konnten. Sie ist ganz natürlich mit dem Wissen aufgewachsen, dass Mama „irgendwas hat." Bei unserem Sohn wird das in Zukunft natürlich noch viel mehr so sein. Ich habe mit meiner Tochter nie richtig offen über die Krankheit gesprochen. Als sie ungefähr sechs Jahre alt war, gab es im Radio Berichte über Angela Merkels Zittern. Da wollte meine Tochter wissen, ob ich das eigentlich auch hätte und warum die Leute es denn so schlimm fänden, dass Angela Merkel zittert. Ich hatte Sorge, dass andere Menschen sie auf eine negative Art mit Parkinson konfrontieren könnten oder darüber in der Schule „geredet" würde. Deswegen habe ich mich dazu entschieden, sehr viel offener mit ihr umzugehen und auch meine Krankheit Parkinson beim Namen zu nennen. Natürlich habe ich auch Zukunftsängste. Grundsätzlich bin ich der Meinung: Wenn wir positive Gedanken haben und uns nicht auf das Schlechte, sondern auf das Allerbeste einstellen, dann werden auch positive Dinge in unserem Leben geschehen. Ich möchte, dass meine Kinder wissen, dass wir Eltern sie sehr lieben, dass wir sie für nichts auf der Welt eintauschen würden. Mit dieser Liebe können sie hoffentlich gut ins Leben starten.

| **Nachdem du in den ersten Jahren die Krankheit versteckt hast, bist du jetzt mittendrin in einem tollen Projekt. Erzähl' doch mal!**

Vor einiger Zeit habe ich an einem zweijährigen Selbstfindungs-Seminar teilgenommen. Am Ende habe ich in mir gespürt, dass ich mich zeigen möchte und etwas zu erzählen habe. Ich habe damit begonnen, einen Roman zu schreiben. Dann habe ich angefangen, auf Instagram poetische Texte zu veröffentlichen. Und jetzt habe ich mein neues Projekt. Es heißt: „Der junge Parkinson."
Eine Frau, die mich in der Klinik zur Überprüfung der Diagnose begrüßte, sagte zu mir: „Ach, Sie sind der junge Parkinson!" Das hat mich begleitet! Immer, wenn ich irgendwo ankam, kannte man mich schon. Das Buch „Der junge Parkinson" ist ein kleiner Schatz, den man jemandem überreichen kann und sagen kann: „Ich weiß, du hast es gerade schwer! Aber das Buch hier schenke ich dir. Es soll dir Hoffnung geben!" Ich habe das Gefühl, dass dieses Buch meine Aufgabe im Leben ist. Dieses Projekt ist tatsächlich vor vier Wochen in meinem Kopf entstanden und jetzt ist es da und so überwältigend. Das Buch ist für Be-

troffene und auch für Angehörige. Es wird überall kostenlos zur Verfügung stehen und soll vielen Menschen Inspiration und Hilfe sein.

| Was magst du den Menschen noch mit auf den Weg geben?

Ich habe die Vision, eine Plattform aufzubauen, auf der sich kreative und kulturell interessierte Menschen austauschen und gegenseitig inspirieren können. Ich habe viele Ideen, aber ich muss, wie alle Menschen mit Parkinson, mit meinen Kräften haushalten.

Ich wünsche allen Mut, Kraft und Fantasie. Ich wünsche Ihnen auch ein Netzwerk und Unterstützung durch andere, Liebe und Hoffnung und dass sie fröhlich und voller Freude weiterleben, egal was für Einschränkungen da sind.

Einfach scannen und Folge anhören!

Folge 21
vom
09.05.2021

Wie Katharinas Geschichte weiterging:

Nach der Veröffentlichung des Podcasts konnte ich mein Projekt „Der junge Parkinson" erfolgreich abschließen. Der Bildband erschien im Dezember 2021 in erster Auflage nur zum Verschenken. Dies war für mich ein besonderer Erfolg. Nach knapp eineinhalb Jahren war das Buch bereits vergriffen. Gemeinsam mit der Hilde-Ulrichs-Stiftung für Parkinsonforschung führte ich einen Workshop für 17 andere Jungerkrankte durch. Durch mein Engagement konnte ich viele neue Kontakte zu anderen Betroffenen knüpfen und ich unterstütze auch regelmäßig andere Initiativen von Mitpatientinnen. Ich half dabei, die internationale Plattform „Poets with Parkinson's" aufzubauen. Unter dem Namen rina.sun teile ich regelmäßig auf Social Media meine Poesie.

Als nächstes plane ich, das Buch „Der junge Parkinson" in einer überarbeiteten Version neu zu veröffentlichen und dann ganz regulär zum Verkauf anzubieten, sodass noch mehr Betroffene daraus Mut und Hoffnung schöpfen können. Auch mit meiner Poesie und dem Angebot von Lesungen möchte ich weiterhin positive, aber auch ehrliche und nachdenkliche Gedanken, rund um das Thema Parkinson mitteilen.

„Je mehr ich aufhöre zu fürchten,
desto besser kann ich verstehen,
das Pfeifen und Flüstern des Windes,
und ihre Botschaft sehen!"
(rina.sun)

Katharina Beyer, Nov. 2024

Detlev Friedriszik

Gemeinsam aktiv

„Anderen Menschen zu helfen, treibt mich vorwärts. Ich will zeigen, dass wir als Parkinsonpatienten nicht nur etwas für unsere ,Parkinsonleute' tun können, sondern auch für unsere Umwelt."

Was hast du heute schon Schönes erlebt?

Ich habe mich gefreut, dass die Sonne heute Morgen schien, obwohl Regen angesagt war.

| **Du bist mit 50 Jahren an Parkinson erkrankt und lebst schon seit 15 Jahren mit der Diagnose. Wie war dein Leben zu Beginn der Erkrankung und wie ist es heute?**

Zwei Jahre lang bin ich wegen meiner Kreuzschmerzen von Arzt zu Arzt gelaufen, bis die Diagnose Parkinson endlich von einem Neurologen gestellt wurde. In der ersten Stunde danach war das eine Erleichterung, weil ich endlich wusste, was ich habe. Es folgte die Ernüchterung und ich fragte mich: „Was ist überhaupt Parkinson?" Da schlug das Ganze ein bisschen in Panik um: Parkinson ist eine unheilbare Erkrankung! Wie gehe ich damit um? Eineinhalb Jahre lang habe ich mich ziemlich zurückgezogen. Das war die schwierigste Phase meines Lebens.

„Die Erstellung einer DVD half mir nach der Diagnose aus dem Tal heraus."

Um aus diesem „Tal" herauszukommen, habe ich auf Anregung meiner Selbsthilfegruppe eine DVD aufgenommen. Ich habe versucht darzustellen, wie man sich nach dem Erhalt der Parkinson-Diagnose fühlt und wie man danach seinen Weg finden kann. Es ist mir gelungen, Stars wie Unheilig, Xavier Naidoo und Frank Schöbel dazu zu bewegen, mir Texte und Songs zur Verfügung zu stellen. Lieder, die zeigen, dass wir wieder Mut fassen sollen. Die Erstellung dieser DVD war für mich ein Stück Bewältigung.

| **Einige Jahre nach deiner Diagnose und deinem Ausstieg aus der Firma hast du gemeinsam mit deiner Frau Kreuzfahrten für Menschen**

mit Parkinson organisiert. Wie kam es dazu und was habt ihr dabei erlebt?

Meine Frau und ich hatten zuvor selbst einige Kreuzfahrten gemacht. Jedes Mal erlebte ich, dass es mir an Bord eines Schiffes besser geht. So kamen wir auf die Idee, Kreuzfahrten für Parkinsonpatienten zu organisieren. Meine Frau und ich haben mit Reiseveranstaltern gesprochen, die uns gute Angebote gemacht haben und Sponsoren unterstützten uns. Ich habe auf jeder Reise Vorträge zum Thema Parkinson gehalten. Dann kam uns die Idee, auf diesen Reisen ein Bewegungsprogramm anzubieten. Dafür nutzten wir als Trainingsgeräte die sogenannten „Smoveys". Wir haben auf Deck Trainings damit angeboten. Die Smovey-Trainingsringe hatten wir 2012 in Österreich entdeckt, wo ein Parkinsonpatient sie entwickelt hat. Es ist ein „Schwingring", in dem Stahlkugeln durch einen gerippten Schlauch laufen, sodass Vibrationen nach außen auf den ganzen Körper übertragen werden. Das Training mit diesen Geräten wirkt auch in der Tiefenmuskulatur. Man nimmt die Ringe in die Hände und schwingt sie dann. Man kann das Gerät überall mit hinnehmen und auch damit walken. Wichtig ist: Die Bewegung mit den Smoveys löst Freude aus und Freude ist das Wichtigste im Leben!Es ist ein Phänomen, dass viele Parkinsonpatienten versuchen, ihre Krankheit zu verstecken. Das führt natürlich zu Stress für sie selbst, aber auch für ihre Umwelt, da viele das dann nicht richtig einschätzen können. Das war der Auslöser dafür, dass ich gesagt habe: „Wir müssen an die Öffentlichkeit! Wir müssen mehr dazu beitragen, dass Parkinson kein Randthema ist, so dass jeder Parkinson kennt." Das Smovey-Training ist überall gut angekommen auf den Kreuzfahrtreisen und es wollten alle Passagiere mitmachen. Reiseveranstalter haben uns daraufhin angesprochen und drei Jahre hintereinander haben wir mit diesem Bewegungsangebot vier oder fünf Reisen begleiten dürfen, auf denen alle Leute, mit oder ohne Parkinson, mit uns trainiert haben.

„Jeder muss irgendwann an den Punkt kommen zu sagen: Ich nehme die Krankheit an und ich arbeite damit."

| **Du hast auf beeindruckende Weise die ganze Region Niederrhein mit der Smovey-Begeisterung angesteckt. Insgesamt hast du mit Unterstützern bisher 21 Schulen und 28 Kitas mit den Smovey-Ringen ausgestattet. Was hat euch motiviert, all das auf die Beine zu stellen?**

Wir haben zum Beispiel erlebt, dass ein Passagier, der im Rollstuhl sitzend an Bord des Schiffes kam, nach einer Woche Training das Schiff ohne Rollstuhl verlassen konnte. Dann war da ein Polier, der auf Baustellen nicht mehr über Gerüstwände klettern konnte, aber hinterher konnte er es wieder! Alle an Bord, die mit uns eine Woche lang trainierten, haben gemerkt, dass ihre Muskeln sich besser dehnen lassen und die Muskulatur sich wieder weicher anfühlt. Wir haben daraufhin auch dem Integrationskindergarten bei uns am Ort einen Satz Smoveyringe geschenkt. Die haben damit gearbeitet und waren so begeistert, dass der Bürgermeister mich fragte, ob wir nicht so etwas auch für den Niederrhein machen könnten. „Mehr Bewegung für unsere Kinder am Niederrhein" als Projekt. Da habe ich gesagt: „Leute, ich habe Parkinson, das ist nicht so einfach! Acht Schulen und acht Kindergärten? Das schaffen wir nicht, auf keinen Fall." Mittlerweile sind es 21 Schulen und 28 Kindergärten geworden. Ich muss dazu sagen, dass wir dies als Ehrenamtsprojekt nur Dank vielfältiger Unterstützung durchführen konnten. Es hat riesigen Spaß gemacht — vor allem, wenn man in den Augen der Kinder sieht, wie begeistert sie sind.

In der Presse stand: „Parkinsonpatient setzt sich für andere ein." Das war mein Ziel, zu zeigen, dass wir als Parkinsonpatienten nicht nur etwas für unsere „Parkinsonleute" tun können, sondern auch für unsere Umwelt. Das Schöne ist auch, dass es nachhaltig ist! Anderen Menschen zu helfen, ist etwas, das uns vorwärts treibt. Inzwischen haben wir am Niederrhein Krankenhäuser und Physiotherapeuten mit diesen Geräten ausgerüstet und sie arbeiten begeistert damit. Meine Botschaft ist, dass das Leben nicht vorbei ist mit Parkinson. Man kann vielleicht andere Wege gehen, die auch ganz spannend sind und irgendwo hinführen. Bei der Krankheit ist das Problem, dass man sich darin verrennen kann und Tag und Nacht darüber grübelt, was wohl auf einen zukommt. Es ist wie ein Hamsterrad und davon muss man sich befreien. Jeder Tag, an dem man grübelt, ist ein verlorener Tag.

| Wir wissen alle, dass Parkinson immer wieder auch dunkle Tage mit sich bringt. Was hilft dir persönlich, an einem schlechten Tag aufzustehen und weiterzumachen?

Wenn man das Gefühl hat, es geht nicht mehr weiter, muss man sich selbst am Schopf fassen und sagen: „Es geht weiter!"

Mir gibt auch mein Glaube Kraft. Gott legt mir eine Last auf, aber er hilft auch, sie zu tragen. Ich habe immer wieder erlebt, dass man neue Kraft bekommt, Dinge doch tun zu können. Jeder Parkinsonpatient muss irgendwann an dem Punkt ankommen, zu sagen: „Ich nehme die Krankheit an und arbeite damit." Solange er die Krankheit nicht annimmt, wird es ihm auch nicht besonders gut gehen. Wichtig ist, dass man nicht den Mut verliert, dass man vorwärts schaut und sich Auszeiten gönnt, um Kraft zu schöpfen. Man sollte jeden Tag nutzen und das Schöne sehen, nicht nur das Dunkle.

| Was magst du den Menschen noch mit auf den Weg geben?

Genieße jeden Tag und schaue nicht nach hinten.
Schaue nach vorne und grüble nicht, was noch kommen wird. Parkinson wirkt sich individuell anders aus und es ist nicht gut, über etwas zu grübeln, was vielleicht gar nicht eintritt.

Einfach scannen und Folge anhören!

Folge 22
vom
23.05.2021

Wie Detlevs Geschichte weiterging:

Meine Entscheidung, nicht abzuwarten, sondern vor allem mit den Schwingringen in der Hand aktiv am Leben teilzunehmen, war für mich die richtige. Ich könnte sonst heute, 18 Jahre nach der Diagnose, nicht ohne Rollstuhl oder Rollator durch die Stadt gehen.
Ich habe auch nach all den Jahren keine kognitiven Störungen. Zuerst wurde ich belächelt wegen des Themas „Sport"! Inzwischen ist jedoch in Studien nachgewiesen, dass Sport den Parkinsonverlauf bremsen kann und der Verlauf leichter ist, wenn man sich viel bewegt. Das ist nicht immer einfach; auch ich erlebe

mittlerweile immer mehr schwierige Tage, an denen ich meinen inneren Schweinehund überwinden muss!
Da auch die Schlafqualität sehr wichtig ist, aber bei Menschen mit Parkinson der Schlaf meist nicht erholsam ist, engagiere ich mich in einer Studie, die zum Ziel hat, ohne den Einsatz von Medikamenten, Gehirnströme schlaffördernd zu beeinflussen.
Ich kämpfe weiter und bin sehr engagiert in vielen Projekten: Für mich das beste Mittel, um Parkinson die Stirn zu bieten.

Detlev Friedriszik, Nov. 2024

Lebensmenschen

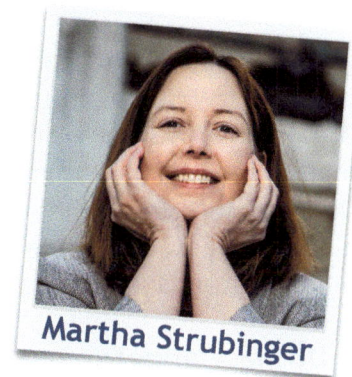

Martha Strubinger

„Ich finde es wichtig, dass Parkinson als Familien-Erkrankung gesehen wird. Es betrifft beide Partner und für beide ist es wichtig, ihr Leben und ihren Weg zu finden."

Was hast du heute bereits Schönes erlebt?

Schon ganz viel! Früh morgens bin ich von meinen Katzen aufgeweckt worden. Die Sonne hat durch die Wolken geblinzelt. Ich durfte mit Freundinnen telefonieren und ein tolles Feedback zu meinem neuen Buch habe ich auch erhalten.

| Was magst du uns von dir und deiner Familie erzählen?

Ich bin Angehörige eines jung an Parkinson erkrankten Mannes. Mein Mann hat vor drei Jahren die Diagnose erhalten, da war er gerade 49 Jahre alt. Ich spreche immer in „WIR", das ist manchmal „komisch". Wir sind so eng verbunden, dass WIR zur Therapie gehen und WIR bekämpfen den Parkinson. Seit 24 Jahren sind wir ein Paar und haben schon einen erwachsenen Sohn.

Die Zeit der Diagnosestellung war sehr schwer! Meine Schwiegermutter hatte gerade erst einen Schlaganfall erlitten und der Schwiegervater ist kurz danach verstorben. Da kamen bei Thomas die Symptome, vor allem der Tremor. Thomas hatte es schon früher vermutet, aber die Untersuchungen hinausgezögert. Ich habe zwar gesehen, dass er zittert, aber durch diese Familien-Situation haben wir gedacht, dass es eine psychische Geschichte ist, weil es seinen Eltern nicht gut geht und er da mitleidet. Die Vorzeichen waren schon vor diesen drei Jahren da. Aber das haben wir so nicht wahrgenommen.

„Die Vorzeichen waren schon länger da, aber wir haben sie nicht so wahrgenommen."

Der erste Neurologe hat uns mit den Worten verabschiedet: „Das ist Parkinson und wir sehen uns in einem Jahr zum Kontrolltermin." Wir waren ganz verwirrt. Mein Mann hat sich komplett verschlossen und ich habe angefangen zu googeln und habe alles gelesen, was ich finden konnte. Wir haben uns eine zweite Meinung bei einem Parkinson-Spezialisten eingeholt. Von diesem profitieren wir heute noch und bekommen dort auch immer zusammen einen „Paar-Termin".

Der Arzt informiert uns beide und fragt auch mich als Angehörige, wie es meinem Mann geht, wie ich das von außen sehe. Wir gehen da immer mit einem guten Gefühl raus — und das ist wichtig!

| Du hast angefangen, Bücher zu schreiben, die den Alltag „rund um Parkinson" aus verschiedenen Sichtweisen beleuchten. Wie bist du zum Schreiben gekommen?

Eigentlich war das erste Buch als eine Art Tagebuch geplant. Ich wollte mir alles von der Seele schreiben, denn Thomas war anfangs zu keinem Gespräch bereit. Ich habe das einfach akzeptiert, es ist ja doch ER der Betroffene. Und so habe ich angefangen, meine Gedanken aufzuschreiben wie eine Art Tagebuch oder Selbstheilung.

„Ich finde, diese Krankheit ist eine Familien-Erkrankung. Sie betrifft beide Partner."

Dann kam bei Thomas aber die Vergesslichkeit dazu und er hatte Angst, dass er an der „Parkinson-Demenz" erkranken könnte. Da habe ich mir gedacht: Ich schreibe das Tagebuch nicht nur für mich, sondern auch für ihn! Ich habe auch unsere Vergangenheit in dieses Büchlein gepackt und es Thomas zum Hochzeitstag geschenkt. Sollte er mal etwas vergessen, was für ihn vielleicht wichtig gewesen wäre, kann er das jederzeit nachlesen. So ist das Buch „Lebensmensch" entstanden. Durch dieses Buch hat Thomas zum ersten Mal meine Sichtweise gesehen und wie ich unter seiner Erkrankung leide. Danach haben wir auch erstmalig wirklich offen miteinander gesprochen, über unsere Ängste, unsere Träume und darüber, welche Träume wir uns noch erfüllen wollen. Es waren grundlegende Fragen für uns.

In der Coronazeit und im Lockdown entstand das Buch „Mister Parkinson, Corona und der Lockdown": Wir haben das Buch miteinander geschrieben. Da war wieder so ein Stück Kommunikation durch das Schreiben, ohne Worte benutzen zu müssen.

| In deinem aktuellen Buch-Projekt mit dem Titel „Manchmal geschüttelt, immer berührt" kommen zehn Angehörige von Menschen mit Parkinson zu Wort. Was sind ihre Sorgen und Ängste?

Für alle kann ich sicher nicht sprechen, aber ich kann von meinen Sorgen und Ängsten sprechen. Ich denke mir zum Beispiel: „Hoffentlich geht es Thomas nicht schnell schlechter!" Ich möchte ihm noch alles ermöglichen, was er sich wünscht. Da vergisst man sich selbst vielleicht auch ein bisschen, das trifft sicherlich zu. An manchem Tag merke ich: Ich bin einfach heute wirklich erledigt! Nicht immer traut man sich, das auch zu sagen. Mittlerweile kann ich das durch die Buch-Projekte besser. Mir geht es einfach darum, dass diese Erkrankung, wie ich finde, eine Familien-Erkrankung ist.

Ich sage auch immer „Pa(a)rkinson." Es betrifft beide Partner und wenn beide nicht die Möglichkeit haben, trotzdem ihr Leben oder ihren Weg zu finden, dann wird es schwierig. Dann wird auch ein Angehöriger unglücklich werden, vielleicht sogar depressiv und sich überfordert fühlen. Das gilt genauso für den Erkrankten und dann haben beide nichts davon.

| Man sagt, dass Menschen, die Angehörige pflegen, oft nach wenigen Jahren so ausgebrannt sind, dass sie selbst Hilfe und Unterstützung brauchen. Was hilft Angehörigen aus deiner Sicht präventiv?

Ich glaube, was uns ein bisschen fehlt, ist der Mut, zu sagen: „Ich kann nicht mehr!" Egal, ob das jetzt der Erkrankte ist oder der Angehörige. Einfach den Mut aufzubringen und zu sagen: „Ich brauche Hilfe!", in welcher Form auch immer.

Es hilft ungemein, sich in einer Selbsthilfegruppe auszusprechen. Das Problem ist, dass viele sich das nicht trauen. Ich habe die Erfahrung gemacht, dass die Angehörigen untereinander schon miteinander ehrlich und offen sprechen. Aber sobald ein Erkrankter dazukommt, ist das vorbei. Man möchte ja den Erkrankten nicht schlechtreden, man möchte ihm kein schlechtes Gewissen einreden, man möchte gewisse Dinge einfach totschweigen. Ich finde, dass dies der falsche Weg ist. Umso mehr man verschweigt und es runterschluckt, umso mehr, finde ich, bauscht es sich auf. Deshalb finde ich den Austausch, in welcher Form auch immer, am wichtigsten.

| Was können wir als Betroffene für unsere Angehörigen tun?

Ich glaube, das ist von Paar zu Paar und von Familie zu Familie verschieden. Man soll einfach ehrlich miteinander sein. Mir ist dieses „WIR-Gefühl" so wichtig, deswegen begleite ich jeden Termin mit Thomas. Ich weiß, welche Medikamente er nimmt. Ich weiß, zu welchen Therapie-Einheiten er geht und wann er geht. Neben unserem Alltagsstress versuchen wir unsere freie Zeit so einzuteilen, dass sie gerade auch für uns nicht stressig wird und wir einfach „Quality time" haben.

| Was magst du den Menschen noch mit auf den Weg geben?

Das ist eine schwierige Frage, denn ich will niemanden belehren. Was ich meinen Freunden und meiner Familie sagen will, ist: Ich habe euch alle furchtbar lieb und finde es super, dass ihr uns so toll unterstützt. Danke, dass ihr uns akzeptiert, wie wir sind, auch an diesen „Grantel-Tagen", sage ich immer. Allen anderen wünsche ich nur das Beste. Jeder soll seinen Weg finden und mit diesem Weg glücklich werden.

Einfach scannen und Folge anhören!

Folge 23
vom
06.06.2021

Wie Marthas Geschichte weiterging:

Im Dezember 2023 erhielt mein Lebensmensch Thomas seine THS (Tiefe Hirnstimulation). Die Einstellung der Stimulationsparameter ist mitunter ein sehr aufwändiger Prozess und dauert noch an. Pa(a)rkinson erfordert eben viel Geduld. Man kann aber jetzt schon behaupten, dass die Operation deutliche Verbesserungen hervorgebracht hat: Ein derzeitiges Absetzen aller Parkinsonmedikamente, eine Verbesserung der Beweglichkeit,

die Reduzierung der Muskelkrämpfe, allgemein weniger Schmerzen und somit mehr Lebensqualität im Alltag. Uns ist durchaus bewusst, dass Mr. Parkinson uns noch einige Male herausfordern wird, doch wir sind gewappnet:
Mit gegenseitigem Vertrauen, mit unseren großartigen Lebensbegleitern und mit viel Liebe!

Martha Strubinger, Nov. 2024

Das Leben ist schön,
von einfach war nie die Rede.

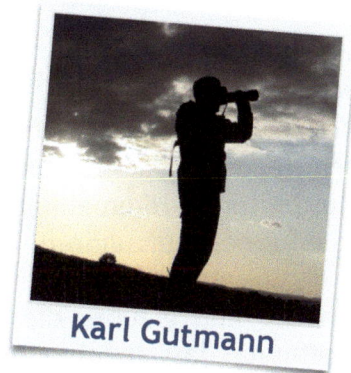

„Ich stelle mir nicht die Frage: ‚Warum hat es mich erwischt?' Ich hätte nie mit dem Fotografieren begonnen, wenn ich nicht krank geworden wäre. Dafür bin ich dankbar!"

Karl Gutmann

Was hast du heute bereits Schönes erlebt?

Um sechs Uhr bin ich zu meinem Wanderparkplatz gefahren. Die Sonne schien schon und ich hörte die Vögel pfeifen. Ich habe zwei Füchse auf Mäusejagd gesehen und einen Kleiber fotografiert, der seine zwei Jungen gefüttert hat. Wenn man Tiere beobachtet, vergisst man alles um sich herum.

| Du hast vor acht Jahren die Diagnose Parkinson erhalten. Wie ist es dir seitdem ergangen?

Schon längere Zeit vor der Parkinsondiagnose hatten meine Frau und ich den Verdacht, dass bei mir etwas nicht stimmt. Ich recherchierte im Internet und sagte zu ihr: „Jetzt weiß ich endlich, was ich habe: Parkinson! " Es stellte sich nach mehreren Arztbesuchen heraus, dass das tatsächlich stimmte. Ich habe das Glück, bisher einen relativ langsamen Verlauf zu haben. Was mich momentan etwas belastet, ist mein Problem, nicht Fahrrad fahren zu können. Heute habe ich es versucht, aber es hat nicht geklappt. Ich habe das Rad wieder weggestellt. Ich probiere es aber weiter. Gut Ding will Weile haben! Irgendwann wird es mit dem Radfahren wohl wieder funktionieren. Tatsächlich geht es mir gut, ich kann noch alles machen, nur nicht mehr so schnell. Also ich behaupte mal, ich habe es gut geschafft.

„Ich kann noch alles machen, nur nicht mehr so schnell."

| Du fotografierst leidenschaftlich gerne und machst wunderschöne Fotos. Was fasziniert dich an der Fotografie und wie hilft sie dir beim Leben mit Parkinson?

Ich bin ein positiver Mensch, bin viel in Bewegung und fast jeden Tag zum Fotografieren in der Natur unterwegs. Durch meine Fotos und Bilder kann ich mich selbst motivieren und ich kann andere Menschen an der Schönheit der Natur teilhaben lassen. Viele Menschen fragen mich: „Wie machst du die Fotos? Wie lange sitzt du da, bis du das Foto hast?" Es ergibt sich einfach, dass ich Neues entdecke, es sind Momente. Den Schlaganfall, den ich vor kurzem aus heiterem Himmel hatte, habe ich zum Anlass genommen, mit der beruflichen Arbeit aufzuhören. Diese Entschleunigung tut mir gut. Ich versuche immer, aus etwas Schlechtem etwas Gutes zu machen. Ich sehe die Krankheit als Chance und glaube, diese Chance bisher genutzt zu haben. Ich habe die Hoffnung, dass andere Menschen Kraft und Zuversicht aus dem schöpfen, was ich mache, um mit der Krankheit vernünftig leben zu können.

| Du warst in den letzten Jahren mehrmals zur Reha. Die Aufenthalte hast du auch dafür genutzt, um mit den Menschen ins Gespräch zu kommen und Vorträge zu halten.

2013 war meine Parkinson-Diagnose. 2014, während der Fußball-WM, war ich das erste Mal zu einer Reha. Das war grandios. Ich habe tolle Menschen kennengelernt, zu denen ich teilweise heute noch Kontakt habe. Die Reha war für mich wie eine Oase in der Wüste, in der man Kraft tankt, um im Alltag und im Berufsleben wieder ein Jahr lang überleben zu können. Viele Menschen gehen nicht gerne in die Reha, weil man dort teils auch sehr kranke Menschen sieht und das kann einen „runterziehen".

Bei mir ist es eher andersherum: Wenn ich Menschen sehe, denen es noch viel schlechter geht als mir, dann kann mir das auch wieder Kraft und Hoffnung geben. Ein Beispiel hierfür ist der 25jährige Mann, der an Multipler Sklerose erkrankt war und dessen Mutter schwer Parkinson hatte. Dieser junge Mann sagte mir: „Sei gut zu deiner Krankheit, dann ist die Krankheit gut zu dir!" Aus den Ratschlägen anderer Erkrankter kann man sich eine Leiter bauen. Die Leiter kann uns auch jemand in unser Loch, in das wir gefallen sind, reinstellen. Aber raussteigen aus dem Loch müssen wir selber. Du musst dir selbst helfen! Ich habe meinem Parkinson einen Namen gegeben. Er heißt Josef. Es gab Zeiten, da habe ich jeden Abend mit ihm gesprochen. Das hat mir geholfen. Das Sprechen mit der Krankheit hilft mir bei der Akzeptanz.

„Ich habe meinem Parkinson einen Namen gegeben und spreche mit ihm. Das hilft mir bei der Akzeptanz."

| Als du noch berufstätig warst, hat dein Arbeitgeber einen Beschäftigungssicherungszuschuss beantragt. Was hat es damit auf sich?

Von der Möglichkeit, dass der Arbeitgeber einen Beschäftigungssicherungszuschuss zu meiner Gehaltszahlung beantragen könnte, habe ich 2016 während eines Reha-Aufenthalts von der Psychologin erfahren. Die Voraussetzung für die Beantragung dieses Zuschusses beim Integrationsamt ist, eine anerkannte Schwerbehinderung (mindestens GdB 50) zu haben oder eine sogenannte „Gleichstellung".

Die Integrationsfachdienste beraten bundesweit. Mein Arbeitgeber wollte weiterhin auf mich als erfahrenen Mitarbeiter bauen und hat dann in Absprache mit dem Integrationsfachdienst den Beschäftigungssicherungszuschuss beim Integrationsamt beantragt. Daraufhin wurde mein Arbeitsplatz begutachtet, es wurde ein Gespräch mit meinem Chef geführt und ein monatlicher Zuschuss zu meinen Gehaltszahlungen genehmigt. Somit kann man als Arbeitnehmer weiterhin und ohne Lohneinbußen im Arbeitsleben bleiben, obwohl man krankheitsbedingt weniger leistungsfähig geworden ist und Hilfe von Kollegen oder mehr Pausen braucht.

Wenn beispielsweise ein gesunder Mensch an einem Arbeitstag fünf Maschinen zusammenbauen kann und ein kranker Mensch nur drei Maschinen, dann bekommt der Arbeitgeber einen gewissen finanziellen Ausgleich. Allerdings ist die Summe, die der Arbeitgeber überwiesen bekommt, gedeckelt und der Zahlungszeitraum ist auf zwei Jahre befristet. Danach kann, wie in meinem Fall, auf Antrag des Arbeitgebers eine Verlängerung erfolgen.

| Du machst inzwischen auch großartige Upcycling-Projekte. Aus gebrauchten, leeren Aluminium-Kaffeekapseln stellst du Untersetzer, Lampenschirme und sogar Uhren her. Was motiviert dich dazu?

Es ist prima, dass ich aus Abfall etwas Schönes und Nützliches, ja sogar Kunst, herstellen kann. Andere Menschen haben an den fertigen Produkten ihre Freude und darüber freue ich mich ebenso. Es gibt mir viel Kraft und Zuversicht, dass ich das tun kann! Man muss immer an das denken, was man kann und darf nicht an die Dinge denken, die man nicht mehr kann.

| Was ist dein Geheimrezept, wie du schlechte Tage meisterst?

Ich bin, wie ich bin. Meine Physiotherapeutin sagt, ich „hätte Glück mit mir." Ich stelle mir nicht die Frage: „Warum hat es mich erwischt?" Ich hätte nie mit dem Fotografieren begonnen, wenn ich nicht krank geworden wäre. Dafür bin ich dankbar. Dankbar dafür zu sein, dass ich jeden Tag aufstehen und mich selbst versorgen kann, auch das hilft mir. Ein Geheimrezept muss jeder für sich selbst finden, um das Leben weiterhin lebenswert zu gestalten.

| Was magst du den Menschen noch mit auf den Weg geben?

Nie aufgeben, denn wer aufgibt, der wird verlieren! Die Macht der Gedanken darf man nicht unterschätzen und das sollten wir auch nutzen. Mir hilft es sehr.

Ich kann mit den Gedanken viel Positives und Negatives bewerkstelligen. Ich versuche, meine Gedanken ins Positive zu wenden: Nichts ist unmöglich und am Ende wird alles „gut Mann"!

Das Leben ist schön, von einfach war nie die Rede.

Einfach scannen und Folge anhören!

Folge 24 vom 20.06.2021

Wie Karls Geschichte weiterging:

Im Januar 2021 habe ich einen Schlaganfall überstanden. Es folgte die volle Erwerbsminderungs-, dann die vorgezogene Altersrente.

Ich bin nun 63 Jahre alt, wohne mit meiner Frau seit Ende 2023 in der Nähe von Radolfzell am Bodensee und mittlerweile sind wir dreifache Großeltern.

Es war der richtige Schritt, nun dort zu leben, wo andere Urlaub machen. Ich fühle mich hier sehr wohl. „Man darf ja auch mal Glück haben". Oder anders ausgedrückt: „Man muss mit allem rechnen. Auch mit dem GUTEN!" Da wir uns verkleinert haben, von einem Haus in eine Wohnung, musste ich mein Portfolio deutlich reduzieren. Ich habe mich auf das beschränkt, was ich am besten kann: *FOTOGRAFIEREN.*

Aus meinen Fotoerlebnissen erstelle ich Präsentationen, die ich in Seniorenheimen und in einer Rehaklinik zeige: Sie sind Mutmacher für Menschen im Alter und Menschen mit Handicap.

Anderen eine Freude zu bereiten, ist auch für mich eine Freude. Das und fast tägliches Bewegen in der Natur hilft mir, mit meinem Handicap, Morbus Parkinson, alias „Josef", zu leben.

In diesem Sinne:

„Macht's alle gut Mann!"

Karl Gutmann, Nov. 2024

Auf den Versuch kommt es an

„Schlecht kann es mir auch woanders gehen. Das ist kein Grund, um nicht unterwegs zu sein!"

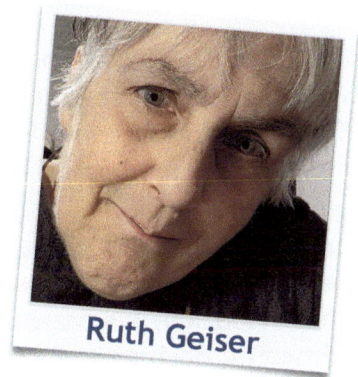

Ruth Geiser

Was hast du heute bereits Schönes erlebt?
Am Nachmittag kam spontan eine Freundin. Wir haben zwei Stunden lang miteinander geredet. Es war so unkompliziert und fröhlich!

| Du lebst bereits seit fast 40 Jahren mit der Diagnose Parkinson. Wie war dein Leben, als du Mitte zwanzig warst?

Im Alter von 21 Jahren habe ich durch einen Unfall beide Eltern verloren. Das war bereits sehr einschneidend. Bald darauf merkte ich, dass alles viel schwerer ging als vorher und zu Beginn meines Studiums nahm ich wahr, dass sich meine Schrift verändert hatte. Mein Gang wurde „abgehackt" und mein rechter Arm war steif. Ich ging zu einem Rheumatologen, der glaubte, es sei alles psychisch bedingt. Erst als die Symptome im Alter von 27 Jahren immer schlimmer wurden und ich innerhalb eines Jahres ungewollt 15 Kilo abgenommen hatte, schickte er mich zu einem Neurologen. Kurz zuvor hatte ich in einem Buch das Bild eines alten Mannes entdeckt, der vornübergebeugt mit angewinkelten Knien und Armen dastand. Darunter stand: „Parkinson." Das war meine Körperhaltung! Beim Neuro-

„Meine Probleme hatten plötzlich einen Namen. Man konnte es behandeln. Das war so viel leichter zu ertragen."

logen habe ich gefragt: „Ist das Parkinson?" Daraufhin sagte er: „Jetzt haben Sie sich ihre Diagnose ja selbst gestellt!" Da musste ich weinen, aber als ich die Praxis verließ, fiel mir ein Fels vom Herzen. Meine Probleme hatten plötzlich einen Namen. Man konnte es behandeln und das war so viel leichter zu ertragen als diese Ungewissheit und die massiven Einschränkungen vorher. Die Behandlung mit L-Dopa-Tabletten brachte mir sehr schnell meine ganze Beweglichkeit zurück. Ich konnte wieder viel Sport machen und mein Studium zu Ende bringen.

Die ersten Jahre waren wirklich „Honeymoon"-Jahre. Es war ein Glück, mich wieder so bewegen zu können. Ich nahm meine Berufstätigkeit als Dozentin für Englisch auf. In meiner Unterrichtszeit an der Fachhochschule lernte ich meinen Mann kennen, mit dem ich vor unserer Heirat auf eine achtmonatige Reise um die Welt ging. Ich musste einen halben Koffer voller Medikamente mitnehmen, aber ich fand: Schlecht konnte es mir auch anderswo gehen! Das war also kein Grund, nicht unterwegs zu sein und wir beide genossen die Reise sehr.

2005 habe ich, nach zwanzigjähriger Berufstätigkeit, aufgehört zu arbeiten. Ich wollte noch einmal etwas von Grund auf Neues lernen und begann damit, Aquarelle zu malen. Jahrelang habe ich jeden Tag ein Bild gemalt. Heute schreibe ich eher Gedichte und Geschichten.

Ich lerne gerade Neugriechisch. Das ist völlig sinnlos, weil ich nur sehr selten nach Griechenland reise, aber es macht mir Spaß!

| **Du bist unheimlich jung erkrankt und du hast mir erzählt, dass du nach der Diagnose teils einsam warst, weil du dich vom Alter her nirgends richtig zugehörig gefühlt hast.**

Manche Leute glaubten mir schlicht und einfach meine Geschichte nicht. Mein Bruder ist Biologe. Er zeigte mir eine Statistik von Hoffmann-La-Roche, aus der hervorging, dass Parkinson frühestens im Alter von 40 Jahren beginnt. Ich wäre aber erst 27 und deshalb könnte ich die Krankheit gar nicht haben!

Auch in einer Gruppe mit „Jungen Parkinsonkranken" in der Nähe waren alle 50 Jahre und älter. Das passte nicht.

Erst als ich nicht mehr arbeitete, habe ich im Internet nach Vernetzung gesucht und stieß auf den Verein PARKINSonLINE. Dort gab es eine Reihe von Früherkrankten meines Alters. Bis heute bin ich dort das Mitglied mit der längsten Krankheitsdauer. Mit diesem Verein habe ich etwas Wichtiges gefunden: Ein Stück Heimat. Viele der Mitglieder habe ich persönlich kennengelernt und es sind sehr dauerhafte und tragfähige Freundschaften entstanden.

„Man sollte viel besser auf den eigenen Körper achten und eine freundliche Beziehung zu ihm haben."

Als ich die Krankheit bekam, war mein Leben gerade ganz am Anfang. Mit 27 Jahren denkst du nicht an Rückzug. Ich wollte hinaus ins Leben und hatte dafür die Kraft der Jugend. Ich glaube, es ist anders, wenn man im Alter von 55 oder 60 erkrankt. Meine Devise war immer: Ich versuch's mal. Ich höre einfach auf, wenn es nicht geht. Aber: Ich versuch's mal! Schon dieser Gedanke hat mich sehr unterstützt in all dem, was ich so anpackte. Ich habe auch gespürt, dass ich nicht kämpfen muss, dass es kein Kampf gegen Parkinson" ist. Ich habe die Parkinson-Krankheit nie personifiziert. Ich denke, es hat mich entlastet, dass ich nicht kämpfen musste.

Ich nehme meine Medikamente immer dankbar ein. Ich weiß, dass es Nebenwirkungen geben kann, aber die Wirkung merke ich bei jeder eingenommenen Tablette. Das ist ein großer Vorteil gegenüber früheren Generationen, als es die Medikamente noch nicht gab. Ich merke stets, dass es mir gut tut und einen Schub gibt, wenn ich in Bewegung komme. Die Tabletten wirken dann auch länger. Man sollte viel besser auf den eigenen Körper achten, eine freundliche Beziehung zu ihm haben und ihn fragen: „Was kannst du jetzt gerade machen?" Das ist wichtig, damit man sich nicht schadet oder gefährdet. Ich habe Parkinson als eine Art Lehrgang wahrgenommen. Ich musste mich selbst sehr gut kennen und die Mittel, die ich zur Verfügung hatte, bestmöglich einsetzen. Beim Unterrichten habe ich zum Beispiel gewusst, dass ich nicht jederzeit zum Schreiben an die Wandtafel gehen kann. Deshalb musste ich meinen Unterricht danach richten, wie es mir ging. Damit bin ich recht weit gekommen: Einfach das machen, was ich gerade kann.

| Dein Leitspruch ist: „In Zeiten, in denen es mir nicht gut geht, habe ich mir angewöhnt, nicht über die Zukunft nachzugrübeln." Wie schaffst du es, Gedanken einfach loszulassen?

Wenn es mir schlecht geht, dann überfallen mich alle Zukunftsängste und das Leben wird total grau in meinen Gedanken. Ich versuche, stets an etwas anderes zu denken! Wenn ich starke Symptome habe, sind die meistens in den Beinen. Das sind sehr unbequeme Gefühle. Der Fuß fühlt sich an wie ein Elefantenfuß oder ich fühle mich wie eingezwängt. Es gibt auch krampfähnliche Zustände in den Hüften. Das macht normalerweise wirklich Angst. Aber ich schaffe es oft, die Symptome mental zu reduzieren. Ich versuche, Empfindungen wahrzunehmen, aber nicht mit Gefühlen zu kombinieren, also nicht zu denken: „Oh weh, das wird immer schlimmer! Nächstes Jahr kann ich dann dies und das bestimmt nicht mehr!" Das gibt mir mehr Möglichkeiten, mit diesen Symptomen umzugehen. Ein Stück weit hat mich das auch von der Angst befreit. Es ist nicht so, dass ich nie Angst vor der Zukunft hätte oder vor dem, was kommen kann, aber ich konzentriere mich auf meinen Körper und lasse die Ängste beiseite. In der Achtsamkeitslehre ist es ähnlich: Man lässt die Gedanken kommen und lässt sie dann weitergehen. Man hält sie nicht fest. Manchmal natürlich ist man mit Parkinson sehr alleine und es ist durchaus ein anstrengendes Leben. Aber auch ein spannendes Leben! Für mich gehört es dazu, dass ich mal jammern darf, dass ich alle meine Befürchtungen und alle meine Ängste auch mal sagen darf. Danach kann ich wieder Kraft schöpfen. Es ist wichtig, dass man auch die eigenen Kraftorte kennt.

| Was magst du den Menschen noch mit auf den Weg geben?

Achtet auf euren Körper, lernt euch kennen: Ihr habt euren eigenen Parkinson! Die Bedürfnisse, die ihr habt, sind eure eigenen. Lernt sie kennen! Das hilft immer.

**Einfach scannen
und Folge anhören!**

Folge 25
vom
04.07.2021

Wie Ruths Geschichte weiterging:

2021 bekam ich in einer Operation ein künstliches Kniegelenk. Das brachte bei mir auch eine Veränderung der Symptome. Seither kann ich Reize schlechter verarbeiten. Auf unerwartete Reize reagiert mein System mit einem Shutdown, es geht auf null und ich falle hin. Manchmal ist es ein unerwartetes Geräusch, manchmal sind es ungünstige Lichtverhältnisse oder ein emotionales Gespräch. In der Wohnung kann ich mich noch überwiegend auf eigenen Füßen bewegen. Im Freien aber, auf großen offenen Flächen, kann ich mich nur noch mit dem Rollstuhl bewegen und bei unserem Gelände heißt das, dass mich jemand schieben muss. Insofern habe ich in der Öffentlichkeit meine Selbstständigkeit verloren. Mein Leben hat sich dadurch aber erstaunlich wenig verändert. Ich bin mehr

*zuhause, habe aber immer noch einen großen Freundeskreis. Ich kriege mehr Besuch und werde zu Treffen und Chorproben abgeholt. Zudem kann ich meine Projekte gut zuhause anpacken.
Ich schreibe seit letztem Sommer an einem längeren autobiografischen Text. Im letzten Herbst habe ich einen Teil davon bei der Kulturförderung meiner Stadt eingereicht und dafür einen Werkbeitrag erhalten. Das hat mich sehr motiviert. Ich nähe noch immer einen Teil meiner Garderobe selbst und das Neugriechisch-Lernen bleibt ein nie endendes Projekt. Mein Leben ist durchaus noch komplizierter geworden, dennoch ist es immer noch ganz schön spannend!*

Ruth Geiser, Mai 2024

Musik ist Leben

„Wenn es dir nicht gut geht und du eine Stunde lang singst — dann bist du aufgeladen und fröhlich! Der Mensch ist nicht ohne Musik denkbar, das geht gar nicht.“

Bernd Braun

Was hast du heute bereits Schönes erlebt?
Ich konnte einem gleichmäßig trommelnden, beruhigenden Regen auf meinem großen Dachfenster lauschen.

| Du hast die Diagnose im Jahr 2005 erhalten. Wie war die Zeit damals?
Ich habe ungefähr fünf Jahre gebraucht, bis ich die Diagnose gestellt bekam. Am schlimmsten waren die letzten Monate, weil ich nicht mehr klar denken konnte, so als hätte ich einen riesigen Wattebausch im Kopf. Insofern war es eine Erlösung, als der Professor sagte: „Tut mir leid, es ist Parkinson“. Da stand ich dann mit dem „Päckchen“ und wusste nicht, was ich damit anfangen sollte! Zumindest habe ich gleich entschieden: Die Frage nach dem „Warum“ stelle ich mir nicht, denn das würde mich noch weiter runterziehen. Die Antwort darauf weiß nur der Wind. Später gingen die Überlegungen los: Wie bringe ich das den Kollegen bei? Wie erzähle ich das dem Chef und der Familie? Ich habe mich hinter dem Computer verkrochen,

„Die Frage nach dem ‚Warum' stelle ich mir nicht.“

habe mich irgendwie beschäftigt, großenteils einfach abgelenkt. Mir war bewusst: Das ist dein Begleiter für den Rest deines Lebens! Schau, dass du mit ihm klarkommst und ihm nicht zu viel von dir überlässt! Das ging nur, indem ich in Bewegung blieb mit Körper, Seele und Geist. Sich nicht hängen zu lassen und stattdessen weiter zu machen, das ist ja immer am schwierigsten! Ich habe inzwischen viele interessante Menschen kennenlernen dürfen, quer durch alle Interessensgebiete! Ich kann mich an keine Phase meines Lebens erinnern, in der das so intensiv war.

| Du leitest seit vielen Jahren eine regionale Selbsthilfegruppe der Deutschen Parkinson Vereinigung. Wie kamst du zu diesem Ehrenamt?
Ich war zur letzten Sitzung einer Selbsthilfegruppe in Gründung dazugekommen. Als die Frage auftauchte, wer die Arbeit macht, begann das „Schweigen im Wal-

de". Ich wusste, dass ich auf lange Sicht nicht alleine mit der Krankheit klarkommen kann. Deshalb habe ich mich gemeldet und gesagt: „Ich mache den Job, aber Kaffeefahrten mache ich nicht! Wir werden uns mit der Musik auseinandersetzen, die kann uns helfen." Der weitere Weg hat dann gezeigt, dass dies richtig war. Selbsthilfe bedeutet für mich, dass jeder in die Gruppe kommen kann und willkommen ist. Man muss aktiv werden. Bei meiner Frau Christine lag ein Buch von Wolf-

„Ich wusste, dass ich auf lange Sicht nicht alleine mit der Krankheit klarkommen kann."

gang Bossinger: „Heilsames Singen, Heilsame Lieder. Die Kraft der Musik." Ich habe es verschlungen und kam in Kontakt mit dem Autor. Er war engagiert im Verein „Singende Krankenhäuser", der weltweit das Singen wieder in die Krankenhäuser bringen wollte. Lieder sind wie Medizin! Ein bekannter Komponist und Musikwissenschaftler aus Österreich schickte mir mal eine CD, worauf stand: „MUSIKAMENTE für Parkinson-Betroffene." Ich stieß auf eine Ankündigung für einen ganz besonderen Tanz-Workshop in Hamburg, für den ich mich spontan anmeldete. Christian Judith hat als Referent mit seiner Partnerin den Tanz-Workshop geleitet. Christian ist körperbehindert, seine Gliedmaßen hörten in der Jugend auf zu wachsen und er bewegt sich heute auf einem Dreirad fort. Auf meine Frage, wie er klarkommt, sagte er: „Das ist ganz einfach: Ich bin so, wie ich bin und das ist gut so. Wer das nicht mag, der soll mich in Ruhe lassen!"

Das und der Umgang miteinander waren Schlüsselerlebnisse für mich. Ich sah nach den drei Tagen mit Musik und Tanz, dass zum Beispiel einer der Teilnehmer, dem es zu Beginn krankheitsbedingt ganz schlecht ging, regelrecht aufgeblüht war. Ich wollte, dass dies mehr Menschen erleben!

| Du hast ein Symposium zum Thema „Kunst trifft Medizin" konzipiert und durchgeführt. Erzähle uns doch gerne mehr davon!

In Bad Segeberg habe ich für meine Idee Unterstützung gesucht und gefunden. Ich hatte ein Konzept für ein Symposium beim Chefarzt der Fachklinik für Parkinson in Bad Segeberg eingereicht. Wochen später erhielt ich eine positive Antwort. Das war der endgültige Startschuss. Wir haben dieses Symposium miteinander aufgezogen. Die Veranstaltung war natürlich vor allen Dingen für Parkinson-Betroffene gedacht, aber Musik ist bei jedem Menschen wirksam. Es kann sich kein Mensch der Wirkung von Musik entziehen! Nach dem ersten Symposium schickte uns ein Teilnehmender eine Karikatur. Auf der einen Seite war „der James" ganz groß dargestellt mit einem bösen Gesicht und darunter stand: Parkinson. Auf der anderen Seite kam ein kleines Männchen dazu, das recht „bedröppelt" neben dem Großen stand: Das war Parkinson nach drei Tagen Musik! Auf einmal war er ganz klein! Das war beeindruckend! Wir vermittelten beim Symposium Wissen zum Nutzen von Tanz und Musik und gaben in praktischen Workshops jedem die Möglichkeit zu überprüfen, wie sich die Theorie in der Praxis umsetzen lässt. Rund 100 Menschen nahmen an der Veranstaltung teil und viele haben sehr davon profitiert.

| **Eines deiner Leit-Zitate stammt von Beethoven: „Musik verändert die Welt." Wie verändert Musik ganz persönlich dein Leben mit Parkinson?**

Ich habe das Glück, dass meine Frau Musikerin ist und Musik-Pädagogin. Ich kann jederzeit meine Lieder singen und habe eine Klavier-Begleitung dazu. Es ist tatsächlich so: Wenn es dir nicht so gut geht und du eine Stunde lang singst, dann kannst du noch so dröge drauf gewesen sein: Danach bist du aufgeladen und fröhlich! Der Mensch ist nicht ohne Musik denkbar, das geht gar nicht. Egal, welchen Lebensbereich du nimmst: Musik gibt es überall. Schon Platon hat gesagt: Stirbt die Musik, stirbt der Staat. Wir müssen nicht perfekt singen, das ist völliger Quatsch. Falsche Noten interessieren gar nicht! Das Singen soll MIR Spaß machen und nicht irgendeinem Publikum.

Wenn mir jemand erzählt, er könnte nicht singen, dann muss ich ihm leider sagen: „Stimmt nicht! Es gibt nur sehr wenige Krankheiten, die dich dazu verdammen können, dass du nicht singen kannst, alles andere ist eine faule Ausrede!"

| **Du hast neben deinem kulturellen Engagement auch noch eine andere große Vision: Ein besonderes Wohnquartier für Menschen mit Parkinson. „Wohnen, Leben, Mensch sein", habe ich auf der Homepage gelesen. Was war der Ausgangspunkt für diese einzigartige Idee?**

Es gibt nichts Schlimmeres, als einen Menschen spüren zu lassen, dass er nicht mehr gebraucht wird, dass er überflüssig ist. In der Selbsthilfegruppe passierte es immer wieder, dass mich Menschen fragten, wo sie ihren Opa oder ihre Oma unterbringen könnten oder wo sie selbst hingehen könnten? Wir mussten jedes Mal mit der Schulter zucken und konnten nichts empfehlen. Ich bin eine ganze Weile mit dem Gedanken umhergelaufen. Aus der Selbsthilfegruppe sagte jemand: „Mein Sohn beschäftigt sich als Architekt mit einer ähnlichen Idee"! Wir trafen uns und warfen unsere beiden Ideen zusammen und daraus ist dieses Projekt entstanden.

| **Bei dem geplanten Wohnprojekt, bei dem auch deine Frau sehr engagiert ist, geht es um offenes und generationsübergreifendes Wohnen, mit gemeinsame Räumen für Kultur und Begegnung. Euer Ziel ist es, für jeden Menschen eine Aufgabe zu finden. Wie setzt ihr das um?**

Das Ganze ist als Genossenschafts-Modell geplant. Die lichtdurchfluteten Wohnungen schmiegen sich in Wabenform aneinander, was einerseits Privatsphäre, andererseits auch Gemeinschaft ermöglicht. Die meisten Räume sind so ausgestattet, dass man bis zum Pflegegrad 5 dort wohnen bleiben kann. Das finde ich schön! Menschen auf längere Sicht ein Zuhause und eine Gemeinschaft zu bieten, das ist der ganz besondere Gedanke des Objektes.

| Was ist dein Antrieb, um deine Visionen umzusetzen?

Ich würde es ganz allgemein sagen: Es ist Mitgefühl. Wenn ICH das nicht mache, macht es vielleicht niemand. Keines meiner Projekte ist alleine entstanden. Wir brauchen Mitstreiter im Leben.

| Was magst du den Menschen noch mit auf den Weg geben?

Nie das Lächeln vergessen!

Einfach scannen und Folge anhören!

Folge 26
vom
18.07.2021

Wie Bernds Geschichte weiterging:

Im Dezember 2022 ist mein Mann Bernd — mitten im Leben — plötzlich verstorben. Der Grundtenor seines Lebens war, stets die positive Seite in allem zu entdecken und so hat Bernd viel erreicht, was auch heute noch Bestand hat. Durch seine Begeisterung und sein Engagement ist die Musiktherapie mit einem festen Platz im Neurologischen Zentrum der Segeberger Kliniken verankert. Er war für viele Menschen ein Vorbild und hat anderen Mut gemacht, auch schwere Zeiten durchzustehen. Das von uns geplante Wohnprojekt konnte aufgrund der geopolitischen Lage leider nicht realisiert werden, doch die Idee und Vision dieses Vorhabens haben weiterhin Bestand und warten noch auf eine Umsetzung. Bernd wird es — da bin ich mir sicher — von der anderen Seite aus begleiten. Für meinen Mann Bernd wurde das Leben mit Parkinson zuletzt zunehmend mühsamer und so weiß ich, dass er entsprechend den Worten von Herrmann Hesse jetzt von einer Last befreit ist: „Einschlafen dürfen, wenn man müde ist. Eine Last fallen lassen können, die man lange getragen hat, das ist eine tröstliche, eine wunderbare Sache!"

Christine Braun, Bad Segeberg, Nov. 2024

Das Glück liegt auf der Straße

„Mir hilft meine Lebenseinstellung: Ich muss mich nicht so wichtig nehmen."

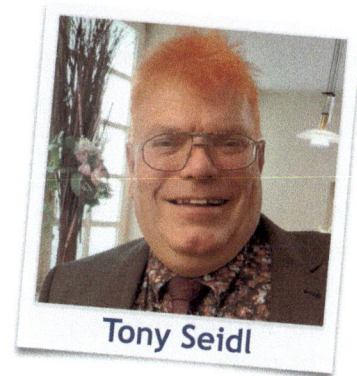

Tony Seidl

Worüber hast du dich heute schon gefreut?
Ich habe meine Frau zur Arbeit gefahren, wie jeden Tag. Sie ist ein Morgenmuffel, aber ich habe es geschafft, beim Verabschieden ein Lächeln von ihr zu bekommen!

| Du lebst seit 16 Jahren mit der Erkrankung. Welche ersten Symptome hattest du, als die Krankheit bei dir im Alter von 38 Jahren begann?

Meine Leistungsfähigkeit war nicht mehr wie gewohnt. Wenn ich abends nach meinem stressigen Job nach Hause kam, war ich fix und fertig. Bei mir begann es tatsächlich mit Sprachproblemen.
Das größte Problem war, dass meine Aussprache undeutlich wurde, so dass viele Kunden öfter nachfragen mussten.
Ich bin gelernter Elektriker. Als es einen Personalmangel im

„Bei mir begann es tatsächlich mit Sprachproblemen."

Kundendienst meiner Firma gab, wurde ich „nur für ein paar Tage" in den Verkauf gesteckt. Diese Arbeit habe ich gerne gemacht und wurde relativ bald Abteilungsleiter.
Als ich die Diagnose bekam, spürte ich zunächst eine „Mordserleichterung", denn ich dachte: Parkinson, das ist eine Erkrankung wie viele andere. Man nimmt Pillen dagegen ein und „gut ist"!
Erst als ich abends meine Frau über die Diagnose informiert habe, ist bei mir ganz langsam durchgesickert, dass Parkinson etwas Schwerwiegendes ist. Meine Frau arbeitet in einer Apotheke und wusste daher sofort, was los ist. Bis man den Schock verarbeitet und das Ganze sacken lassen kann, dauert es eine ganze Weile.

| Wie lange hast du danach noch gearbeitet?

Mein Rentenantrag wurde fünf Jahre nach der Diagnose bewilligt. Ich hatte vor, deutlich später mit dem Arbeiten aufzuhören, aber ich bekam leider starke Wassereinlagerungen von den Medikamenten. Ich musste meine Beine mehrmals täglich wickeln und konnte mich kaum bewegen. Meine Aussprache wurde sehr unverständlich. Im Betrieb konnte ich zunächst meine Stelle wechseln und das Lager verwalten. Da ich keinen Kundenkontakt mehr hatte, konnte ich mehr Pausen machen. Der Medizinische Dienst hat jedoch empfohlen, mich nicht mehr gewerblich Fahrzeuge führen zu lassen.

| Deine Tochter war erst zweieinhalb Jahre alt, als du erkrankt bist. Wie lebt ihr in der Familie damit?

Sie kennt es nicht anders: Papa ist krank. Seitdem unsere Tochter knapp acht Jahre alt wurde, war ich immer zu Hause. Papa hat sie zur Schule gefahren, Papa hat Mittagessen und Abendessen gemacht. So ist es bis heute. Meine Tochter wohnt noch zuhause und Papa ist daheim.

Ich habe nicht den Eindruck, als Vater versagt zu haben. Meine Tochter sagt gerne mit einem Augenzwinkern: „Wir sind ein bisschen verrückt und nicht ganz normal." Das ist eine gute Beschreibung von ihr für unsere Familie. Freundinnen meiner Tochter möchten des Öfteren gerne bei uns einziehen, denn bei uns geht es ein bisschen lockerer zu.

„Ich mache EINE Sache am Tag. Mehr nehme ich mir an schlechten Tagen nicht vor."

Ich glaube, die Beziehung zu meiner Frau und zu meiner Tochter hat sich durch die Krankheit noch intensiviert. Wir haben uns damit auseinandergesetzt. Das wichtigste Ziel ist eigentlich der Weg, wie wir mit dem Ganzen umgehen. Ich kann nicht sagen: „Ich habe Parkinson, aber meine Frau und mein Kind betrifft das nicht!" Es betrifft alle. Deshalb: Familie Seidel hat Parkinson!

| Du hast dich im Jahr 2014 für eine Tiefe Hirnstimulation, kurz: „THS", entschieden. Was war damals ausschlaggebend für deine Entscheidung zur Operation?

Meine Frau und ich haben alles gelesen, was in Büchern und im Internet zu Parkinson zu finden war. Der Professor, der mich betreut hat, war sehr offen und hat mich zu Vorträgen mitgenommen. Auch wenn ich nicht immer alles verstanden habe, konnte ich so mein Wissen über Parkinson erweitern. Trotz einer

Tagesdosis von 1000 mg „L-Dopa" funktionierte bei mir nichts mehr. Das Ganze war eher wie eine Sucht.

| Wie ging es dir dann nach der THS?

Ich vergesse nie, dass ich ein paar Tage nach der Operation erstmals mehr als sechs Stunden durchgeschlafen habe. Das kannte ich gar nicht mehr. Ich musste ja am Tag und auch in der Nacht alle drei Stunden mindestens 200 mg L-Dopa einnehmen, damit ich tagsüber funktionieren konnte und war dann schnell wieder ziemlich unbeweglich. Man hat gar keine Vorstellung davon, was es bedeutet, wenn man endlich ein bisschen schlafen kann!

Mir war klar: Wenn die Operation gelingt, dann erfülle ich mir einen Traum und überquere auf dem E-Bike die Alpen. So habe ich die Rad-Strecke nach Padua in Italien geplant, mehr als 600 Kilometer in elf Tagen. Je nachdem, wie extrem die Steigungen waren, täglich 50 bis 70 Kilometer. Eine echte Herausforderung, aber es war eine einmalige Erfahrung.

| Wer oder was hilft dir an einem schlechten Tag, trotzdem morgens aufzustehen?

Mir hilft meine Lebenseinstellung: Ich muss mich nicht so wichtig nehmen. Und: Ich mache EINE Sache am Tag, egal was.

Manchmal schaffe ich es, an einem Tag ein ganzes Hochbeet für meine Frau oder eine Pergola zu bauen oder ein Licht wieder zum Funktionieren zu bringen. Je nach Kraft räume ich auch nur die Spülmaschine aus oder räume die Küche auf. Meine Motivation ist es, EINE Sache am Tag zu machen!

| Was magst du den Menschen noch mit auf den Weg geben?

Eine Lebensweisheit, an die ich mich immer halte, ist von Antoine de Saint-Exupéry: „Man sieht nur mit dem Herzen gut. Das Wesentliche ist für die Augen unsichtbar."

Mein Credo: Lasst euch nicht unterkriegen! Aufgeben ist keine Option!

Das Glück liegt auf der Straße! Damit meine ich, dass es einfach ist, das Glück zu finden. Die meisten Menschen sehen es nur nicht! Sie warten auf das „große, unbeschreibliche" Glück! Und was ist mit den kleinen Glücksmomenten? Wenn ich zum Beispiel aus dem Haus gehe, draußen meinen Nachbarn treffe und der lacht, dann erlebe ich das bereits als Glück! Es sind diese kleinen Momente, in denen ich mein Glück finden kann!

Die meisten Leute definieren sich über ihre Arbeit, zumindest bei uns in Europa: „Was habe ich gelernt und was bin ich geworden?" Die wenigsten definieren sich über das, was das Glück wirklich ausmacht. Das bedeutet für mich: Weniger die materiellen Güter im Blick zu haben, sondern mir die Fragen zu stellen:

Wie gehe ich mit meiner Frau und mit meiner Tochter um? Sehe ich meine Nachbarn wirklich an und wechsele ein paar herzliche Worte oder gehe ich nur mit einem schnellen „Hallo" an ihnen vorbei?

Wenn man diese kleinen Dinge als Glück erkennt, dann kann einem das niemand mehr nehmen!

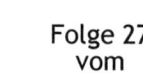

Einfach scannen und Folge anhören!

Folge 27
vom
01.08.2021

Wie Tonys Geschichte weiterging:

Um die Jahreswende 2022/2023 hatte ich einen massiven Parkinson-Schub.

Ich konnte kaum mehr zum Auto gehen, ca. 30m von der Küche aus, geschweige denn in das Obergeschoss gelangen, um ins Schlafzimmer oder ins Bad zu kommen. Um wieder unabhängig zu sein, leierte ich alles an: Elektrorollstuhl, Senioren-Mobil, behindertengerechter Bad-Umbau, Treppenlift.

Seither ist es ein „Auf und Ab mit dem Begleiter", mal besser, mal schlechter, aber ich bin auf dem Weg der Besserung. Da ich immer noch was bewegen will, bin ich aktives Mitglied im „Reparatur-Café-

Altötting" geworden. Man bekommt so viel Dankbarkeit zurück, unglaublich.

In den Social-Media-Netzwerken bin ich nicht mehr ganz so aktiv vertreten, da ich lieber Kontakte vor Ort pflege und ich hier das kleine Glück und die Anerkennung finde.

Zurzeit kann ich meine Balance mit Walkingstöcken halten oder anders ausgedrückt: Dafür, dass 19 Jahre seit der Diagnose mit Morbus Parkinson vergangen sind, bin ich zufrieden.

Tony Seidl, Mai 2024

Leben in Balance

„Wir dürfen uns an die erste Stelle setzen, jeder Einzelne für sich. Nur, wenn wir in unserer Mitte sind, können wir auch für andere Menschen gut da sein."

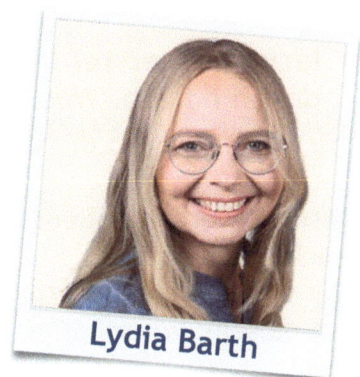

Lydia Barth

Worüber hast du heute schon gelacht?

Lachen ist so wichtig und ich lache, wenn ich aufwache. Das ist das Allererste, was ich tue. Das beeinflusst den kompletten Tag, indem ich mir gleich nach der Nacht etwas Gutes tue und damit den ganzen Körper mit Energie durchflute.

| **Dein Vater erkrankte relativ früh, mit Mitte 40, an Parkinson. Wie hast du die Erkrankung deines Papas erlebt?**

Die Diagnose ist mittlerweile über 20 Jahre her. Für mich war es damals relativ leicht, vielleicht auch, weil die Parkinsonsymptome meines Vaters am Anfang noch nicht so sichtbar waren. Ich bin damals fürs Studium weggezogen und habe daher nicht so viel mitbekommen. Meine Eltern wollten uns Kinder schützen und haben die Parkinson-Erkrankung nicht so in den Fokus gestellt. Sicher brauchten sie auch eine gewisse Zeit für sich, um damit zurecht zu kommen. Ich stelle die Krankheit meines Vaters nicht in den Vordergrund. Ich sehe ihn trotzdem als gesunden Menschen und wir werden sehen, was in Zukunft kommen wird.

„Ich stelle die Krankheit meines Vaters nicht in den Vordergrund. Ich sehe ihn trotzdem als gesunden Menschen."

Zum damaligen Zeitpunkt konnte ich selbst auch noch gar nicht fassen, was Parkinson alles bedeutet und was das heißt, erkrankt zu sein. Das kam dann erst im Laufe der Zeit, in der ich mich in dieses Krankheitsbild eingelesen habe.

| **Du hast Molekularbiologie studiert und anschließend deinen Doktor in Neurobiologie gemacht. Heute bist du als Gesundheitscoach dabei, dich selbstständig zu machen. Du sagst, wir müssen**

lernen, in erster Linie gut für uns selbst zu sorgen, bevor wir anderen helfen. Was ist dabei wichtig?

Wir dürfen uns an die erste Stelle setzen, jeder Einzelne für sich. Im Flugzeug heißt es auch, wenn im Falle eines Notfalls die Sauerstoffmasken aufgesetzt werden sollen: Setze dir zuerst die Maske auf, bevor du deinem Nachbarn hilfst.

Nur wenn wir in unserer Mitte sind, können wir auch für andere Menschen gut da sein. Wir schaffen das, indem wir Pausen einlegen, selbst wenn es jeweils nur eine Minute ist! Auch bewusstes Atmen zwischendurch ist gut. Das kann man überall machen, zum Beispiel, wenn man an der roten Ampel oder an der Supermarktkasse in der Schlange steht. Das hat einen sehr effektiven Nutzen für den ganzen Körper und hilft dabei, wieder Energie zu gewinnen. Im Gehirn regelt der Sympathikus unseren Stresslevel. Wenn wir uns daran gewöhnen, bewusst zu atmen und das in den Alltag einbauen, ist das ein guter Anfang. Die Optimierung des Ganzen ist es, länger auszuatmen als einzuatmen, denn damit aktivieren wir den Parasympathikus, der für unsere Ruhephasen zuständig ist.

„Das Lebensgefühl, eigenständig zu sein und keine fremde Hilfe zu brauchen, ist enorm wichtig!"

| **Du hast durch dein Studium und durch Weiterbildungen in der Traditionellen Chinesischen Medizin viele Erfahrungen gesammelt. Seit einigen Jahren hast du mit deinem Vater die Ernährung optimiert und viele mentale Techniken ins Leben integriert. Dadurch konnte dein Vater sogar seine Medikamentendosis reduzieren. Erzähle uns gerne mehr!**

Die Reduzierung der Medikamentendosis ist circa drei Jahre her. Es ist immer wichtig, dass die betroffene Person selbst die Entscheidung trifft, etwas ändern zu wollen. Mein Vater war an einem Punkt, dass kaum noch was ging, egal, welche Medikamente er nahm. Mit der Ernährungs-Optimierung hatten wir vorher schon begonnen, zum Beispiel: Kochen mit frischen Zutaten, mit Gemüse und Obst aus dem großen Garten. Viele säurelastige Produkte wurden aus unserem Speiseplan entfernt, wie zum Beispiel Milchprodukte, glutenhaltige Produkte und Zucker.

Zusätzlich haben wir das Ganze noch pflanzenbasierter gemacht. Wir haben auch Lebensmittel, die den Körper entgiften, wie die Wilde Heidelbeere oder Koriander in die Ernährung aufgenommen. Ein tägliches physiotherapeutisches Trainingsprogramm hilft meinem Vater, Muskeln wieder aufzubauen.

Außerdem legen wir den Fokus auf die Mindset-Arbeit, also darauf, positive Gedanken zu haben und die Art, wie man mit sich selbst redet. Wir fokussieren uns auf das, was wir schon gemacht und erreicht haben. Für jedes Problem gibt es eine Lösung. Ich helfe meinem Vater im Prinzip dabei, Lösungen zu finden. Man kann aber natürlich nicht immer nur positiv sein, wenn man sich gerade nicht so fühlt. Wir dürfen auch negative Gefühle ruhig mal zulassen. Indem wir sie aussprechen, sprechen wir sie uns auch von der Seele.

| Wie geht es deinem Vater heute?

Er sagt: „Mir geht es gut. Die Krankheit ist da; ich lerne mit der Krankheit zu leben." Es war unser Ziel gewesen, Symptome zu minimieren, vom Lebensgefühl her glücklich zu sein und sich nicht mit dieser Krankheit aufzugeben. Im geistigen Denken ist mein Vater wieder superschnell und schlagfertig, da hat er wirklich keine Einschränkungen mehr. An manchen Tagen ist sein Tremor noch recht stark. Aber das Laufen geht deutlich besser und die Koordination ist wieder sehr gut. Mein Vater hat wieder mehr Selbstbewusstsein, weil die Unsicherheit weg ist. Er ist auch eigenständiger, kann sich sein Essen zubereiten, kocht Kartoffeln oder macht sich Sachen warm. Das Lebensgefühl, eigenständig zu sein und keine fremde Hilfe zu brauchen, ist enorm wichtig.

Er hat auch wieder Lust und Freude, woanders hinzugehen. Ganz erstaunlich ist zudem sein Gesichtsausdruck, denn die Mimik ist wieder da. Das sind wichtige und entscheidende Punkte, die meinem Vater ein positives Lebensgefühl zurückgeben.

| Was nimmst du ganz persönlich aus der Arbeit mit deinem Papa für dein Leben mit?

Ich nehme für mich mit, dass ich sehe, was möglich ist. Kleine Schritte annehmen und wenn es zurück geht, sich wieder bewusst machen, dass es auch wieder vorwärts gehen wird. Das ist für mich selbst ein großer Lerneffekt. Für mich versuche ich auch, Stress zu vermeiden, körperliche Bewegung immer wieder einzubauen und mir Auszeiten zu nehmen, beispielsweise durch Spaziergänge in der Natur. Wichtig ist auch, die Zuversicht immer zu behalten, egal wie schwierig das Leben gerade ist.

Für mich ist alles machbar, wenn wir selbst dazu bereit sind. Ich habe mich auch viel mit der Kraft von Meditation beschäftigt. Die Arbeit von Dr. Joe Dispenza zum Beispiel hat durch Meditation quasi zeigen können, wie sich der Tremor reduzieren lässt.

| Was magst du den Menschen, die an Parkinson erkrankt sind, aber auch ganz speziell den Angehörigen, noch mit auf den Weg geben?

Es ist wichtig, den Mut nicht zu verlieren, weiter zu machen, an sich zu glauben und darauf zu vertrauen, dass alles möglich ist! Ich vergleiche das gerne mit Thomas Edison. Er hat damals wohl zehntausend Versuche gebraucht, bis er eine Glühbirne zum Leuchten gebracht hat. Aber er hat es geschafft. Also nie aufgeben!

Probiert aus, was euch gefällt, was Spaß macht und wodurch ihr euer positives Lebensgefühl zurückbekommt. Das ist gut für die Seele.

Für den Geist sind Dankbarkeitsübungen gut, egal zu welcher Tageszeit. Am besten man fängt schon am frühen Morgen an zu lächeln.

Einfach scannen und Folge anhören!

Folge 28 vom 15.08.2021

Wie Lydias Geschichte weiterging:

Mein Papa kommt inzwischen gut alleine zurecht und hat viel von seiner Selbstständigkeit zurückerlangt.

Die Medikamentenreduktion konnte er beibehalten. Nebenberuflich arbeite ich seit einiger Zeit selbstständig als Health-

guide und hoffe, damit auch anderen Menschen Impulse und Strategien für ein gesundes Leben mit auf den Weg geben zu können.

Lydia Barth, Juli 2024

Glaub' an dich und bleib' bewegt

„Diesen Rehasport-Übungsleiterschein zu machen, war ein ganz schöner Kraftakt, aber das hat mir damals richtig Aufwind gegeben. Ich merkte, meine Arbeit tat den Menschen gut und das tat mir wiederum gut."

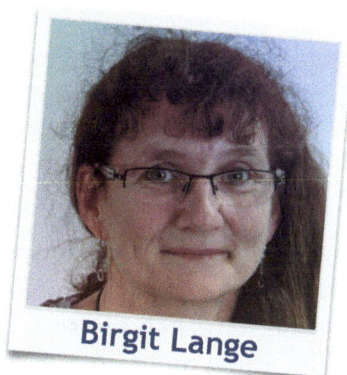

Birgit Lange

Worüber hast du dich heute schon gefreut?

Da gab es eine ganze Menge Dinge! Das fing schon damit an, dass das Frühstück fertig war, als ich runterkam. Mein Mann macht jeden Tag das Frühstück, das wir gerne gemeinsam genießen. Und gerade eben ist an meinem Fenster ein Heißluftballon vorbei geflogen, der sah auch so schön aus.

| Die meisten Menschen verbinden Parkinson mit älteren Menschen, du hingegen bist schon sehr jung erkrankt. Du warst damals gerade 33 Jahre alt und deine Tochter war frisch geboren. Kannst du uns ein bisschen mit zurücknehmen in die Zeit damals?

Das war eine sehr ungewisse Zeit. Alles fing mit der rechten Hand an. Ich saß im Büro, wollte was aufschreiben und die rechte Hand hat nicht mehr geschrieben. Ich dachte erst, ich hätte einen Muskel überdehnt oder so, denn man denkt ja nicht an sowas! Das Symptom verschwand und kam immer wieder. Der Arzt sagte mir, es wäre was am Karpaltunnel und ich wurde dort sogar operiert, doch verändert hat sich nichts. Später ging es auch beim Wickeln los. Ich habe die Windel nicht zugekriegt und dann wurden weitere Untersuchungen gemacht. In der Uniklinik in Düsseldorf wurde später Parkinson diagnostiziert. Dass ich Parkinson haben sollte, konnte natürlich erstmal keiner glauben, ich am wenigsten!

„In meinem Kopf sah ich riesige Seifenblasen platzen von all den Bildern meiner Zukunft."

In meinem Kopf sah ich riesige Seifenblasen platzen von all den Bildern meiner Zukunft, die nun alle nicht mehr passten. Ich habe erst noch versucht, halbtags zu arbeiten und habe mich durchgequält, bis ich merkte, das geht nicht mehr mit dem Bürojob. So bin ich dann recht früh verrentet worden. Als meine Tochter in die Grundschule kam, habe ich die Zeit genutzt, um mich mehr über Parkinson zu informieren und bin dann auf die Selbsthilfegruppe gestoßen. Damit ging es für mich bergauf.

| Wie hast du das als junge Mutter mit der Erkrankung erlebt und vor allem: Wie hast du das geschafft?

Man quält sich zum Beispiel durch die Bastelnachmittage im Kindergarten. Ich versuchte, trotz meiner Einschränkungen irgendwie mitzumachen, aber es wurde natürlich nie so schön wie bei den anderen Kindern. Meine Tochter war zum Glück nicht so anspruchsvoll. Sie fand es toll, dass ich überhaupt dabei war. Trotzdem fühlte ich mich manchmal wie ein Klotz am Bein und dachte, ich bremse meine Familie aus.

„Aktiv zu bleiben ist wesentlich für uns!"

Manchmal hatte ich das Gefühl, an allem, was nicht funktionierte, Schuld zu sein, denn ich wollte so gerne alle Rollen, die ich mir vorgenommen hatte, auch erfüllen: Mutter, Schwester, Tochter, Freundin. Aber das funktionierte nicht immer und ich musste erstmal lernen und akzeptieren, dass manches nicht mehr geht. Geholfen hat mir dabei der Rückhalt der Familie. Ich hatte nie das Gefühl, dass irgendjemand sich plötzlich abgewendet hat oder so. Meine Familie stand immer hinter mir und das gibt mir bis heute Sicherheit.

| Wie du mir erzählt hast, half dir auch eine kleine Schildkröte mit dem Namen Gina bei der Bewältigung deines Lebens mit Parkinson.

Ja, Gina ist eine kleine Schildkröte, die sehr wissbegierig ist und auch selbst Parkinson hat. Ich habe zwei Bücher über sie geschrieben. Gina trägt die Aufforderung: „Gib´ nicht auf!" in ihrem Namen. Ich habe versucht, in ihr eine Art Interviewpartnerin zu sehen, die die Leute ein bisschen anstupst und sie auf humorvolle Art und Weise über die Krankheit aufklärt. Ich habe sie Geschichten erleben lassen. Zum Beispiel hat Gina einen Hahn kennengelernt, der Logopädie braucht, weil er nicht mehr krähen kann und dadurch von den Hühnern in seinem Stall nicht mehr ernst genommen wird. Das sind Geschichten, die vielleicht ein bisschen kindisch-naiv klingen, aber letztendlich kamen sie gut an. Natürlich wollte ich auch meiner Tochter das Thema Parkinson einfach und verständlich näherbringen, obwohl sie ja damit aufgewachsen ist und das alles recht gut verkraftet hat.

Gina ist das Maskottchen der Moerser Selbsthilfegruppe. Mittlerweile ist sie auch als kleine Stoffschildkröte erhältlich. Wer Interesse an den Büchern hat, kann sie gerne über meine Website bestellen.

| Du hast dich vor acht Jahren für eine Tiefe Hirnstimulation entschieden. Wie war dein Weg dorthin und wie geht es dir jetzt mit der THS?

Ich habe den Arzt, der mich operiert hat, auf einer Veranstaltung in Krefeld kennengelernt. In dieser Zeit war mein persönlicher Leidensdruck ziemlich hoch. Ich hatte vieles probiert, doch nichts half mehr so richtig. Zu dem Arzt hatte ich sofort so ein Vertrauensverhältnis und kurz darauf fuhr ich mit meinem Mann zur Voruntersuchung zu ihm. Nur wenige Monate später wurde ich operiert. Bereits im OP-Saal war ich schon total zufrieden mit der Entscheidung, da ich sofort die ersten positiven Effekte gespürt habe. Ich bin froh, die Operation gemacht zu haben, denn mittlerweile geht es mir um vieles besser. Ich nehme viel weniger Medikamente und den Rigor haben wir mit der THS gut reduzieren können.

| Du bist auch aktiv in der Selbsthilfe und leitest die Regionalgruppe Moers der Deutschen Parkinson Vereinigung. Zudem bist du als Rehasport-Übungsleiterin tätig und betreust wöchentlich sogar drei Gruppen. Warum ist dir diese Arbeit so wichtig?

Aktiv zu bleiben ist wesentlich für uns. Ich habe damals den Übungsleiterschein gemacht, um nach meiner Verrentung irgendwie wieder tätig zu sein. Mir tut es einfach gut, wenn ich sehe, dass die Teilnehmer kommen, sich bewegen und dabei Spaß haben. Mir ist es so wichtig, dass wir den Tag genießen und nicht verzweifelt durch die Welt gehen. Das funktioniert am besten mit Bewegung.
Diesen Rehasport-Übungsleiterschein zu machen, war ein ganz schöner Kraftakt, aber das hat mir damals richtig Aufwind gegeben. Ich merkte, meine Arbeit tat den Menschen gut und das tat mir wiederum gut.

| Dein Mann hat dir kürzlich einen zweiten Heiratsantrag gemacht. Wie habt ihr es geschafft, eure Beziehung über all die Jahre positiv zu gestalten?

Ich würde mal sagen: Er weiß, was er an mir hat! Nein, im Ernst: Ich habe mir in den letzten Tagen diese Frage auch nochmal gestellt. Damals, bei unserer Hochzeit, hatten wir den Trauspruch: „JA zu uns, egal wie wir sind und wie wir sein werden — kein Vielleicht, sondern wirklich ein JA." Den Spruch sagt man anfangs vielleicht so dahin, aber wir haben ihn tatsächlich gelebt. Ich betrachte meine Familie als große Tankstelle, woraus ich meine Kraft und meine ganze Hoffnung beziehe. Das funktioniert bei uns schon lange ziemlich gut. Ich bin erstaunt, wie viele Ehen aus meinem Bekanntenkreis mittlerweile wegen dummer und unwichtiger Sachen kaputt gegangen sind. Ich hoffe, unsere Ehe hält noch lange.

| Was magst du den Menschen noch mit auf den Weg geben?

Also ich benutze immer gerne den Satz: „Lebe jeden Tag, als wäre es der letzte!" Vor allen Dingen ist es wichtig, in Bewegung zu bleiben; nicht nur körperlich, sondern auch geistig. Es gibt so viele hilfreiche Therapieangebote und eine Menge Sachen, die im Moment erforscht werden. Ich glaube ziemlich fest daran, dass irgendwann noch eine Heilungsmöglichkeit gefunden wird.

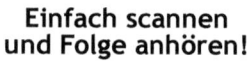
Einfach scannen und Folge anhören!

Folge 32 vom 26.09.2021

Wie Birgits Geschichte weiterging:

Aus meiner Sicht hat sich nicht viel geändert. Privat bin ich nach wie vor glücklich mit meinen Lieben.
Unsere Parkinson-Selbsthilfegruppe feiert 40-jähriges Jubiläum, da gibt es noch viel zu tun.
Ja und sonst!? Es gibt bezüglich der Parkinsonforschung einige gute Ansätze im *Gespräch.*
Das heißt, jeder von uns sollte Wünsche an die Forschung senden und dann, wenn keiner daran denkt, schmeißen wir den „Mietnomaden Parkinson" einfach raus!

Birgit Lange, Nov. 2024

Und das Leben ist
trotzdem schön

„Ich denke, es ist wichtig, dass man sich nicht seinen negativen Gedanken hingibt, sondern dagegen angeht, indem man sich zum Beispiel beschäftigt."

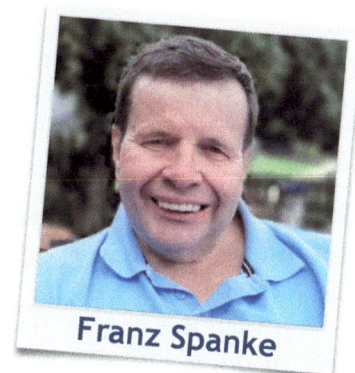

Franz Spanke

Worüber hast du dich heute schon gefreut?

Ich habe mich heute den ganzen Tag auf das Interview gefreut. Außerdem bin ich gerade im Urlaub in meiner Ferienwohnung in Bremerhaven. Das genieße ich sehr.

| Wann wurde dir zum ersten Mal gesagt, dass du an Parkinson erkrankt bist und wie hast du diese Zeit erlebt?

Das Zittern begann bei mir schon, als ich 13 Jahre alt war. Ob das tatsächlich mit meiner späteren Parkinson-Diagnose zusammenhing, ist nicht ganz klar. Im Alter von 30 Jahren wurde ich zum ersten Mal mit Parkinsonmedikamenten behandelt. Die zwei Jahre danach waren die schönsten Jahre meines Lebens, weil ich überhaupt nicht mehr gezittert habe, aber dann hörte die Wirkung der Medikamente auf und ich musste ganz neu eingestellt werden. In der Uniklinik in Köln wurde schließlich eine Untersuchung gemacht, für die ich zwei Wochen vorher alle Medikamente absetzen musste. Das

„Das erste Zittern hatte ich bereits mit 13 Jahren. Die Diagnose bekam ich, als ich 30 war."

war wirklich die Hölle für mich. Ich habe von morgens bis abends nur gezittert. Der einzig positive Effekt dabei war, dass ich ziemlich viel abgenommen habe in der Zeit.

Danach wurde offiziell festgestellt, dass ich Parkinson habe und ich wurde eingestellt mit Medikamenten. Ich habe mich nach der Diagnose tatsächlich erleichtert gefühlt, weil ich endlich wusste, was mit mir los ist und was ich habe. Diese Ungewissheit und auch diese Behauptung anderer Menschen, ich würde mich nur anstellen – all´ das hatte jetzt ein Ende!

| Du hast bereits eine sehr lange Zeit mit Parkinson hinter dir und dabei auch schwere Zeiten durchlebt. Wie hast du da wieder herausgefunden?

Es war ein langer Weg bis zu dem Punkt, an dem ich im Moment stehe. In der Schule hat man sich natürlich über mich lustig gemacht und damals entstand bei mir eine ganz tief verwurzelte Angst. Ich wollte immer so cool sein wie die anderen, aber es hat nicht geklappt. Ich kam irgendwann an den Punkt, an dem ich mir sagte: „Du machst dich bekloppt! Fange mal an, zu dir selbst und zu deiner Krankheit zu stehen!" Das half mir schließlich dabei, wieder Kontakte zu Leuten aufzubauen. Letztendlich ist es ja so: Es ist nicht das Zittern, was meinen Charakter und mein Wesen ausmacht. Viele fragen sich, womit sie die Krankheit verdient haben. Das ist aber die falsche Fragestellung. Die Fragen müssten eigentlich lauten: Wie muss ich mein Leben ändern oder anpassen? Will ich trotz Parkinson noch Spaß haben? Man muss sich bewusst werden, dass das Leben mit Parkinson anders sein wird als es vorher war. Man muss sich darauf einstellen, dass man viele Dinge nicht mehr machen kann. Und da sollten wir uns überlegen, welche Alternativen es gibt. Was kann ich denn stattdessen machen, das mein Leben noch ausfüllt und woran ich Spaß habe? Das ist sicherlich für jeden etwas anderes. Bei mir ist es zum Beispiel: Basteln, Lesen, Gedichte schreiben. Ich denke, jeder muss letztendlich seinen eigenen Weg finden, auf dem er mit seinem Parkinson durchs Leben gehen kann. Wir müssen uns unsere Lebensfreude bewahren. Diese Fähigkeit hatte ich damals zum großen Teil verloren. Ich musste das erst wieder lernen. Inzwischen habe ich zum Beispiel abends im Bett eine Routine: Ich überlege mir, was ich am heutigen Tag Schönes erlebt habe. Es ist sehr hilfreich, wenn man mit positiven Gedanken in den Schlaf geht. Jeden Morgen stelle ich mich auch vor den Spiegel, lächle mich ein oder zwei Minuten lang an und überlege mir, worauf ich mich heute freue. Das mag einem erstmal etwas blöd vorkommen, aber es ist nachgewiesen, dass die Bewegung dieser Muskeln im Gesicht eine positive Hormonausschüttung im Körper bewirkt und man tatsächlich mit einem positiven Gefühl in den Tag gehen kann.

„Wir müssen uns unsere Lebensfreude bewahren."

| Du bist gelernter Bauingenieur und du hast auch heute noch sehr viel Spaß daran zu tüfteln und zu erfinden. Im Jahr 2007 hast du den Innovationspreis der Hertie-Stiftung erhalten. Wie kam es

denn dazu, dass du Erfinder wurdest und was sind deine spannendsten Ideen?

Ich kann nicht gut Sachen wegwerfen, ich habe sie mir lieber angeschaut und überlegt, wie ich sie reparieren kann. Das macht mir bis heute viel Spaß. Meine Erfindungen fingen damit an, dass ich einer Frau helfen wollte, die sehr unter Freezing litt. Das heißt, dass sie starke OFF-Phasen hatte, in denen sie sich nicht bewegen konnte, sondern einfach wie eingefroren stehenblieb. Wenn sie aber vor Treppenstufen stand, dann konnte sie wieder laufen! Da kam mir die Idee, eine mobile Treppenstufe zu entwickeln. Ich hatte ein Mühlrad aus Holz, worauf ich Platten leimte. Da konnte die Frau dann immer entsprechend drauftreten. Mit diesem Gefährt konnte sie sich nach langer Zeit erstmals auch in den OFF-Phasen wieder in ihrer Wohnung bewegen. Dieser Erfolg hat dazu geführt, dass ich den Preis bekam.

Viele Menschen mit Parkinson haben ja auch das Problem, dass sie sehr nach vorn geneigt gehen, daher habe ich ein kleines Gerät erfunden, dass man wie eine Stirnlampe um den Kopf machen kann und einen Neigungsschalter eingebaut hat. Die Neigung kann man individuell einstellen und sobald der Mensch den Kopf in einem bestimmten Grad nach vorne neigt, ertönt ein leiser Piepton, der daran erinnert, gerade zu gehen. Für Menschen mit Parkinson, die auf einen Rollator angewiesen sind, habe ich ein Zusatzgerät entwickelt, das vorne an den Rollator angehängt wird und über entsprechende gelenkige Rollen verfügt. Damit ist es möglich, auch schwerere Lasten, wie einen Koffer oder einen Wasserkasten, zu transportieren. Auch habe ich einen Tanz-Rollator entwickelt, denn ich halte es für wichtig, dass man auch mit Parkinson Spaß an Bewegung hat. Es gibt sogar Tanz-Choreografien mit Rollator, dafür wäre mein Tanz-Rollator gut geeignet. Dieser hat Räder, die man wie bei einem Einkaufswagen in alle Richtungen schieben kann. So kann man mit dem Rollator auch seitliche Schritte und Schritte nach hinten machen. Das setzt allerdings voraus, dass es eine entsprechende Bremse für den Notfall gibt. Dieses Projekt ist leider noch nicht realisiert worden.

| Franz, du selbst sagst über dich: „Langeweile kenne ich nicht." Welche Tipps kannst du gegen Langeweile geben?

Wenn man Langeweile hat, besteht die Gefahr, dass man negative Gedanken denkt. Ich habe mir damals selbst gesagt: „Bevor du in Depressionen verfällst, musst du dich beschäftigen!" Für die einen ist es das Stricken, für die anderen ist es das Basteln oder irgendwas anderes. Der menschliche Geist ist so aufgebaut, dass er nicht imstande ist, zwei Gedanken gleichzeitig zu denken. Also entweder bin ich mit meinen Gedanken bei dem, was ich gerade tue oder ich bin bei meinen negativen Gedanken. Das habe ich persönlich schon oft erlebt: Wenn ich mittendrin stecke in dem, was mich wirklich interessiert und mir Spaß macht, dann vergesse ich tatsächlich während dieser Zeit meine Probleme. Ich denke, es ist so wichtig, dass man sich nicht seinen negativen Gedanken hingibt, sondern dagegen angeht, indem man sich beschäftigt. Ich habe nur leider sogar viel zu viele Ideen, die ich noch verwirklichen will, da kommt bei mir keine Langeweile auf.

| Was magst du den Menschen noch mit auf den Weg geben?

Es gibt sicher schwere Momente im Verlauf unserer Parkinson-Krankheit, aber versucht nicht, alle Probleme alleine zu lösen! Es gibt Selbsthilfegruppen mit Menschen, die ähnliche Probleme haben wie ihr. Es gibt auch schöne Momente, für die es sich einfach lohnt, weiter zu kämpfen!

Einfach scannen und Folge anhören!

Folge 33
vom
10.10.2021

Wie Franz' Geschichte weiterging:

Ich bin dabei, einige wichtige Weichen für die Zukunft zu stellen, die mich hoffentlich in die richtige Richtung bringen. Ich habe inzwischen verstanden, dass ich Platz schaffen und alten Ballast wegwerfen muss in meinem Leben, um gewappnet zu sein für eine Zukunft mit Parkinson. Unser Lebensinhalt ist nicht Parkinson, sondern das große Ziel ist es, trotz Parkinson noch ganz viel Freude am Leben zu haben. Diesen Weg zu gehen bedeutet aber auch, sich von lieb gewonnenen Lebensgewohnheiten zu verabschie-den, um für eine Zukunft mit Parkinson offen zu sein. Das fällt mir nicht immer leicht, muss aber sein. Ich hoffe auf diese Weise keine Angst vor einer Zukunft mit Parkinson haben zu müssen. Im Übrigen versuche ich, meine Hobbys so gut es geht und im Rahmen meiner Möglichkeiten, beizubehalten. Ich male weiterhin und schreibe Gedichte. Das macht mir viel Freude!

Franz Spanke, Nov. 2024

Kreativ sein mit Parkinson

„Wichtig ist, auch wenn es mal nicht so gut geht: Mit anderen Menschen in Kontakt und regelmäßig in Bewegung bleiben.“

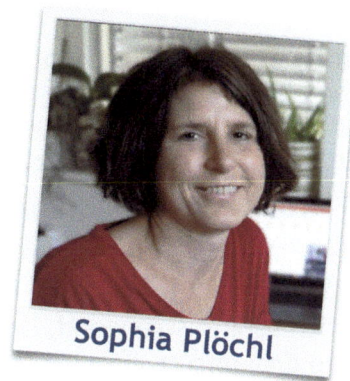

Sophia Plöchl

Worüber hast du heute schon gelacht?

Wir genießen unser gemeinsames Frühstück am Wochenende. In der Früh´ haben die Kinder dabei auf sehr lustige Weise von den Corona-Tests erzählt, die in der Schule gemacht wurden. Darüber haben wir gemeinsam gelacht.

| Du bist mit Mitte 40 erkrankt und es dauerte einige Jahre, bis die Diagnose feststand. Wie war dein Leben damals und wie hat es sich durch die Erkrankung verändert?

Die ersten Symptome hatte ich ganz sicher schon mit 40 Jahren: Schweißausbrüche, Schwierigkeiten beim Formulieren und eine bleierne Müdigkeit, die mich einfach „überfallen" hat. Im Jahr 2017, in meiner Rekonvaleszenz nach einer Operation an der Schulter, entdeckte mein älterer Sohn, dass einer meiner Finger zitterte und bald die ganze Hand. Daraufhin ging ich zur Neurologin, die das Zittern für einen essenziellen Tremor hielt. Eine Freundin, die schon einige Menschen mit Parkinson gesehen hatte, empfahl mir, zu einem Spezialisten zu gehen. Dieser Spezialist hat dann im Sommer 2018 festgestellt, dass ich Parkinson habe und dies wurde ein paar Monate später durch einen DaTSCAN bestätigt. Für mich war die Diagnose eine Erleichterung, weil ich für noch weitere unklare Symptome und Erscheinungen, die mein Leben begleitet haben, eine Erklärung finden konnte. Im Laufe des Jahres 2017 war ich aufgrund der unklaren Symptome und einer schwierigen Arbeitssituation psychisch sehr belastet. Als im Jahr 2018 noch die Diagnose Parkinson dazu kam, konnte ich einfach nicht mehr. Der geringste Anlass brachte mich zum Weinen, letztendlich musste ich in den Krankenstand gehen. Außer Parkinson wurde da-

„Für mich war die Diagnose eine Erleichterung.“

mals auch eine Erschöpfungsdepression diagnostiziert. Ein paar Monate später beschloss ich, das Arbeitsverhältnis einvernehmlich zu lösen.

| Depression ist ein Symptom bei Parkinson, über das wenig geredet wird. Wie hast du nach der völligen Erschöpfung wieder zurück ins Leben gefunden?

Ich war antriebslos, aber hauptsächlich habe ich sehr viel geweint. Das war für mich sehr anstrengend. Unsere Kinder waren damals ja noch sehr klein, sie waren drei und sechs Jahre alt.

Das Familienleben hat mir geholfen, in Bewegung zu bleiben. Ich musste funktionieren, zumindest am Nachmittag, wenn ich mit den Kindern alleine war.

„Meine Kinder fordern mich und dadurch bleibe ich geistig und körperlich in Bewegung."

Mein Mann hat mir auch geholfen. Er hat sofort gesagt, dass er, egal was auch immer kommt, zu mir stehen wird. Er ist ein sehr bodenständiger Mensch und hat mir sehr viel Stabilität gegeben. Er hat auch viel übernommen, wenn er zuhause war. Die Kinder halfen mir auch, denn durch ihr strahlendes Lachen und ihre Begeisterung haben sie mich aus der Traurigkeit herausgeholt. Ich begann bald, einen Blog zu schreiben. Ich wollte junge Menschen kennenlernen, die in einer ähnlichen Situation sind. Außerdem habe ich Medikamente genommen und eine Psychotherapie begonnen. Ich fing an, wieder Klavier zu spielen und habe vieles ausprobiert, was bei Parkinson empfohlen wird, zum Beispiel verschiedene Arten von Qigong und Parkinson-Klettern.

| Du hast zwei kleine Söhne. Wie schaffst du es, im Familien-Alltag gut auf dich selbst zu achten?

Die Kinder fordern mich und dadurch bleibe ich geistig und körperlich in Bewegung. Was ich leidenschaftlich gerne mache, ist das Fotografieren. Die intensive Beschäftigung damit hilft mir einerseits. Gleichzeitig ist meine Kraft begrenzt, daher bleibt mir oft nicht genug Energie und Zeit für die Familie und es ist eine Aufgabe für mich, das in Balance zu bringen.

Sehr schwierig für mich ist meine Tagesmüdigkeit, die mich regelrecht überfällt. Dann muss ich mich sofort ausruhen. Die Kinder wissen das und akzeptieren es.

Ich teile mir alles so ein, dass ich Zeit habe für eine Mittagsruhe. Manchmal legt sich dann mein jüngerer Sohn noch zu mir und hört ein Hörbuch. Das ist schön und auf diesem Wege gönnen wir uns gemeinsam eine Pause.

| Du fotografierst sehr gerne und ich habe schon wirklich wunderschöne Fotos von dir gesehen. Was bedeutet dir das Fotografieren?

Ich wollte schon seit langem zusammen mit den Kindern ausprobieren, Alltagsgegenstände zu schönen Suchbildern und Bilderrätseln zusammenzustellen. In den Osterferien 2019, als wir wegen Corona sehr viel zuhause sein mussten, setzte ich diese Idee um. Es zeigte sich, dass die Kinder wenig Interesse daran hatten, mich jedoch faszinierte es. Es sind Installationen mit kleinen Gegenständen, die ich fotografiere. Oft musste ich die kleinen Teile mehrmals zusammensetzen, weil etwas eingestürzt oder umgefallen war. Diese Tätigkeit war wie Ergotherapie für mich, es hatte auch etwas Meditatives. Meine ersten Bilder habe ich Freundinnen und meiner Mutter geschickt und habe sehr positive Rückmeldungen bekommen.

Ich beschloss, ein Buch zu machen, da ich sehen wollte, ob diese Bilder auch einen weiteren Personenkreis ansprechen. Ich kaufte mir eine Kamera, machte unzählige Bilder und bereits Ende Oktober ist mein Rätsel-Buch herausgekommen. Ich habe es sehr gut verkaufen können und bekomme viel positives Feedback. Ein zweiter Band ist in Arbeit. Dieser ruht aber im Moment wegen meines anderen Buch-Projekts.

| In deinem aktuellen Projekt verbindest du Fotografien mit Gedanken und Inspirationen von Männern und Frauen zwischen 20 und 95 Jahren zum Thema „Alter". Erzähl' uns gerne mehr davon!

Ich kombiniere dafür Fotos von verblühenden Blüten mit Geschichten und Erzählungen von Menschen über das Altern. Das Skript ist fertig und jetzt läuft ein Crowdfunding, damit ich den Druck finanzieren kann. Ich zeige in dem Buch die Perspektiven von Menschen in jungen und mittleren Jahren und von ganz alten Menschen auf das Thema „Alter". Diese unterschiedlichen Sichtweisen ergänzen sich wunderbar. Für mich war jedes Gespräch sehr berührend und eine Bereicherung.

| Von der Ausbildung her bist du auch Supervisorin und Coach. Du hast vor, die Themen „Fotografie" und „Beratung" zu verbinden. Das klingt spannend!

Mir kam die Idee, mit Menschen in höherem Alter eine Installation über ihr Leben aufzubauen und darauf basierend gemeinsam mit ihnen ihre Lebensgeschichte zu verschriftlichen. Mit dem Bild und dem Text können sie dann tun, was sie möchten. Es kann ein Schatz für sie selbst sein oder etwas, das sie ihren Nachkommen hinterlassen. Bei den Interviews zum Buch habe ich erlebt, wie viel Bedarf es gibt, zu reden, vor allem bei älteren Menschen. Einige haben nach dem Interview gesagt: „Ich habe so noch nie über mein Leben gesprochen!"

| Was magst du den Menschen noch mit auf den Weg geben?

Wichtig ist: Mit anderen Menschen in Kontakt und regelmäßig in Bewegung bleiben. Auch wenn es einem mal nicht so gut geht, sollte man irgendwie versuchen, in Kontakt zu bleiben mit den Menschen, die einem gut tun.

Einfach scannen und Folge anhören!

Folge 34
vom
24.10.2021

Wie Sophias Geschichte weiterging:

Heute blicke ich mit einem lachenden und einem weinenden Auge auf die Zeit meines Interviews zurück. Es war eine Zeit voll bunter Intensität und neuer Erfahrungen. Eine Zeit großer Höhen und Tiefen.

Ich war medikamentös bedingt angetrieben, dauernd erschöpft und konnte nur mit Mühe meinen Alltagsverpflichtungen nachkommen. An eine regelmäßige Erwerbsarbeit war nicht zu denken.

Der Schnitt kam nur ein halbes Jahr nach dem Interview im Herbst 2021 infolge einer Medikamentenumstellung. Seitdem schlafe ich in der Nacht wieder ausreichend, habe mich als Coach selbstständig gemacht und versuche, eine gute Balance aus Ruhe und Bewegung, Aktivität und

Entspannung zu leben. Die Erkrankung ist heute größtenteils in mein Leben integriert. Aus Vernetzungskontakten sind Freundschaften geworden, in denen ich Rat und Trost finde, wenn Fragen auftauchen oder es einmal nicht so gut geht. Mein mittlerweile großes Erfahrungswissen gebe ich als Parkinson-Patin an Neuerkrankte weiter.

Mit einer chronischen, fortschreitenden Erkrankung zu leben, heißt für mich heute, achtsam auf Veränderungen zu reagieren, immer wieder innezuhalten, mein Leben zu adjustieren sowie mich auf die Dinge zu fokussieren, die mir wirklich wichtig sind.

Sophia Plöchl, Nov. 2024

Vorwärts gehen

„Begrabt eure Träume nicht, nur weil ihr Parkinson habt! Vielleicht werden sie nicht so in Erfüllung gehen wie geplant, sondern in einer anderen Form. Man muss einfach offen sein für andere Lösungen."

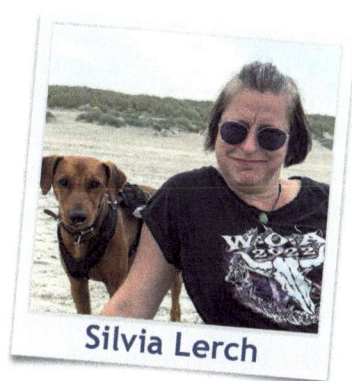

Silvia Lerch

Was hast du heute schon Schönes erlebt?
Ich bin relativ munter und krampflos aufgestanden, weil die Medikamente gut gewirkt haben. Vorhin waren meine Nachbarn bei mir zum Kaffeetrinken. Das war sehr nett.

| Was magst du uns von dir und deinem Krankheitsverlauf erzählen?
Ich bin 48 Jahre alt, lebe in der Schweiz und habe zuletzt als Test-Managerin für Software bei einer Versicherung gearbeitet. Ich spiele Trompete und reise gerne. Ich kann gut mit Leuten reden und gehe mit offenen Sinnen durch die Welt. Als ich vor sechs Jahren meine Trompete und die Maus am PC nur noch schwer bedienen konnte, ging ich zum Arzt. Erst hieß es, es könnte Parkinson sein, aber ich sei noch zu jung. Der DaTSCAN brachte aber die erschütternde Gewissheit. Mein Partner hat mich sofort sehr unterstützt. Wir haben uns gefragt, wie wir weitermachen können. Mir war klar: Mit der Krankheit zu hadern, bringt nichts, ich will weiter vorwärts gehen. Von Beginn an bin ich sehr offen damit umgegangen. Mein Leitspruch war: „Die Krankheit ist zurzeit noch unheilbar, aber sie ist nicht tödlich." Die ersten drei Jahre hat mir die Krankheit niemand angesehen.

„Mein Partner hat mich sofort sehr unterstützt. Wir haben uns gefragt, wie wir weitermachen können."

| Du hast dich relativ früh für eine Tiefe Hirnstimulation (THS) entschieden. In wenigen Wochen ist der OP-Termin. Wann und warum hast du dich dafür entschieden?
In den letzten beiden Jahren haben sich meine Wirkschwankungen durch die eingenommenen Medikamente massiv verschlimmert und deshalb habe ich

mich für die THS entschieden. Ich muss momentan dreizehn Tabletten täglich einnehmen. Zehnmal am Tag klingelt auf meinem Handy der Wecker zur Medikamenten-Einnahme-Erinnerung. Das nervt furchtbar! Mir war es wichtig, mich über die Chancen und Risiken der OP gut und umfangreich zu informieren. Ich habe bereits einige Menschen kennengelernt, die die Operation schon hinter sich haben. Auch in unserer Selbsthilfegruppe können wir uns sehr intensiv zu Erfahrungen mit der THS austauschen.

| Du gehst sehr offen mit deiner anstehenden THS um, berichtest in einem Blog davon und das Schweizer Fernsehen wird dich dabei begleiten. Was ist deine Motivation, diese OP öffentlich zu teilen?

Ich habe mich dazu bereit erklärt, die Operation öffentlich zu machen, weil ich zum Thema THS aufklären möchte: Was ist die THS und warum macht man das? Die Operation kann den weiteren Krankheitsverlauf übrigens weder stoppen noch verzögern, wie viele Leute meinen. Man braucht Geduld, weil die nötigen Einstellungs-Prozeduren am Schrittmacher ein halbes Jahr lang dauern können. Jeder Erkrankte hat einen anderen Parkinson und folglich haben alle Erkrankten individuell unterschiedliche Symptome. Auf jeden Fall gibt es die Hoffnung, durch die THS die Medikamente und die Nebenwirkungen deutlich reduzieren zu können und weniger Wirkschwankungen zu haben. In meinem Blog auf der Homepage: www.move4ypd.ch möchte ich mein Leben vor und nach der THS schildern, um auch andere gut zu informieren.

„Seid kritisch, stellt Fragen und akzeptiert nicht alles!"

| In der Schweiz bist du in der Parkinson-Szene sehr bekannt und leitest unter anderem sehr erfolgreich den Verein Move4YPD. Wer seid ihr und was macht ihr genau?

Wir sind ein sehr aktiver Verein für junge und jung gebliebene Menschen mit Parkinson! Als ich die Diagnose erhielt, wollte ich mich relativ schnell mit anderen Betroffenen austauschen. Ich ging zu Informationsveranstaltungen in Spitäler (Krankenhäuser) und zu Selbsthilfegruppen, pickte mir da die jungen Menschen mit Parkinson heraus und fragte, ob sie Lust darauf hätten, eine Gruppe zu bilden. Mittlerweile sind wir rund 30 Leute aus der ganzen Schweiz. Bei uns gibt es Tanz, Bogenschießen und sogar Gleitschirm-Fliegen im Angebot. Wir gehen gemeinsam auf Konzerte, einfach ein bisschen aus dem Alltag raus. Auf unserer Homepage ist vieles davon zu sehen. Unsere Gruppe soll Spaß machen, ablenken und informieren.

| Du wurdest vom Schweizer Fernsehen für eine Dokumentation begleitet, bei der du vor zwei Jahren auf einer abenteuerlichen Reise durch Lappland einen Hundeschlitten eigenhändig gelenkt hast, bei eisiger Kälte und mit Parkinson. Erzähl' uns von deinen Erlebnissen!

Ich habe mich damals einfach auf eine Ausschreibung hin beim Sender beworben, weil so eine Hundeschlitten-Tour schon immer mein Traum war. Damals war ich noch nicht so arg durch meine Parkinsonsymptome eingeschränkt. Es war eine tolle Erfahrung, obwohl ich kräftemäßig mehr als einmal an oder über meine Grenzen gehen musste.

Wir wurden von der Redaktion und dem Team sehr gut betreut und haben unsere Schlittenhunde kennengelernt. Dann ging es direkt los in der Dunkelheit in Lappland, wo es im Dezember nur von 10 bis 15 Uhr überhaupt hell ist. Wir fuhren im Hellen und im Dunkeln mit Stirnlampen. Die Hunde haben mich mit ihrer unglaublichen Kraft und Ausdauer wirklich beeindruckt. Jeden Tag standen wir sieben Stunden lang auf den Schlitten. Auch wenn ich nach zwei, drei Tagen starke Einschränkungen hatte, weil mir die Kälte und die enorme Anstrengung zusetzten, haben wir alle durchgehalten, denn das ganze Team hat Hand in Hand zusammengearbeitet.

Es gab zwei wichtige Regeln in diesen Tagen. Erstens: Lass' nie deinen Schlitten los! Zweitens: Die Hunde kommen immer zuerst! Das heißt: Bevor wir dran waren, haben die Hunde etwas zu fressen bekommen. Ich habe sehr viel positives Feedback bekommen, auch von Menschen, die nicht von Parkinson betroffen waren. Ich kann also wirklich sagen: Begrabt eure Träume nicht, nur weil ihr Parkinson habt! Vielleicht werden sie nicht so in Erfüllung gehen wie geplant, sondern in einer anderen Form.

Man muss einfach offen sein für andere Lösungen.

| Wie schaffst du es, dich von negativen Gedanken zu lösen?

Ich habe natürlich, genau wie wir alle, negative Gedanken. Erst letzten Montag hatte ich mir vorgenommen, endlich mal wieder die Fenster zu putzen. Aber genau zu der Zeit war ich ziemlich bewegungsunfähig. Ich konnte also die Fenster nicht putzen, obwohl ich mir das fest vorgenommen hatte.

Aber ehrlich: Die Fenster lassen sich auch drei Wochen später noch putzen. Also macht euch keinen Stress mit Sachen, die gar nicht wichtig sind!

Wenn ich diese negativen Gedanken habe, frage ich mich: „Ist das wirklich im Moment wichtig?"

| Welche Träume möchtest du dir noch erfüllen?

Mein großer Traum ist es, nach Australien zu reisen. Einen kleinen Traum habe ich für nächsten Sommer: Einmal im Leben als Heavy-Metal-Fan nach Wacken!

| Was magst du den Menschen noch mit auf den Weg geben?

Lasst euch nicht durch Gerede und negative Schlagzeilen zu sehr beeinflussen. Seid kritisch, stellt Fragen und akzeptiert nicht alles. Macht euch kundig über die Krankheit, kommt auch in die Selbsthilfegruppen! Der Austausch in der Gemeinschaft hilft, denn ihr seid nicht alleine mit Parkinson!

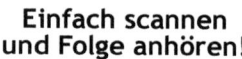

Einfach scannen und Folge anhören!

Folge 35
vom
07.11.2021

Wie Silvias Geschichte weiterging:

Wacken, das habe ich erlebt und es war grandios laut und eindrücklich. Fast drei Jahre später hat mich „der Parki" trotz THS in die Zange genommen. Krämpfe und Schmerzen in Armen und Beinen machen mir das Leben schwer. Das Gehen ist nur noch mit Walkingstöcken möglich. Aber ich mache mit Projekten weiter, Ideen kreisen mir im Kopf herum und mein Hund Armin hält mich auch in Bewegung. Das motiviert mich, nicht schlechten Gedanken nachzugrübeln, was leider öfters vorkommt. Das Tischtennisspielen habe ich zugunsten der Musik, die mich schon ein Leben lang begleitet, aufgegeben. Mit unserem Blasmusikverein bereiten wir uns gerade auf einen wichtigen Wettbewerb vor.

Auch wenn ich nicht mehr aktiv spiele, engagiere ich mich im neuen Verein pingpongparkinsonschweiz.ch als Grün-

dungsmitglied. Dank meinem Sebsthilfeverein Move4ypd mit rund 60 Mitgliedern, habe ich ein enormes Netzwerk von Menschen aus Medizin, Forschung, Sport und Therapie. Für mich gilt immer noch, mich auch politisch für die Belange der jung an Parkinson Erkrankten einzusetzen. Dazu gehören Mut und Engagement und die hat mir der Parki nicht genommen! 2025 will ich ein Projekt umsetzen, welches uns „JungParkis" eine Plattform bieten soll, laut zu werden. Meine Träume werden kleiner und einfacher umzusetzen. So möchte ich auf einer Rennstrecke in einem Rennauto mitfahren, mit meinen liebsten Tieren, den Wölfen, zusammen sein, kurze Bergwanderungen machen und mit meinem Lebenspartner und Armin einfach glücklich sein.

Silvia Lerch, Mai 2024

Parkinson Terminator-Project

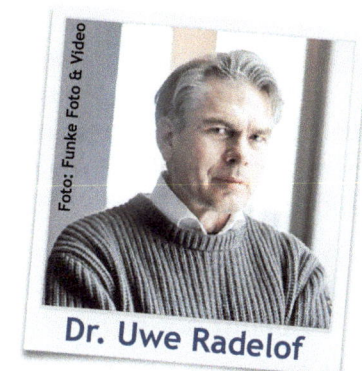

Foto: Funke Foto & Video

Dr. Uwe Radelof

„Ich möchte herausfinden, was passiert, wenn ich nicht aufgebe!"

Was hast du heute bereits Schönes erlebt?

Es war bislang ein ganz normaler Samstag, ich habe ein bisschen sauber gemacht, war einkaufen und habe mich auf diesen Podcast vorbereitet.

| Mit 40 Jahren hat dich die Diagnose Parkinson kalt erwischt. Wie war dein Leben 2008 und wie hat es sich durch die Diagnose verändert?

Die Diagnose hat mein Leben dramatisch verändert. Vorher war ich Gruppenleiter am Max-Planck-Institut in Berlin und später Abteilungsleiter am Deutschen Ressourcenzentrum für Genomforschung. Wir haben die Wissenschaftler der Welt im Rahmen des Humangenomprojekts mit standardisierten Ressourcen versorgt, Daten in unsere Datenbank eingepflegt und sie der Forschungsgemeinschaft international zugänglich gemacht. 2006 habe ich gemeinsam mit einigen Wissenschaftlern die Firma Atlas Biolabs gegründet und wurde geschäftsführender Gesellschafter. Kurze Zeit nach der Gründung merkte ich, dass irgendwas mit mir nicht stimmte. Ich hatte Schlafstörungen, Ängste und ein lähmendes Gefühl

„Keiner der Ärzte konnte mir sagen, was mit mir los war."

im linken Arm. In Diskussionen konnte ich nicht mehr wie gewohnt argumentieren. Keiner der von mir konsultierten Ärzte konnte mir sagen, was mit mir los war. Das ging ein Jahr lang so, bis ich meinen Posten noch in 2007 räumen musste und aus der Firma ausschied. Das war für die ganze Familie ein mächtiger Schock. Schneller als gedacht fand ich zwar einen neuen Job, doch dann kam der eigentliche Hammer: Meine Diagnose in 2008!

| Du hast deine Erkrankung erst neun Jahre nach deiner Diagnose publik gemacht. Was hat dich dazu bewogen und wie war das damals?

Ich wollte zunächst meine Familie und mich selbst finanziell absichern. Da kann man sich keine Schwäche, kein Mitleid und keine — im besten Fall — als Rücksichtnahme getarnte Degradierung leisten. 2017 waren die Symptome jedoch so stark, dass sie sich nicht mehr verheimlichen ließen. Ich stand mit dem Rücken zur Wand und habe gedacht, jetzt muss ich irgendwie raus damit. Die Reaktionen waren sehr gemischt. Deshalb würde ich jetzt auch nicht sagen, dass ich es beim nächsten Mal anders machen würde.

| Du hast das Parkinson Terminator-Project ins Leben gerufen. Was hat es damit auf sich?

Das große Ziel des Projektes ist, Parkinson bis Ende 2030 zu heilen. Ich bin mir der Tatsache bewusst, wie größenwahnsinnig das auf den ersten Blick erscheint. Aber die Menschheit hat schon mehrfach bewiesen, dass dort, wo ein Wille ist, auch ein Weg ist, egal wie groß die Herausforderung zunächst erscheint. Es gibt mehrere Vorbilder für dieses Projekt. Im Rahmen des Manhattan-Projekts wurde zum Beispiel von 1942 bis 1945 in nur drei Jahren die Atombombe entwickelt oder die Apollo Mission oder das Humangenomprojekt, bei dem wir in etwas mehr als einem Jahrzehnt, und damit schneller als geplant, den Bauplan des Menschen entschlüsselt haben. Dass es tatsächlich gelingen kann, wurde selbst von vielen Experten zum Projektstart für unmöglich gehalten. Und nicht zuletzt: Mehrere Impfstoffe gegen Corona wurden in weniger als einem Jahr entwickelt und nun sind die ersten hochwirksamen Medikamente auf dem Markt. Bei diesen Dingen rechnet man normalerweise mit einer Entwicklungszeit von mehr als zehn Jahren!

„Wir müssen die Kräfte dieser Welt bündeln, denn nur gemeinsam können wir diese Krankheit besiegen."

| Wer unterstützt das Parkinson Terminator-Project und wer ist gemeinsam mit dir auf deiner Mission unterwegs?

Eine Vielzahl führender Wissenschaftler unterstützt das Projekt. Die Namen finden sich auf unserer Webseite. Darüber hinaus werden wir auch durch Organisationen unterstützt, wie zum Beispiel durch die Deutsche Parkinson Vereinigung oder durch die YUVEDO Foundation hier in Berlin, in der ich auch aktiv mitarbeite. Es gab schon viele großartige Einzelspenden. Auch das Sinfonieorchester Schöneberg hat im März 2020 ein Benefizkonzert für uns veranstaltet.

| Welche konkreten Schritte zum Projektstart gibt es bereits?

Entscheidende Voraussetzung ist, die Kräfte dieser Welt zu bündeln und dieses Projekt in der gesamten Gesellschaft zu verankern, denn nur gemeinsam können wir diese Krankheit besiegen. Wir haben zum Beispiel im vergangenen Jahr eine Fahrradtour von Köln nach Baden-Baden organisiert durch die YUVEDO Foundation. Im Juni gab es eine sehr hochkarätig besetzte Online-Konferenz, ebenfalls durch die YUVEDO Foundation organisiert, an der wir teilgenommen haben. Neben weiteren Maßnahmen der Öffentlichkeitsarbeit veranstalteten wir — und hier spreche ich im Namen der Yuvedo Foundation — im September 2022 ein globales Neuro-Symposium mit dem Fokus: Heilung der Parkinsonschen Krankheit. Zu diesem Symposium laden wir die Top 100 Wissenschaftler der Neurologie, Genomforschung, Schlafmedizin, Pharmakologie, Infektionsbiologie, Informatik und Kriminologie nach Berlin ein, um gemeinsam mit diesen die Grundlagen für einen Masterplan zu erarbeiten, der einen Weg zur Heilung von Parkinson aufzeigt.

Wir haben auch ein sogenanntes Hirn-Biopsie-Projekt gestartet. Die Idee dazu stammt aus Frankreich und wir versuchen sie wie folgt umzusetzen: Die Operationsinstrumente von Patienten, die eine Tiefe-Hirnstimulation-Operation bekommen haben, werden abgespült und so werden Zellen von lebenden Patienten gewonnen. Damit kann man auf der Basis von Einzeluntersuchungen die gesamte DNA, RNA und die beteiligten Proteine untersuchen.

| Du bist Forscher und Wissenschaftler und hast in Anlehnung an Albert Einstein aus der Gleichung $E = m \cdot c^2$ die Gleichung $E = m \cdot i^2$ gemacht. Was hat es damit auf sich?

Ich nenne es die Elementargleichung des wissenschaftlichen Erkenntnisgewinns. Letztendlich entscheiden über den Erkenntnisgewinn = „E" und damit über den Erfolg eines Projektes, zwei Komponenten: Die eine ist das Geld = money = „m". Das heißt: Welche Gelder und Ressourcen stehen zur Verfügung? An zweiter Stelle, aber in noch viel erheblicherem Maße erforderlich, ist „i" = die Intelligenz, also die handelnden Personen, Patienten, Wissenschaftler, Unternehmer und Politiker, die hier tätig werden. Die Antworten auf beide Fragen sind eng miteinander verknüpft und bedingen sich wechselseitig. Mit einem „Champions League Team" der führenden Wissenschaftler lassen sich die notwendigen Ressourcen oder Gelder leichter beschaffen. Und wenn auf der anderen Seite die Ressourcen, also Gelder, quasi unlimitiert zur Verfügung stehen, ist es natürlich sehr viel leichter, die fähigsten Köpfe für dieses Projekt zu gewinnen. Und so kann man mit einem Augenzwinkern diese Elementargleichung des wissenschaftlichen Erkenntnisgewinns aufstellen. Damit wird allen klar, dass es ohne Geld nicht geht, aber noch entscheidender ist, wer dieses Geld in die Hand bekommt und was damit gemacht wird. Deshalb wollen wir die führenden Wissenschaftler dieser Welt für dieses Projekt gewinnen und dann die entsprechenden Gelder auftreiben, um bis zum Ende dieses Jahrzehnts Parkinson tatsächlich heilen zu können. Wer Interesse hat, uns zu unterstützen, kann sich jederzeit per E-Mail oder telefonisch direkt bei mir melden, beziehungsweise über das Kontaktformular auf unserer Webseite https://ptp42.de/ oder auch über Instagram. Gerne gesehen wird natürlich auch jederzeit eine Spende an die Yuvedo Foundation zugunsten des Projekts. Auch persönliche Mitarbeit ist möglich.

| Was gibt dir die Kraft und Motivation, morgens wieder aufzustehen?

Zum einen ist es die Angst vor dem Fortschreiten der Krankheit selbst und der Glaube an die Gelegenheit, mithilfe dieses Projektes Probleme rechtzeitig zu lösen. Zum anderen ist es der Wille, meinen Kindern ein Beispiel zu liefern: Aufgeben ist keine Option, egal wie schwer es auch kommt. Ich möchte gerne herausfinden, was passiert, wenn ich nicht aufgebe!

| Was magst du denn den Menschen noch mit auf den Weg geben?

Macht mit! Parkinson kann jeden treffen! Werdet Teil einer mutigen Bewegung, die wir hier ins Leben gerufen haben! Werdet Teil eines großartigen Projektes, eines faszinierenden Abenteuers und trefft interessante Leute. Eure Unterstützung wird gebraucht und wertgeschätzt.
Es lohnt sich!

Einfach scannen und Folge anhören!

Folge 36
vom
21.11.2021

Wie Uwes Geschichte weiterging:

Seit 2021 hat das Parkinson Terminator-Project zunehmend Aufmerksamkeit erhalten, was sich in mehreren Artikeln in verschiedenen Tageszeitungen sowie in Berichten im Fernsehen widerspiegelt.
Ein besonderes Highlight war die Einladung ins Bundesgesundheitsministerium mit dem Ergebnis, dass der Gesundheitsminister Karl Lauterbach die „Generaloffensive Parkinson" zur intensiveren

Förderung der Forschung ausrief.
Im Mittelpunkt der aktuellen Aktivitäten stehen sogenannte „individuelle Heilversuche", an denen sich etwa ein Dutzend Patienten aktiv beteiligen.
Weitere Informationen zum Projekt finden sich unter ptp42.de und yuvedofoundation.de

Dr. Uwe Radelof, Nov. 2024

Mit Parkinson durchs halbe Leben

„Ich sage immer: ‚Ich akzeptiere, dass ich Parkinson habe, aber es hat keinen großen Platz in meinem Leben.' Nehmt die Krankheit an und lebt mit ihr, ganz einfach."

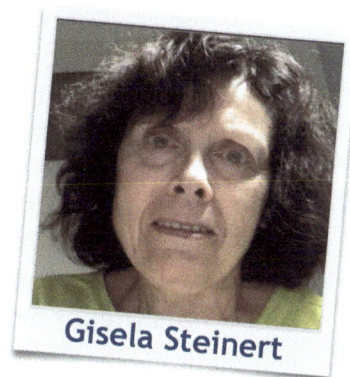

Gisela Steinert

Worüber hast du heute schon gelacht?

Das habe ich meinen Mann vorhin auch gefragt und da fiel uns ein, dass ich heute Morgen über die Nachrichten gelacht habe. Da las ich unter anderem, dass ein berühmter Sänger als Impfgegner meint, die „wahre Pandemie" käme, wenn diese Pandemie beendet ist — und das wären dann die Zombies! Das war mein erster Lacher heute Morgen.

| **Du bist mit 36 Jahren an Parkinson erkrankt. Das war vor 28 Jahren und zu einer Zeit, als noch viel weniger Menschen wussten, dass auch junge Menschen an Parkinson erkranken. Kannst du uns in die Zeit damals mit zurücknehmen?**

Ich stand voll im Leben, wie man so schön sagt. Wir hatten uns gerade ein bisschen neu orientiert, unsere Tochter war mit 18 Jahren aus dem Gröbsten raus und wir hatten wieder mehr Zeit für alles. Ich fing an, Marathon zu laufen. Dabei merkte ich, dass irgendwas nicht stimmte und erhielt zwei Jahre später die Diagnose Parkinson. Ich erinnere mich noch, wie der Professor damals, strahlend über beide Backen, in mein Zimmer kam und sagte: „Gratulieren Sie mir, ich habe herausgefunden, was Sie haben! Es ist Parkinson!" Ich wusste überhaupt nicht, was das war. In dem Moment hatte ich Muhammad Ali vor Augen, den ich kurz zuvor im Fernsehen bei den Olympischen Spielen gesehen hatte. Und er hatte furchtbar gezittert!

„Ich stand voll im Leben bis ich merkte, dass ich nicht mehr gut laufen kann."

Nach der Entlassung, mit einigen Medikamenten, ging es mir das nächste Jahr recht mies. Ich habe die Tabletten kaum vertragen, aber dann habe ich einen anderen Arzt gefunden, der mich gut eingestellt hat und auch nichts gegen ein bisschen Sport bei Parkinson hatte. Damals waren alle noch der Meinung, man verbrauchte durch Sport zu viel Dopamin und das wäre überhaupt nicht gut.

| Du hast mir erzählt, dass du die ersten zehn Jahre eigentlich als gute Phase in Erinnerung hast und mit 46 Jahren in Rente gegangen bist. In dem Alter starten viele nochmal im Beruf richtig durch. Wie war damals dieser Schritt für dich?

Das war nicht leicht. Ich war als Sekretärin beschäftigt und machte meinen Job gerne. Die ersten sichtbaren Symptome machten sich nach zwei bis drei Jahren bemerkbar. Aber nach sechs oder sieben Jahren merkte ich, dass ich zunehmend langsamer wurde und auch schlechter schreiben konn-

„Ich habe mir nie große Gedanken über später gemacht. Das ergibt für mich keinen Sinn."

te. Ich bin immer offen mit meiner Erkrankung umgegangen und mit meinem Chef hatte ich vereinbart, dass ich Bescheid gebe, wenn es nicht mehr geht. Das war schließlich zehn Jahre nach der Diagnose der Fall. Mein Rentenantrag ging problemlos durch. Ich hatte keine Schwierigkeiten und nach der Verrentung hatte ich nochmal eine wirklich gute Zeit. Wir sind damals viel gereist. Ich hatte nochmal zehn gute Jahre; wobei ich nicht sage, dass die Zeit danach nicht gut war, nur halt auf eine andere Art.

| Du warst viel in der Öffentlichkeit unterwegs, in Talkshows und in Dokumentationen und hast auch regelmäßig Radiosendungen gemacht. Was war deine Motivation, dich mit deiner Erkrankung öffentlich zu zeigen?

Ich dachte mir oft: Woher sollen andere Menschen etwas über Parkinson erfahren? Nur wir, die selbst erkrankt sind, können es der Öffentlichkeit am besten vermitteln. Ich bekam viele positive Rückmeldungen und ich fand es toll, anderen helfen zu können. So hat dann ein Fernsehauftritt weitere nach sich gezogen. Ich war viel unterwegs, „von Show zu Show". Gut war, dass ich zu der Zeit nicht mehr arbeiten musste. Ich habe wirklich viel positives Feedback bekommen von Leuten, die sich dafür bedankten, dass ich in die Öffentlichkeit gehe und das Thema nach außen bringe, weil es eben auch so wenig bekannt ist. Die rund 400.000 Menschen mit Parkinson in Deutschland: Wo sind sie alle? Auf der Straße sieht man vielen die Erkrankung nicht auf den ersten Blick an. Aber viele Menschen sind auch wirklich gar nicht mehr sichtbar, weil es ihnen schlecht geht oder sie nicht darüber reden.

| **Du bist schon lange in der Selbsthilfe sehr engagiert. Warum ist es dir so wichtig, andere Menschen beim Leben mit der Erkrankung zu begleiten?**

Selbsthilfe ist sehr wichtig, denn sie fängt die Leute auf, spricht ihnen Mut zu und macht sie stark. Ich habe mit wahrer Freude Treffen organisiert, Meetings erstellt oder Fahrten übers Wochenende geplant. Wir haben andere Gruppen in Österreich und an anderen Orten besucht. Selbsthilfearbeit hilft den Leuten dabei, Probleme zu lösen und einen guten Weg zu finden, um mit der Krankheit umzugehen.

| **Parkinson bringt oft unsere kreative Seite zum Vorschein. Du hast angefangen, Gedichte zu schreiben. Inwiefern hat dir das geholfen?**

Ich fing an, Gedichte zu schreiben und kleine Kurzgeschichten über Parkinson. Immer, wenn mich eine Sache beschäftigt hat, habe ich darüber geschrieben. Das Schreiben hat mir sehr geholfen; danach ging es mir oft besser. Ich habe einen Gedichtband mit dem Titel: „Feelings" herausgebracht. Eigentlich sollten viel mehr Leute schreiben, denn damit können sie preisgeben, wie es ihnen geht. Die meisten setzen ja nur ein Gesicht nach außen hin auf. Aber nach innen kannst du nicht schauen.

| **Wie schaust du selbst auf deine 28 Jahre mit Parkinson zurück? Und wie schaust du in die Zukunft?**

Ich habe mir eigentlich nie große Gedanken über später gemacht. Das ergibt für mich keinen Sinn! Du darfst dich nicht andauernd sensibilisieren für später, sonst schaffst du das nicht. Ich habe einfach JETZT gelebt und habe JETZT alles gemacht. Dann kamen die Freunde dazu, die ich gewonnen habe. Ich habe das einfach immer so genommen, wie es kam. Wenn es schlechter wurde, dann war es eben schlechter. Vor etwa zwei Jahren wurden die Symptome nach Krankenhausaufenthalten nochmals schlechter. Aber ich konnte mich auch nicht einfach hinlegen und sagen: „Ich kann nicht mehr." Ich habe die Erfahrung gemacht: Wenn es heute nicht geht, dann geht es vielleicht morgen oder übermorgen, aber es geht irgendwie weiter. Ich konnte lange Jahre nicht laufen. Dann habe ich die Angst überwunden — und dann ging es auch wieder. Aufgeben ist ganz falsch. Immer wieder probieren! Wenn du einen Rollator oder einen Rollstuhl brauchst, dann brauchst du den eben, aber du kannst dich noch bewegen! Du kannst dich noch mit anderen Leuten umgeben! Das Schlimmste bei der Krankheit ist, wenn man sich selbst überlassen ist. Was kommen mag, dürfen wir gar nicht so sehr an uns heranlassen. Wir müssen versuchen, weiter gut zu leben und auch so, dass es uns Spaß macht, denn sonst können wir uns ja gleich beerdigen lassen!

| Was magst du den Menschen noch mit auf den Weg geben?

Am besten ist es, erstmal zu akzeptieren, dass man Parkinson hat. Ich sage immer: „Ich akzeptiere, dass ich Parkinson habe, aber ich erkenne es nicht an. Es hat keinen großen Platz in meinem Leben, sondern es hat den Platz, den es sich nimmt, aber auch kein bisschen mehr." Und man soll sich nicht verrückt machen lassen durch andere. Andere Menschen sind nicht du! Du bist du selbst.

Gehe offen mit deiner Erkrankung um, dann fällt es den Leuten leichter, dich zu verstehen. Parkinson ist eine Krankheit mit ganz vielen Gesichtern.

Doch die Kernbotschaft, die ich mitgeben möchte, ist: Nehmt die Krankheit an und lebt mit ihr, ganz einfach!

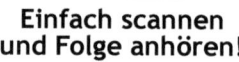
Einfach scannen und Folge anhören!

Folge 37
vom
05.12.2021

Wie Giselas Geschichte weiterging:

Ich hatte sehr viel mit mir selbst zu tun in den letzten Jahren mit erhöhtem Pflegebedarf, zahlreichen Therapien und vielem mehr.
Ich hatte leider viele Operationen und durch die dafür notwendigen Narkosen entstanden Nebenwirkungen wie Freezing, infolgedessen Stürze und eine totale Müdigkeit. Zum Glück geht es mir heute, nach etwas mehr als einem Jahr, wieder bedeutend besser. Allerdings muss ich gut mit meinen Kräften haushalten und aufpassen, dass ich mir nicht zu viel zu-

mute. Ich bin nicht mehr so belastbar wie vor circa zwei Jahren, aber auch das ist genug und in Ordnung.
Ich habe in all den Jahren gerne geholfen und würde es auch immer wieder tun. Aber es gibt so viele junge Erkrankte, die sich für eine ehrenamtliche und hilfreiche Arbeit interessieren.
So kann ich mit einem guten Gefühl auch Aufgaben loslassen und abgeben.

Gisela Steinert, Juli 2024

Komme was WOLLE,
wir SCHAFfen das!

„Früher habe ich nur für meinen Beruf gelebt. Heute stelle ich mir eher die Fragen: „Was möchte ICH eigentlich? Wo möchte ich hin? Was möchte ich erreichen?"

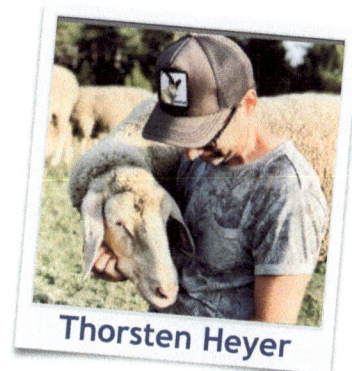

Thorsten Heyer

Worüber hast du heute schon gelacht?
Mein Hund lag heute, während ich schon früh aufstand, noch gemütlich auf der Couch und schien tief zu träumen. Er rieb sich die Nase und das war ein ganz besonderes Bild zum Schmunzeln und ein schöner Einstieg in den Tag.

| Wie war es für dich, als du vor zwei Jahren die Diagnose erhalten hast?

Bis zur Diagnosestellung war es ein längerer Prozess. So wie nahezu jeder mit Parkinson, hatte auch ich eine kleine Odyssee, eine Irrfahrt, hinter mir; angefangen mit Besuchen beim Orthopäden wegen Rückenschmerzen. Mein linker Arm schwang irgendwie beim Gehen nicht mehr mit und auch mein Geruchssinn war schon eingeschränkt. Ich fühlte mich oft erschöpft, schob das aber meist auf meinen anstrengenden Job. Ich wusste nicht, dass das

„Über Instagram habe ich anfangs Austausch mit anderen Parkinsonerkrankten gesucht."

alles irgendwie zusammengehört. Als ich die Diagnose erfuhr, war es ein Stück weit eine Erleichterung, weil dieses monatelange Bangen ein Ende hatte.

| Auf Instagram teilst du deine Krankheitsgeschichte. Auch in einem Fernsehbericht vom SWR warst du zu sehen. Wie kam es dazu?

Meinen Instagram-Account habe ich begonnen, um mit Parkinsonerkrankten in Austausch zu kommen. Mein Ziel ist es auch, den Menschen, die jetzt erst die Diagnose bekommen, Informationen und Hilfestellungen zu geben.
Gleichzeitig war es für mich teils auch ein digitales Tagebuch. Mir tut es gut, mir die Gedanken von der Seele zu schreiben und den Verlauf auch für mich

festzuhalten. Es geht auch darum, die Vielfältigkeit der Erkrankung zu zeigen. Wir sind ein bunter Haufen und es tut gut zu wissen, dass wir nicht alleine sind.

| Beruflich bist du seit 18 Jahren selbstständig im Event-Bereich. Wie lässt sich das mit Parkinson vereinbaren?

Selbstständigkeit hat durchaus Vorteile, so kann ich mir die Zeiten für meine Therapien besser einteilen. Da ich viel im Homeoffice arbeite, kann ich mir die Freiheit herausnehmen, mich auch mal hinzulegen. Andererseits fehlt in diesen Zeiten meine Arbeitskraft. Mein Team hat die Info über meine Erkrankung sehr früh bekommen. Alle unterstützen mich sehr und haben im Laufe der Zeit mehr Tätigkeiten und Verantwortung übernommen.

| Welche Erfahrungen hast du im offenen Umgang mit deiner Erkrankung vor Mitarbeitenden und Kunden gemacht?

Wie sind ja in der Hochzeitsbranche, in einem sehr emotionalen Bereich, tätig. Da war mir der ehrliche Umgang sehr wichtig. Ich kenne bisher nur die Kunden, die positiv reagiert haben, die voll hinter mir stehen. Auch viele Stammkunden und Agenturen haben vollen Respekt und gehen damit sehr gut um. Ich vermute, wer ein Problem damit hat, wird es vermutlich nicht zu mir tragen. Aber ich denke, das sind nur wenige Menschen. Unser Team ist so aufgestellt, dass das Unternehmen auch ein Stück weit ohne mich funktioniert. Das haben wir in den letzten zwei Jahren so aufgebaut. Es gab auch ein paar Kollegen, die sich bei mir gemeldet haben und voller Respekt waren über meine Offenheit. Manch einer erzählte von der eigenen chronischen Krankheit und auf einmal hatten wir eine ganz andere Ebene der Zusammenarbeit, weil uns einfach etwas verbindet. Ich bin mir sicher, dass es der richtige Weg war.

„Ich bewarb mich für ein Praktikum als Schäfer. Es war eine wundervolle Zeit."

| Du hast dich auch schnell zu ungewöhnlichen Abenteuern aufgemacht. Mit deinem Mann bist du vor einiger Zeit aus eurem großen Haus ausgezogen, um acht Monate lang im Wohnmobil zu leben.

Als ich die Diagnose bekam, war mir klar: Ich möchte mein Leben verändern und möchte all das mehr genießen, was ich immer vor mir hergeschoben habe. Ich merkte, dass ich nicht mehr so planen kann. Ich muss JETZT meine Wünsche erfüllen! Der Job ist immer noch wichtig; ich liebe ihn, aber er darf nicht mehr so viel Stellenwert in meinem jetzigen Leben haben. Früher habe ich nur für meinen Beruf gelebt. Heute stelle ich mir eher die Fragen: Was möchte ICH eigentlich? Wo möchte ich hin? Was möchte ich erreichen?

Da hatte ich auf einmal das Gefühl, mich von dem ganzen Ballast befreien zu wollen. Unser Haus hatte 250 Quadratmeter und wir liebten es. Aber jeden Abend, wenn ich nach Hause gekommen bin, hatte ich ein schlechtes Gewissen, weil eigentlich immer was zu machen ist, sei es im Garten oder Renovieren oder auch Putzen. Wir wollten uns schließlich ein Wohnmobil kaufen und mal für längere Zeit wegfahren. Dann kam Corona und wir konnten nicht reisen. Aber ebenso wenig konnten wir mein Unternehmen alleine lassen, weil es natürlich brenzlig wurde für uns.

Irgendwann fiel die Entscheidung: Wir lösten im September unseren kompletten Haushalt auf, bis auf das Minimale, was wir wirklich brauchen. Wir sind für acht Monate ins Wohnmobil gezogen. Das war eine der schönsten Zeiten, die wir je hatten. Sie hat uns einander viel näher gebracht, auch weil wir den anderen nochmal mehr wertgeschätzt haben.

| Vor einiger Zeit hast du deine Leidenschaft fürs Schäfer-Leben entdeckt. Wie kommt ein Event-Manager darauf, Schafe zu hüten?

Es begann mit dem Impuls, mehr in mich reinzuhören und zu überlegen: Was will ich? Was macht mir Spaß? Ich erinnerte mich daran, dass Schafe mich schon immer interessiert haben und irgendwie eine große Leidenschaft von mir waren.

Ich habe mir dann kurzerhand ein Praktikum gesucht und während Corona war im Unternehmen nicht viel zu tun. Der Zeitpunkt passte also und so habe ich mich für ein Praktikum bei einem Schäfer beworben. Anfangs war es schwierig, aber schließlich fand ich einen Schäfer auf der Schwäbischen Alb.

Es war eine wundervolle Zeit. Ich habe das Leben ganz minimalistisch kennengelernt. Ich schlief im Zelt ohne fließendes Wasser und ohne Strom, also mitten in der Natur. Es war schön, nachts die Natur zu hören und den Sternenhimmel zu sehen.

Letztendlich ist das Hüten der Schafe eine Besinnung zurück zur Natur. Es ist ein schönes Erlebnis, auf der Wiese zu sitzen und um mich herum fressen 500 Schafe Gras. Dieses Geräusch bewegt so viel in mir und ist besser als jede „Dopamin"-Tablette. Es erdet mich. Schafe sind so schlaue Tiere! Ich merkte bereits nach einer Woche, dass die Schafe eine Beziehung zu mir aufbauten. Eine Umschulung zum Schäfer ist leider nicht mit meinem Unternehmen vereinbar und mit der Parkinson-Erkrankung ist das Schäfer-Leben auch nicht der perfekte Beruf. Aber mein Wunsch wäre es, trotzdem eine Verbindung zu behalten.

| Was magst du den Menschen mit auf den Weg geben?

Ich denke, wir sollten viel öfter in uns reinhören und herausfinden, was wir wirklich wollen. Nicht zuerst hinterfragen, ob etwas Sinn macht oder ob es richtig ist, sondern einfach machen!

Die Zeit ist so kostbar im Hier und Jetzt. Den Alltag sollten wir viel mehr genießen und nicht nur für die Zukunft planen.

Einfach verrückte Dinge machen, die wir vielleicht schon immer mal machen wollten. Also hört in euch rein, was euch Spaß macht — und tut es einfach!

Einfach scannen und Folge anhören!

Folge 38
vom
19.12.2021

Wie Thorstens Geschichte weiterging:

Seit dem Interview hat sich viel verändert. Ich verkaufte mein Unternehmen 2022 und arbeite nun als freiberuflicher Interior-Designer. Diese berufliche Freiheit und Flexibilität sind für mich und Pacman im Kopf besonders wichtig. Im gleichen Jahr erfüllten Micha und ich uns den Traum vom Eigenheim und wohnen nun in einem alten Wehrturm, dem Katzenturm in Oberwesel.

Doch hinter diesem traumhaften Lebenswandel verbarg sich für meinen Kopf eine große Herausforderung und ich fiel in ein tiefes Loch. 2023 verbrachte ich acht Wochen in einer Akutklinik, um vergangene Baustellen in meinem Leben zu bearbeiten. In dieser Zeit entdeckte ich meine Leidenschaft für die Malerei, die mich nun sehr erfüllt. Vor einer Woche erwarben wir ein landwirtschaftliches Grundstück in direkter Nähe unseres Katzenturms — das ist der erste Schritt auf dem Weg zu meinem großen Traum von einer eigenen kleinen Schafherde.

Thorsten Heyer, Nov. 2024

Einfach Mensch bleiben

„Ich habe viele Parkinson-Patienten kennen-
gelernt in meiner Parkinson-Karriere und ich
kann eines sagen: Ich habe niemanden erlebt,
der gejammert hat. Es sind tapfere Menschen!"

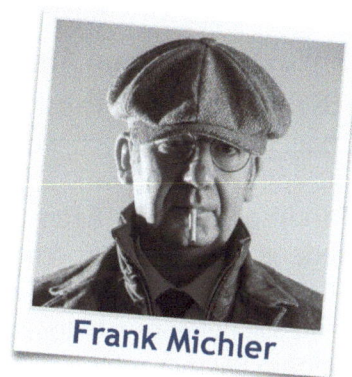

Frank Michler

Worüber hast du heute schon gelacht?
Auf Anhieb weiß ich es nicht. Das heißt aber nicht, dass ich heute
schlecht drauf war. Wenn ich ehrlich sein soll: Nicht immer, wenn ich
ein strahlendes Gesicht aufsetze, ist mir auch nach Lachen zumute. Zu lächeln,
obwohl dir vielleicht nicht danach ist, kostet manchmal viel Kraft und Energie.

| Du bist im Alter von 41 Jahren an Parkinson erkrankt. Wie hast du diese Zeit damals erlebt?

Im Jahr 2000 wusste ich nicht, was mit mir los war. Beim Einkaufen mit meiner
Frau bekam ich urplötzlich einen Tunnelblick, dazu einen Schweißausbruch und
Herzrasen. So langsam hat sich eine Angst- und Panik-Erkrankung aufgetan. Man
denkt, man ist verrückt. Ich habe mich da durchge-
kämpft, indem ich autogenes Training gelernt und auch
zwei bis drei Stunden täglich praktiziert habe. Das hat
mich irgendwie am Leben erhalten. Im Jahr 2011 merkte
ich beim Autofahren, dass einer meiner Finger immer
wieder ungewollt gegen das Lenkrad schnipste, so wie

„Es war ein Gefühl, als
wenn du im Hochhaus
wohnst und dir fällt die
Decke auf den Kopf."

man es beim Musikhören manchmal macht. Meiner Frau ist aufgefallen, dass ein
Arm nur steif an mir herunterhing und beim Gehen nicht mitschwang. Deshalb
sind wir zum Arzt gegangen. Ich vergesse das nie: Ich halte dem Arzt die Hand
hin und er sagt: „Sie haben zu 95 Prozent Parkinson." Ich sage immer: Es war ein
Gefühl, als ob du im Hochhaus wohnst und dir fällt die Decke auf den Kopf. Auch
das Gesicht meiner Frau in dem Moment werde ich nie vergessen.
Einige Zeit später, nach dem Besuch bei einem Facharzt, bin ich zur Universitätsklinik nach Homburg im Saarland gekommen, wo ich auch heute noch in Behandlung bin. Dort wurde die Diagnose bestätigt. Du gehst mit einem Rezept in der
Hand raus und von nun an bist du chronisch krank.

| Wusstest du von Anfang an, was „Parkinson" bedeutet?

Ich hatte natürlich Papst Johannes Paul II im Kopf und Ottfried Fischer, auch Michael J. Fox. Aber ich wusste sonst rein gar nichts darüber. Etwas Genaues kann dir keiner sagen, weil jeder Parkinson anders ist! Du steckst hundert Leute mit Parkinson in einen Raum und stellst fest: Jeder Mensch mit Parkinson hat eine andere Symptomatik. Ich habe eine Gesprächstherapie gemacht und konnte da alles loswerden, was mir auf der Seele brannte.

Professionelle psychologische Hilfe ist der Idealfall, denn du sagst nicht alles deinem Partner oder den Angehörigen. Du willst sie nicht verunsichern oder verängstigen.

| Was hat dir außerdem noch Kraft gegeben, dich aus dem Schockzustand zu befreien?

Ich habe mich mit der Konfrontations-Therapie auseinandergesetzt und ich kann nur jedem sagen: Lasst euch nicht unter Druck setzen und nehmt euch die Zeit, die ihr braucht. Wir sind Menschen und keine Maschinen. Wir müssen uns auch die Zeit oder Muße nehmen, mal traurig sein zu dürfen. Wir lassen uns dadurch nicht hängen. Ich habe viele Parkinson-Patienten kennengelernt in meiner Parkinson-Karriere und ich kann eines sagen: Trotzdem wir eine schwere neurologische Erkrankung haben: Ich habe niemanden mit Parkinson erlebt, der gejammert hat. Es sind tapfere Menschen, so wie sie mit der Erkrankung umgehen! Menschen, die sich einen Fingernagel abbrechen, jammern manchmal mehr!

„Es ist wichtig, dass es virtuelle Selbsthilfe gibt. Sie hilft Menschen, die ihr Zuhause nicht verlassen können, enorm."

| Du bist in die Selbsthilfe eingestiegen. Was ist dir als besonders positiv und wichtig in Erinnerung geblieben?

Wir hatten uns 2013 auf die Fahne geschrieben, die Selbsthilfe moderner und attraktiver zu gestalten. „Wir", das waren: Rainer Stüber, Jürgen Kotterer, ich und später Michael Melzer. Wir waren alle um die 40. Es gab für Jungerkrankte im Jahr 2013 wirklich wenig und wir hatten uns damals alle bei PARKINSonLINE (PAoL) kennengelernt. Irgendeiner gab uns den Namen „Die jungen Wilden". Am Abend des 15. Oktober hatte ich die Idee, eine Webseite zu gestalten und die anderen waren sofort dabei. Wir wollten die Selbsthilfe virtuell gestalten. Damals waren wir damit Vorreiter. Im Jahr 2014 haben die Menschen gesagt: „Nichts kann die Selbsthilfe vor Ort ersetzen!", doch heute merken wir, dass man sie sehr wohl ersetzen kann. Es ist sehr wichtig, dass es virtuelle Selbsthilfe gibt, denn es gibt Leute, die in entlegenen Orten wohnen, ohne öffentlichen Nahverkehr. Andere können aus den unterschiedlichsten Gründen ihr Zuhause nicht verlassen. Hier hilft die virtuelle Selbsthilfe enorm.

| Um über Parkinson aufzuklären, sprichst du seit vielen Jahren an Pflegeschulen, um angehende Pflegekräfte über das Krankheitsbild zu informieren. Erzähl uns gerne davon!

Seit 2015 habe ich vor vielen Klassen gesprochen. Außerdem durfte ich 2018 auf dem Neurologen-Kongress in Berlin als Patient sprechen, was für mich eine große Ehre war.

Ich halte regelmäßig Vorträge an der Universitätsklinik des Saarlandes vor angehenden Neurologen oder Medizinern. Wenn ich vor einer Klasse stehe und Parkinson erklären soll, so habe ich dazu ein Bild, wo jemand durch Asphalt schwimmt. Jeder weiß, wie hart Asphalt ist. Die Symbiose davon, sich kaum bewegen zu können: So fühlt sich Parkinson an!

Es ist wichtig, die Leute darüber aufzuklären, auch gerade in Fachkreisen, was diese Krankheit mit uns Menschen macht! Vieles davon wird noch nicht gelehrt, aber es wäre meiner Meinung nach sehr, sehr wichtig! Ich versuche im Unterricht, das Ganze auf humorvolle Art rüberzubringen. Aufklärung ist mir eine Herzensangelegenheit. Gleichzeitig ist es für mich eine Therapie, meine Ängste zu überwinden und vor Klassen zu sprechen.

| Du hast dich in Kiel einer Behandlung mit hoch fokussiertem Ultraschall unterzogen, einer relativ neuen Behandlungsmethode bei Parkinson. Der Erfolg war sehr eindrucksvoll und du warst sogar in einer Reportage im Fernsehen zu sehen. Welche Symptome haben sich durch diese Behandlung verbessert?

Der Tremor, den ich 24 Stunden am Tag hatte, ist weg und deshalb war das die beste Entscheidung meines Lebens, was Parkinson betrifft. Meine Stimme ist wesentlich besser geworden. Ich habe nicht mehr so ein versteinertes Gesicht. Viele sagen mir, ich würde jünger aussehen. Der Rigor im Arm ist besser. Dennoch ist der Parkinson fortschreitend, da gebe ich mich keinen Illusionen hin und ich habe auch weiterhin ganz schlechte Tage.

Ich bin auch nach wie vor müde und erschöpft und nicht leistungsfähig, also das ist gleichgeblieben. Aber im Moment würde ich sagen, dass ich in vieler Hinsicht beschwerdefrei bin.

| Was magst du den Menschen noch mit auf den Weg geben?

In der Selbsthilfegruppe haben mich viele Jungerkrankte immer wieder angesprochen: „Frank, ich habe Angst vor der Zukunft! Ich weiß nicht, was in zehn Jahren sein wird!" Da ist mir der frühere Werbespot mit George Clooney eingefallen: Die Szene, wo er aus der Nespresso-Filiale nach draußen kommt und ein Klavier vom Himmel fällt, ihm auf den Kopf. Stell´ dir vor, du machst dir Gedanken, was in zehn Jahren sein könnte und nach fünf Jahren fällt dir ein Klavier auf den Kopf! Dann hast du fünf Jahre lang völlig unnötig Kraft darauf verwendet, dir Gedanken über etwas zu machen, was gar nicht eintreffen wird. Natürlich musst du vorplanen, aber leben musst du heute. Und lebe nicht zu weit vor, dann lebt es sich besser. Ansonsten: Einfach Mensch bleiben! Nicht an das denken, was man früher mal konnte, sondern an das, was man jetzt noch kann. Das ist eine ganze Menge!

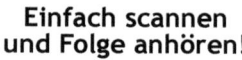

Einfach scannen und Folge anhören!

Folge 41
vom
30.01.2022

Wie Franks Geschichte weiterging:

Meine Behandlung mit dem fokussierten Ultraschall war für mich die beste Entscheidung, die ich in meiner Karriere als Tremor-Patient treffen konnte. Diese Therapie hat mir geholfen, die Symptome besser zu kontrollieren und meine Lebensqualität erheblich zu verbessern.

Im März 2024 habe ich meinen 100. Vortrag in zehn Jahren vor angehenden Pflegefachkräften halten dürfen. Diese Vorträge helfen mir dabei, die Erkrankung zu verarbeiten. Die Vorträge sind für die Pflegefachkräfte von morgen gegenüber Parkinson-Patienten von enormer Bedeutung.

Wer sollte — oder kann — einer zukünftigen Fachperson denn besser beschreiben, wie sich ein Parkinson anfühlt? Ich erreiche die Menschen über Emotionen, nicht über Theorie. Das bleibt bei den jungen Menschen im Hinterkopf. Unter dem Namen „Zelldieb" hoffe ich, noch vielen Schülern während ihrer Ausbildung Informationen über die Parkinson-Erkrankung mit auf den Weg geben zu können. Solange es mein Parkinson zulässt, werde ich dieses ehrenamtliche Engagement fortführen.

Frank Michler, Nov. 2024

Tanze durch schwere Zeiten

„Musik tut gut! Sie lässt Energien im Körper fließen und kann Menschen helfen, wenn sie es zulassen und genießen."

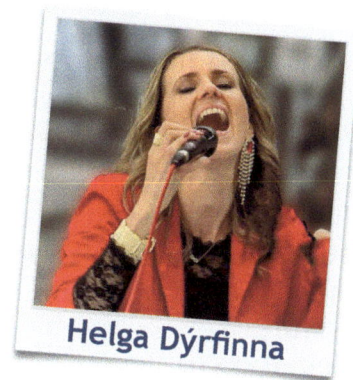

Helga Dýrfinna

Worüber hast du heute schon gelacht?
Mein dreijähriger Sohn hat heute Morgen für uns getanzt. Da haben wir gelacht und mitgetanzt.

| Du bist Isländerin, 38 Jahre alt und lebst schon seit zwölf Jahren in Deutschland. Du arbeitest als Sängerin und Gesangslehrerin. Was magst du uns über Island erzählen?

Die Isländer vertrauen anderen Menschen, denn auf Island ist alles so klein. Man kennt sich und meint irgendwie, dass jeder lieb ist. Das finde ich eigentlich eine sehr schöne Sache.

„Anfangs war es eine schwere Zeit und wir haben uns sehr viele Sorgen um meinen Vater gemacht."

| Was gefällt dir an Deutschland und was fehlt dir hier?

Island ist sehr schön und ruhig, aber ich finde, es ist immer nur kalt. In Deutschland ist es viel wärmer und ich liebe Wärme. Kälte mag ich nicht. Auf Island leben aber meine Familie und Freunde, die Trennung ist oft schwer für mich.

| Dein Vater Magnus ist schon sehr früh an Parkinson erkrankt. Wie hast du das damals erlebt?

Das vergesse ich wirklich nie. Damals war ich 18 Jahre alt, es war eine schwere Zeit und wir haben uns sehr viele Sorgen gemacht. Die rechte Hand meines Vaters wurde komplett steif und wir hatten Angst, dass er einen Gehirntumor haben könnte. Deshalb war es eigentlich eine Erleichterung, als die Diagnose dann Parkinson lautete.

| **Hast du noch eine Erinnerung daran, wie es für deine Mama und für deinen Papa war?**

Ich habe damals nicht so viel davon mitbekommen, weil ich ja hier in Deutschland wohnte. Für mich hat sich also nicht so viel verändert, aber für meine Mama ist es oft schwer gewesen. Papa war immer jemand, der alles gemacht hat. Er war immer zur Stelle und half jedem. Jetzt musste meine Mama viel mehr machen. Papa ist auch ein bisschen vergesslicher geworden.

Mein Papa ist immer sehr verschlossen gewesen, er hat nicht viel geredet. Aber ich weiß noch, dass seine rechte Hand beim Schreiben und bei der Büroarbeit oft steif war. Er hat dann versucht, mit der linken Hand zu schreiben und da habe ich natürlich gemerkt, dass es ihm schlecht geht. Er hat aber nie etwas darüber zu uns gesagt und ich glaube, meine Mama hat auch nicht viel darüber geredet. Sie wollten nicht, dass wir Kinder uns Sorgen machen.

Was mir aber positiv auffällt ist, dass Papa in den letzten Jahren seit der Erkrankung viel offener geworden ist. Er genießt auch die schönen Zeiten mehr, versucht positiv zu sein und natürlich ist es großartig, dass mein Papa und ich die Leidenschaft für den Gesang teilen. Das hat uns einander näher gebracht.

| **Dein Papa ist seit über 20 Jahren an Parkinson erkrankt. Wie ist die Krankheit bis heute bei ihm verlaufen?**

„Während seiner THS-Operation durfte mein Vater unsere gemeinsamen Lieder hören. Das hat ihm so viel Kraft gegeben."

Die Medikamente, die er gegen die Parkinsonsymptome bekommen hat, halfen anfangs gut. Er hat dann leider noch einen Schlaganfall bekommen und dennoch Glück gehabt, weil er sofort ins Krankenhaus kam und sich komplett vom Schlaganfall erholen konnte. Ungefähr im Jahr 2015 war er bei der höchstmöglichen Dosis der Parkinsonmedikamente angelangt. Dann musste er für sich selbst entscheiden, ob er sich einen Gehirnschrittmacher einsetzen lässt oder nicht. Er hat sich dafür entschieden.

In Island gibt es keine Fachärzte dafür. Zunächst war geplant, die Operation in Island zu machen und dafür einen schwedischen Arzt kommen zu lassen. Aber es gab immer wieder Hürden in der Umsetzung. Am Ende durfte mein Vater sich aussuchen, wo er es machen lassen wollte. Er hat sich dann, zusammen mit einem Arzt in der Familie, informiert und beschlossen, für die Operation in die USA zu gehen. Danach haben die Einstellungen etwa ein Jahr gedauert und jetzt ist er sehr gut eingestellt. Er kann viel weniger Medikamente nehmen. Er hat Glück, dass er seine eigene Firma hat, die er über alles liebt. Wenn er in die Firma kommt, schaut er nach dem Rechten. Er muss dort nicht mehr viel machen, was Körperkraft erfordert. Mittlerweile nimmt er sich auch viel Zeit für seine Hobbys. Am meisten liebt er Golfspielen und Singen.

| Wie ist das Gesundheitssystem in Island im Vergleich zu dem in Deutschland?

Ich glaube schon, dass wir überwiegend alles haben, was es auch hier gibt. In Deutschland sind die Ärzte erfahrener, glaube ich. Es gibt einfach viel mehr Leute mit Parkinson als in Island und somit mehr Leute, die behandelt werden.

| In deiner Familie gab es immer Musik und dein Vater hat schon ganz früh mit dir gesungen und dich auf dem Klavier begleitet. Was bedeutet Musik für dich?

Ich brauche Musik und ich liebe es zu singen! Das gibt mir Kraft und ich liebe es, wenn ich jemanden mit meinem Gesang berühre. Es tut mir einfach so gut, wenn ich sehe, dass es jemand anderem dann auch dadurch gut geht.

| Du singst schon lange mit deinem Papa und hast mir erzählt, dass das Singen ganz positive Effekte auf ihn und seine Erkrankung hat. Wie können aus deiner Sicht Musik und Gesang helfen, besser mit Parkinson zu leben?

Ich glaube, dass jede Musik gut tut. Sie lässt Energie im Körper fließen, weil du entspannen kannst. Sie kann Menschen helfen, wenn sie das wirklich zulassen und es genießen.

Während seiner Operation durfte mein Vater Musik hören und er hat unseren gemeinsamen Gesang die ganze Zeit über gehört. Das fand ich so schön, denn es hat ihm während der Operation so viel Kraft gegeben. Mein Papa hat schon immer „My Way" geliebt und er singt das Lied sehr oft.

Wir haben gemeinsam, Vater und Tochter, ein Video aufgenommen, als ich im August in Island war. Darauf singen wir „Strangers In The Night", das war mein Geburtstagsgeschenk für ihn. Später haben wir uns dafür entschieden, dass wir es öffentlich teilen wollen. Wir merken beide diese Energie, wenn wir singen. Da strahlt etwas. Und ich finde es schön, wenn andere das auch merken.

| Was magst du den Menschen noch mit auf den Weg geben?

Gib' nicht auf! Trotz Krankheit hat das Leben so viel zu bieten! Halte die Augen auf und sieh die Chancen und die schönen Dinge im Leben. Versuche, mit deinen Erfahrungen anderen zu helfen und suche immer nach neuen Wegen, dir selbst zu helfen!

Man muss durch schwere Zeiten tanzen und darauf vertrauen, dass auch wieder bessere Zeiten kommen werden.

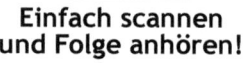

Einfach scannen und Folge anhören!

Folge 42
vom
20.02.2022

Wie Helgas Geschichte weiterging:

Wie es bei uns weiter ging? Wir singen weiterhin zusammen, wir haben eine CD herausgebracht und den Erlös aus dem Verkauf an die Hilde-Ulrichs-Stiftung gespendet. Wenn Papa nach Deutschland kommt, singt er mit mir live auf der Bühne. Das macht er richtig toll!

Papas Zustand ist Gott sei Dank ziemlich gleich geblieben, er ist nur etwas vergesslicher geworden.

Mir selbst geht es richtig gut! Ich habe viele Auftritte und habe gerade meinen dritten Jungen bekommen.

Helga Dýrfinna, Nov. 2024

Leben statt Planen

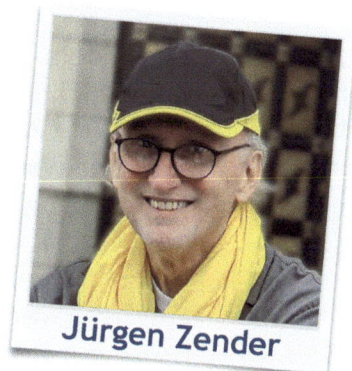

Jürgen Zender

„Die Erkrankung ist nicht so schlimm, dass mich die Zeit, die ich noch vor mir habe, erschreckt. Deshalb hadere ich auch nicht, ich lebe damit."

Wenn du dich selbst in drei Sätzen beschreiben müsstest: Was macht dich aus?

Ich halte mich für genügsam, fürsorglich und wissensdurstig. Ich kann mit sehr wenigen Dingen zufrieden, sogar glücklich, sein. Ich bin aus dem goldenen Hamsterrad ausgestiegen.

Für das Wohl meiner Familie tue ich alles, was in meiner Macht steht. Das hat nicht immer mit Geld zu tun, sondern damit, dass man da ist, wenn man gebraucht wird. Wissensdurstig bin ich, denn ich habe schon immer versucht, irgendwas zu lernen und Neues auszuprobieren.

| Wie war es für dich, als du die Diagnose Parkinson erhalten hast?

Im Herbst 2019 kam die Diagnose nicht ganz überraschend. Ich hatte schon seit vielen Jahren REM-Schlaf-Störungen. Diese zeichnen sich durch heftige Bewegungen im Schlaf aus. Ab dem Jahr 2013 hatte ich Nahrungsmittel-Unverträglichkeiten, die sich immer mehr gesteigert haben. Dann ging es los, dass ich nicht mehr geradeaus gehen konnte. Meine Frau hat mir später erzählt, dass sie an Parkinson gedacht hatte, mich aber nicht mit ihrer Vermutung konfrontieren wollte. Die Symptome waren da, man hat es gemerkt, aber es war nichts Kritisches.

„Ich hatte schon seit vielen Jahren REM-Schlafstörungen."

Im Sommer 2019 bekam ich vier Stents eingesetzt wegen Verengung der Herzkranzgefäße. Dem Chefarzt waren einige Parkinson-Symptome, unter anderem das sogenannte „Zahnradphänomen", bei mir aufgefallen. Den Parkinson-Verdacht hatte er mir gegenüber nicht konkret benannt, aber er empfahl mir, einen Termin bei einem Neurologen auszumachen. Da habe ich gegoogelt und an dem Tag, als der Neurologe mir sagte, dass ich Parkinson habe, war es kein Schock mehr. Aber mein Leben hat sich mit der Diagnose tatsächlich geändert. Plötzlich habe ich Dinge gefühlt und empfunden, die ich vorher gar nicht wahrgenommen hatte! Das war eine Schnittstelle, der Scheitelpunkt.

„Das Beschäftigen mit Parkinson und das Lernen über die Krankheit haben mich beruhigt."

Ich hatte mich schon zwei Jahre vorher aus dem aktiven Berufsleben zurückgezogen und mich in ein Senioren-Studium eingeschrieben. Ich hatte Philosophie- und Physik-Vorlesungen besucht, hatte angefangen, wieder Gitarre zu spielen. Ab dem Zeitpunkt der Diagnose und dem Wachwerden der Parkinson-Symptome konnte ich das nicht mehr durchhalten.

Nun stand also der nächste Schritt an. Ich habe angefangen, die Dinge zu machen, die mit Parkinson zusammenhängen. Anders als früher, treibe ich heute täglich mindestens ein bis zwei Stunden Sport. Und das mit Freude, denn es hilft mir, meine Parkinson-Symptome ganz signifikant zu lindern. Und ich habe angefangen, einen Blog zu schreiben, der mich sehr ausfüllt: Das Parkinson Journal!

| Erzähle uns doch gerne mehr von dieser inzwischen sehr umfangreichen Plattform!

Die Beschäftigung mit Parkinson und das Lernen über Parkinson haben mich beruhigt. Es hat mich auf dem Boden gehalten und war für mich ganz wichtig. Im englischen Sprachraum habe ich im Gegensatz zum deutschen Sprachraum viele sehr gut aufbereitete Informationen über Parkinson gefunden. Ich habe einfach Inhalte gesammelt, habe sie eingeordnet, bewertet und dann war es einfach, sie mit einem Link direkt in meine Website zu ziehen.

Mir ist dann klar geworden, dass die Dinge, die ich da sammle und tue, auch andere interessieren könnten, zumal ich angefangen habe, auch eigene Artikel zu schreiben und mich dem Thema „Video" gewidmet habe. So ist daraus ein multimediales Portal entstanden, ohne dass es wirklich geplant war. Es war eher ein evolutionärer Prozess und heute bin ich der Betreiber des Parkinson Journals, habe einige tausend Follower auf YouTube, Instagram und auf meiner Website. Das füllt mich aus und schenkt mir Freude. Es gibt Leute, die sagen: „Wie kann man sich nur den ganzen Tag mit seiner Krankheit beschäftigen?" Es ist nicht so, dass ich mich mit meiner Krankheit beschäftige und über mich nachdenke. Sondern es ist so, dass ich für andere, natürlich auch für mich, Informationen sammle und aufbereite. Das mache ich sehr gerne!

| Wie kommen deine Beiträge bei den Menschen an?

Die Rückmeldungen sind in der Tat durchweg positiv. Wenn es mal Kritik gibt, dann eher, wenn es um Themen geht wie: „Schulmedizin oder alternative Methoden?" Ich bin da sehr kritisch und achte genau darauf, was ich veröffentliche.

Manche Leute finden mich da zu streng und hätten gerne, dass ich bestimmte Themen nach vorne treibe, gerade bei alternativen Sachen, die noch nicht richtig erforscht sind. Ich will aber keine Gerüchte in die Welt setzen über Heilungsaussichten, die ich nicht hundertprozentig nachvollziehen kann.

| Was sagt deine Familie zu deinem Engagement und wie lebt ihr gemeinsam mit der Diagnose?

Die Familie kennt mich ja als überaus aktiven Menschen. Sie waren eher verunsichert, als ich mich zurückzog und gesagt habe, ich gehe jetzt ins Private, bin jetzt der Hausmann und nicht mehr der Manager. Sie konnten sich nicht vorstellen, dass es mir damit gut gehen könnte. Insofern denke ich, dass sie ganz froh sind, mich wieder so aktiv zu sehen im Alltag. Sie nehmen zwar Rücksicht auf mich, aber nicht so, dass das permanent ein Thema ist. Ich spüre gelegentlich, dass sie besorgt sind, wenn sie sehen, dass es mir nicht gut geht, aber wir alle versuchen, ganz normal den Alltag zu leben. Der Parkinson ist nicht Mittelpunkt der Familie, ganz bestimmt nicht.

| Was hilft dir dabei, nicht in Grübelschleifen zu kommen?

Ich bin im besten Sinne des Wortes ein Fatalist und das hat mir geholfen, mit der Diagnose und der Erkrankung eben nicht zu hadern. Man muss die Dinge so nehmen, wie sie sind. Und ich nehme sie auch so, wie sie sind!

Ich kann doch gar nicht wissen, was gewesen wäre, wenn ich die Diagnose nicht bekommen hätte. Vielleicht wäre etwas viel Schrecklicheres passiert und diese Diagnose hat mich davon verschont! Das kann ich nicht wissen. Was die meisten Menschen nur verdrängen: Jeder von uns stirbt einmal und jeder von uns wird davor vermutlich irgendeine mehr oder weniger schwere Erkrankung haben! Da ist jeder an der Reihe.

Und jetzt bin halt ich an der Reihe, es ist meine Zeit gekommen. Die Erkrankung ist nicht so schlimm, dass mich die Zeit, die ich noch vor mir habe, erschreckt. Deshalb hadere ich auch nicht, ich lebe damit. Das ist der Gang der Dinge.

| Was magst du den Menschen noch mit auf den Weg geben?

Wenn es euch erwischt hat, wenn ihr Parkinson habt, dann hadert nicht mit eurem Schicksal. Erfreut euch lieber an dem, was ihr noch machen könnt!
Und vor allem: Weint nicht Dingen nach, die nicht mehr gehen!
Nehmt die Krankheit als einen Teil von euch an, das ist ganz wichtig!
Trauert nicht um das Vergangene!
Das Gestern ist vorbei und das Morgen kennen wir noch nicht. Also lebt und bleibt im Heute und erfreut euch an den guten Dingen, die ihr habt. Bleibt positiv und aktiv!

**Einfach scannen
und Folge anhören!**

Folge 43
vom
13.03.2022

Wie Jürgens Geschichte weiterging:

Vor sechs Monaten habe ich mich einer THS unterzogen und mir damit ein zweites Leben geschenkt.
Aus dem zarten Pflänzchen der ersten PingPongParkinson-Gruppe in München sind mittlerweile fünf Standorte mit über 40 Spielern entstanden.
Ich habe bis heute an zwei German Open, einer Weltmeisterschaft und vier STADA Cups teilgenommen und einen STADA Cup selbst organisiert.
Das Parkinson Journal hat seine Zugriffs- *zahlen fast verdoppelt und ist ein fester Bestandteil der Community geworden.*
Gemeinsam mit Ulli Heyd habe ich die Selbsthilfegruppe München gegründet und verantworte als Vorstand des Parkinson Verbundes den bundesweiten Ausbau der Selbsthilfegruppen.
Ich bleibe meinem Motto treu:
Positiv und aktiv bleiben!

Jürgen Zender, Juni 2024

Parkinson's si Buko"

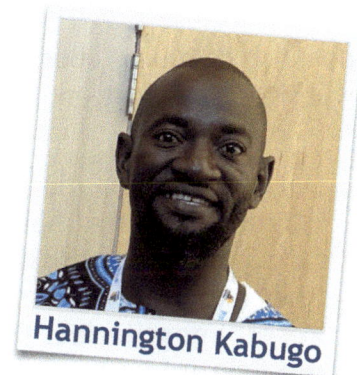
Hannington Kabugo

„Wir sind eine Parkinson-Familie auf der ganzen Welt, lasst uns zusammenarbeiten und anderen helfen, die es nicht können."

Herzliche Grüße nach Uganda! Erzähl uns gerne von dir!
Ich heiße Hannington Kabugo; ich wurde 1984 in Kampala geboren, der Hauptstadt von Uganda. Ich bin Lebensmittelwissenschaftler und arbeite bei den städtischen Behörden in Uganda im Zentrum der Stadt Kampala.

| Deine persönliche Geschichte ist eng mit Parkinson verbunden: Deine Mutter ist vor fast 15 Jahren an Parkinson erkrankt und das hat euer ganzes Leben beeinflusst. Wie war das damals?

Ich wuchs in sehr bescheidenen, aber liebevollen, Verhältnissen auf. Im Laufe der Zeit sahen wir, wie meine Mutter anfing zu zittern und immer steifer wurde. Und sie begann öfter zu fallen! Eines Abends hatten mein Vater und meine Mutter eine Diskussion im Schlafzimmer. Sie waren sich einig darüber, dass wir das Haus verlassen sollten, weil sie krank ist. Sie waren fest davon überzeugt, dass sonst jeder im Haus Parkinson bekommen würde, weil es ansteckend ist. Dieser Glaube ist in Uganda fest verwurzelt. Meine Mutter bat uns immer wieder zu gehen und sagte, sie würde zurechtkommen. Wir zogen circa zwei Kilometer weit weg. Ich habe die Highschool abgeschlossen und schlich mich immer wieder aus unserer Mietwohnung, um heimlich meine Mutter zu besuchen.

„In Uganda ist der Glaube tief verwurzelt bei den Menschen, dass Parkinson ansteckend ist."

Jedes Mal, wenn ich bei ihr war, hat sie mir gesagt, ich solle nie wiederkommen, sonst würde ich auch diese Krankheit bekommen. Von der Zeit, als meine Mutter an Parkinson erkrankte, bis zu ihrem Tod ging niemand auch nur in ihre Nähe, nicht einmal Nachbarn! Sie nannten sie eine Hexe, weil sie Parkinson hatte und erzählten dem ganzen Dorf, wer sich dem Haus näherte, bekäme auch diese ansteckende Krankheit. Eine Nachbarin versorgte sie manchmal dennoch heimlich, aber oft hungerte meine Mutter und lebte unter völlig unwürdigen Bedingungen.

| **Danke, dass du diese Geschichte mit uns teilst! Für uns in Europa ist das unvorstellbar. Du hast es geschafft, diese traumatische Erfahrung in etwas Gutes zu verwandeln und hast in Uganda die Organisation „Parkinson's Si Buko" (übersetzt: „Parkinson ist keine Hexerei") gegründet. Du klärst seit Jahren Menschen in Uganda über die Erkrankung auf. Wie kam es dazu?**

Ich will, dass niemand mehr so elend sterben muss wie meine Mutter. Ich habe anfangs mithilfe von Stickern in Taxis versucht, Menschen darüber aufzuklären, dass Parkinson keine Hexerei ist, sondern eine nicht ansteckende Erkrankung. Daraufhin meldeten sich über 150 Menschen bei mir. Ich organisierte Schulungs-Workshops, was nicht einfach war, weil ich selbst kein Mediziner bin. Alles Wissen über Parkinson eignete ich mir im Internet an. Zum ersten Workshop kamen 176 Teilnehmer. Nachdem ich den Leuten erzählt hatte, dass Parkinson eine wissenschaftlich anerkannte Krankheit ist, war ich überzeugt davon, dass die Ärzte in den Krankenhäusern ihnen helfen würden. Aber es war auch wichtig, das medizinische Personal zu schulen, weil

„Was die Menschen in Uganda am meisten brauchen, sind Medikamente."

auch hier meist nur sehr wenig Wissen über Parkinson vorhanden war. Also fing ich damit an, Workshops für medizinisches Personal zu planen. Aber wir haben in Uganda nur sechs Neurologen für rund 42 Millionen Menschen. Das heißt faktisch, dass fast niemand in seinem Leben einen Neurologen sieht. Für 500 US-Dollar, das sind drei meiner Monatsgehälter, schaffte ich es, einen Neurologen zu organisieren, der in einem Workshop Schwestern und Ärzten erklärte, wie man Parkinson diagnostiziert. Seitdem haben wir ausgebildete Ärzte.

| **Wie schaffst du es, die Menschen tatsächlich davon zu überzeugen, dass Parkinson keine Hexerei ist?**

Der Schlüssel dazu sind Erfahrungsberichte anderer Menschen. Die Menschen in Uganda glauben vor allem das, was sie sehen und was sie aus persönlichen Berichten erfahren. Ich habe Menschen ausfindig gemacht, die davon erzählen, dass sie sich eben nicht angesteckt haben. Auch ich bin ein lebender Beweis, weil ich nicht Parkinson bekam, obwohl ich meine Mutter regelmäßig besuchte. Wir gehen in Dörfer und halten Workshops für alle Dorfbewohner ab. Das offizielle Thema ist Gesundheit, aber Parkinson ist auch ein Teil des Workshops.

Ausführlich wird darüber berichtet, was Parkinson ist und welche Hilfen es gibt. Wenn Menschen mit Parkinson vor Ort sind, werden sie auch direkt vom medizinischen Personal diagnostiziert und alle im Raum werden darüber informiert, dass die Krankheit nicht ansteckend ist. Auf diese Art und Weise wird das Wissen weitergegeben. Wir gehen sogar an Schulen und informieren Kinder und Jugendliche, denn auch sie haben eine Schlüsselfunktion. Wenn die Kinder nach Hause gehen und ihren Eltern, Nachbarn und Freunden erzählen, dass Parkinson keine Hexerei ist, sondern eine medizinische Erkrankung, wird dieses Wissen und das Bewusstsein darüber immer weiter getragen.

| **Was brauchen Menschen mit Parkinson in Uganda aus deiner Sicht am dringendsten? Und wie können wir in Deutschland oder woanders auf der Welt euch dabei helfen, einen Unterschied zu machen?**

Ehrlich gesagt, was die Menschen in Uganda am meisten brauchen, sind Medikamente. Ich versorge hier 176 Patienten. Nur wenigen von ihnen kann ich überhaupt Medikamente zur Verfügung stellen, weil wir nicht genug Geld zur Verfügung haben. Ein anderes Problem ist natürlich die Fachliteratur, die wir für den Unterricht brauchen. Viele Leute können kein richtiges Englisch. Sie sprechen die regionalen Sprachen hier, also muss ich sogar die Bücher in diese Sprachen übersetzen. Natürlich brauchen wir auch mehr Ressourcen, denn unser Ziel ist es, immer mehr Orte in Uganda zu erreichen, um Aufklärung zu betreiben und den Menschen zu zeigen, dass Parkinson eine medizinische Erkrankung ist und keine Hexerei. Aktuell erreiche ich mit meiner Arbeit zumindest etwas mehr als 500 Menschen, was bei 42 Millionen Einwohnern aber eine sehr geringe Zahl ist. Manchmal sage ich den Leuten: Auch wenn ich euch leider keine Medikamente geben kann, wisst ihr zumindest, dass ihr eine medizinische Krankheit habt und ihr könnt damit bei euren Liebsten bleiben. Eure Familie wird nicht vor euch davonlaufen und euch nicht diskriminieren, wie das bei meiner Mutter der Fall war.

| **Auf deiner Website https://parkinsonssibuko.org gibt es die Möglichkeit für dein Projekt zu spenden. Du arbeitest zusammen mit einer US-amerikanischen Hilfsorganisation. Jede Spende kommt direkt bei euch an und hilft, noch mehr Menschen zu unterstützen.**

Das stimmt! Wir sind jetzt in den USA als Hilfsorganisation registriert und von der Steuer befreit. Es ist absolut sicher, über die Website zu spenden. Bitte teilt uns mit, dass ihr gespendet habt, also falls ihr erwähnt werden möchtet. Dann würden wir gerne Danke sagen. Um eine Person mit Parkinson für einen Monat mit Medikamenten zu versorgen, benötigen wir circa 50 US-Dollar.

| Was magst du den Menschen noch mit auf den Weg geben?

Ich möchte die Welt und all unsere Zuhörer heute wissen lassen, dass schlimme Dinge nicht nur in Uganda passieren, sondern in vielen Teilen der Welt. Aber wenn wir zusammenhalten, können wir eine Menge Menschen retten! Es muss nicht unbedingt nur finanzielle Hilfe sein. Wer kein Geld geben kann, aber Neurologe oder Arzt ist, könnte eine Videokonferenz machen, einen Online-Check bei Patienten, denn das ist sehr, sehr wichtig.

Und ich möchte einfach nochmal betonen:
Wir sind eine Parkinson-Familie weltweit! Egal, welche Symptome und Einschränkungen ihr habt, wir haben die gleichen Probleme in Uganda. Wir sind eine Parkinson-Familie auf der ganzen Welt! Lasst uns zusammenarbeiten und anderen helfen, die es nicht können!

Einfach scannen und Folge anhören!

Folge 44 vom 03.04.2022

Wie Hanningtons Geschichte weiterging:

Auf dem Welt-Parkinson-Kongress in Barcelona im Juli 2023 erhielt ich einen „Community Award" für herausragendes gesellschaftliches Engagement. Bei der Preisverleihung habe ich auch über die Fortschritte meines Projekts gesprochen. Wir haben derzeit über 200 kommunale Gesundheitshelfer ausgebildet, die als Freiwillige in den Dörfern Ugandas arbeiten und die Menschen über Parkinson aufklären und schulen.
Zudem haben wir etwa 90 medizinische

Fachkräfte ausgebildet. Seit Beginn des Projekts haben wir 176 Patienten identifiziert und diagnostiziert, die alle von uns umfassend betreut werden. Eine besondere Errungenschaft ist die erste Parkinson-Klinik, die wir kürzlich in Uganda eröffnet haben.
Die große Aufklärungskampagne wächst weiter und wird sich hoffentlich auf ganz Afrika ausweiten.

Hannington Kabugo, Juli 2024

Der Horizont bleibt nur stehen für den, der sich nicht bewegt.

„Wir alle sind ein Teil der Gesellschaft und somit auch verantwortlich, wie sie sich weiterentwickelt. Wir müssen auch unseren Teil zurückgeben!"

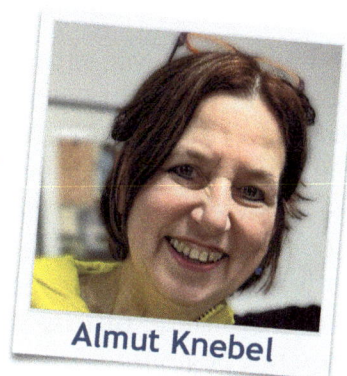

Almut Knebel

Worüber hast du heute schon gelacht?
Ich habe heute Morgen geschmunzelt, als ich meinen Mann gesehen habe. Er sieht morgens immer ein bisschen strubbelig aus und das ist manchmal sehr witzig.

| Wie war deine Lebens- und Gefühlswelt, als du die Diagnose Parkinson erhalten hast?

Das war im Herbst 2017. Ich hatte gerade eine orthopädische Reha hinter mir und meine ganze linke Seite hatte keine Kraft mehr. Daraufhin hat mich die Orthopädin in die Klinik zum Neurologen überwiesen, der relativ schnell die Diagnose gestellt hat. Als ich hörte, dass ich zum Neurologen muss, habe ich erstmal Panik bekommen, weil mein Vater im Jahr 2007 an ALS (Amyotrophe Lateralsklerose) gestorben ist. Für mich ist das die furchtbarste Krankheit, die ich kennengelernt habe und ich hoffe, dass sie

„Mein Vater starb an ALS. Als ich ‚nur' die Diagnose Parkinson bekam, war ich sehr erleichtert."

möglichst allen Menschen erspart bleibt. Als bei mir dann die Diagnose Parkinson bestätigt wurde, habe ich fast einen Luftsprung gemacht, weil ich gedacht habe, damit kann ich mein Leben vorerst relativ normal weiterführen. Ich habe schnell meinen Arbeitgeber informiert, denn ich hätte es stressig gefunden, so zu tun, als ob nichts wäre. Am Ende haben wir zusammen mit dem Betriebsrat die Kollegen informiert, was eigentlich ganz gut aufgenommen wurde.

| Du bist recht schnell auch in der Selbsthilfe aktiv geworden, in der Hilde-Ulrichs-Stiftung für Parkinsonforschung (HUS). Wie bist du zur Stiftung gekommen und was sind deine Tätigkeiten dort?

Ich habe die Stiftung kennengelernt über den gemeinsamen Osteopathen, bei dem auch Stephanie Heinze, die damalige Leiterin der Hilde-Ulrichs-Stiftung, in Behandlung war. Als mein Osteopath von meiner Parkinson-Diagnose erfuhr, stellte er den Kontakt her. Stephanie und ich haben uns getroffen und waren uns sofort sympathisch. Sie gab mir die ersten Hilfestellungen zum Leben mit Parkinson. Beim zweiten oder dritten Treffen erzählte sie mir, dass die damalige Vorsitzende für den Finanzbereich aus dem Vorstand ausgeschieden war und „Not am Mann" wäre. Sie fragte, ob ich mir das vorstellen könnte. Ich habe relativ schnell zugesagt. Seitdem war ich jetzt zwei Jahre lang im Finanzvorstand der Hilde-Ulrichs-Stiftung tätig, habe aber natürlich auch andere Themen mit begleitet.

Gleichzeitig hatte ich immer vor, auch Kunstprojekte ins Leben zu rufen für die Stiftung. Inzwischen bin ich, auch aus gesundheitlichen Gründen, ins Kuratorium der HUS gewechselt. Ich habe ganz viele tolle Leute über die Stiftung kennengelernt. Das ist letztendlich auch der Grund, warum ich mich dort engagiere. Die HUS hat mich von Anfang an mit der Professionalität der einzelnen Mitarbeitenden überzeugt, die alle ehrenamtlich tätig sind. Begeistert hat mich auch, dass die nicht-medikamentösen Therapien in den Vordergrund gestellt werden und die Eigenverantwortung des Einzelnen. Ich habe mich eigentlich immer schon gesellschaftlich engagiert und finde es ganz wichtig, sich zu engagieren, egal in welchem Bereich,weil wir alle Teil einer Gesellschaft sind. Dieser Gedanke ist mir wichtig, denn wir alle sind dafür verantwortlich, wie die Gesellschaft sich weiter gestaltet. Wir müssen auch unseren Teil zurückgeben. Natürlich muss man darauf achten, dass man nicht über seine Kräfte geht.

„Jeder hat seinen eigenen Parkinson und seinen eigenen Verlauf."

| Was bedeutet Kunst für dich? Was malst und gestaltest du?

Das ist nicht so leicht in kurze Sätze zu fassen! Kunst ist mein Leben. Ich habe immer schon Kunst gemacht und wenn ich viel gearbeitet habe, musste ich umso mehr Kunst machen. Das brauchte ich immer als Ausgleich. Wenn ich künstlerisch tätig bin, tauche in eine andere Welt ein. Ich kann mich total vergessen und ich führe eine Art Dialog mit dem Werk, das mir sagt, ob es fertig ist oder nicht. Die verschiedenen gestalterischen Techniken helfen mir, mich auszudrücken. Letztendlich geht es mir darum, mit meiner Kunst den Augenblick festzuhalten. Egal, was ich mit meiner Malerei ausdrücken will, ob es zum Beispiel Emotionen oder Erinnerungen sind: Es hat sehr viel mit mir selbst zu tun! Inzwischen versuche ich oft, Fotos und Malerei mit verschiedenen Techniken zu verbinden, sozusagen als Fragmente von Momenten, an die wir uns erinnern. Momente sind nie vollständig. Man kann den Moment auch nicht mehr zurückholen; vielmehr setzt er sich aus 1.000 anderen Momenten zusammen. Das versuche ich mit den verschiedenen Techniken wie Collage, Siebdruck und Übermalung, darzustellen. Letztendlich geht es um Beweglichkeit, Vergänglichkeit und die Konservierung dessen, was ich versuche, aufs Papier, aufs Holz oder auf andere Untergründe zu bringen.

| Haben sich deine Bilder und deine künstlerische Perspektive mit deiner Krankheit verändert? Falls ja: Wie?

Ja natürlich, denn jedes Bild ist immer ein Ausdruck des aktuellen Ichs. Ich produziere jetzt viel mehr als früher, was auch damit zu tun hat, dass ich nicht weiß, wie lange ich das noch machen kann. Aber ich möchte in meinen Werken nicht den Parkinson in den Mittelpunkt stellen, sondern vorrangig mich als Person zeigen und das, was ich zu sagen habe. Der Parkinson ist ein Begleiter.

| Du tanzt leidenschaftlich gerne Salsa. Was fasziniert dich daran und wie passt das für dich zusammen mit Parkinson?

Ich habe mein ganzes Leben lang nie eine Tanzschule besuchen dürfen, weil meine Eltern sich das nicht leisten konnten. Zudem habe ich von Kindheit an eine Skoliose und musste damit rechnen, diesbezüglich gesundheitliche Probleme zu bekommen. Eine Freundin nahm mich mit zu einem Salsa-Workshop. Da habe ich „richtig Blut geleckt" und schließlich jeden Tag trainiert. Als mein Mann und ich uns dort 2014 begegnet sind, war ich bereits fast fünf Jahre lang als Salsa-Queen jeden Tag irgendwo tanzen gewesen. Das war eine super Zeit mit einer tollen Community. Auch heute sind noch einige davon gute Freunde von mir. Ich habe wahnsinnig viel Spaß beim Tanzen. Auch mit dem Parkinson macht mir das Tanzen sehr viel Mut. Wenn es mal nicht so klappt, weil die Beweglichkeit natürlich tagesabhängig ist, spüre ich dennoch, dass Tanzen die kognitiven Fähigkeiten fördert, also das Zusammenspiel von Kopf und Koordination. Durch die Musik und den Takt vergesse ich, dass ich Parkinson habe. Wenn alles stimmt, gibt es den Parkinson in diesen Momenten für mich nicht mehr!

| Was magst du den Menschen mit auf den Weg geben?

Das Leben ist Veränderung. Bewegung ist alles! Bewegung ist nicht nur Sport, sondern auch Bewegung im Kopf. Man muss ab und zu mal den Blickwinkel und die Perspektive wechseln, Neues ausprobieren und sich auf neue Wege einlassen. Egal, ob es Menschen sind oder ob es die Art ist, mit sich selbst umzugehen. Zur Not muss man sich halt mal selbst in den Allerwertesten treten, damit man sich auf den Weg macht.

Einfach losgehen ist wichtig. Ob es der richtige Weg ist, das sieht man dann unterwegs.

Einfach scannen und Folge anhören!

Folge 46
vom
24.04.2022

Wie Almuts Geschichte weiterging:

Seit dem Podcast-Interview ging mein Leben turbulent weiter, jedoch anders, als damals angenommen. Mit unklaren Symptomen kam ich in die Notaufnahme. Schließlich rettete mir die Implantierung eines Herzschrittmachers mein Leben. Meine physische Fitness war durch drei Operationen mit insgesamt sechs Monaten Sportverbot im Keller. Atemnot und leichte Depressionen belasteten immer mehr unsere Beziehung und den Alltag. Wir fanden keine gemeinsame Lösung unserer Probleme, jeder Versuch schlug fehl. Letztlich traf ich die Entscheidung für mich zurück ins Leben und zog aus. Wir haben uns ein gutes Jahr bewusst mit viel Kommunikation und Respekt voneinander verabschiedet. Es war ein schmerzhafter Prozess, aber die richtige Entscheidung.

Ich fange mal wieder von vorne an, baue mir ein neues SEHR buntes Nest und habe keine Lust auf Kompromisse. Durch meinen Abschied aus dem Berufsleben in den Vorruhestand kann ich den Fokus nun komplett auf Gesundheit, Sport und Kunst legen. Gesundheitsbedingt habe ich auch meinen Kuratoriumssitz bei der Hilde-Ulrichs-Stiftung aufgegeben. In Hanau bin ich inzwischen im künstlerischen Bereich, aber auch privat gut vernetzt und habe mit Unterstützung des TG Hanau die PingPongParkinson-Gruppe Hanau gegründet.

Dem Sportverein helfe ich zukünftig im Bereich der Kassenführung und berate zusätzlich ein StartUp im Hanauer Kunst-Einzelhandel in betriebswirtschaftlichen Fragen.

Nach einer Komplextherapie geht es mir aktuell sichtlich besser. „Du bist wieder ganz die alte Almut", sagen meine alten Freunde. Das macht mir Mut und lässt mich optimistisch in die Zukunft schauen. Das Leben ist ein Fest — ich feiere nun jeden Tag!

Almut Knebel, Mai 2024

Qigong und Parkinson

„Der mentale Bereich fehlt bei uns in der Schulmedizin. Hier kommt die Eigenverantwortung des Einzelnen ins Spiel, sich zusätzlich zur Schulmedizin nach ergänzenden Methoden umzuschauen."

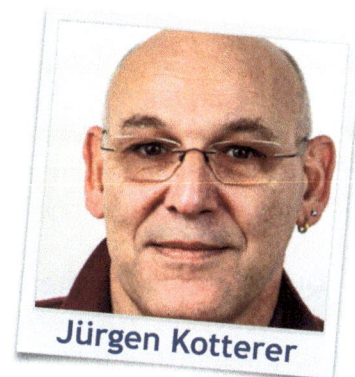

Jürgen Kotterer

Worüber hast du heute schon gelacht?

Heute Morgen zog ich ein frisches T-Shirt an und kaum saßen wir am Frühstückstisch, sagte meine Frau zu mir: „Du hast schon wieder einen Fleck auf dem T-Shirt!" Dafür bin ich irgendwie Spezialist.

| Die Diagnose hast du 2012 an deinem Geburtstag erhalten, oder?

Ja, das stimmt. Ich hatte einen Termin an meinem 49. Geburtstag vereinbart, weil ich da immer Urlaub habe. Als der Neurologe die Diagnose eröffnete, war es ihm furchtbar peinlich, dass er mir an dem Tag so eine Diagnose gab. Ich war nicht überrascht, denn ich habe meine Symptome ja gesehen.

Ich hatte im Vorfeld schon drei Jahre lang einen Tremor im Bein, dann hat der Tremor in der Hand angefangen. Ich habe genau beobachtet, was für Untersuchungen in der Klinik gemacht worden sind, habe mich selbst eingelesen und geschaut, was die durchgeführten Untersuchungen

„Ich war nicht überrascht von der Diagnose, weil ich meine Symptome schon länger beobachtet hatte."

bedeuten. Von daher hatte ich schon die Befürchtung, dass es in diese Richtung geht. Dennoch hat es etwas gedauert, bis die Wirkung der Diagnose eingesetzt hat, was das Ganze im Laufe meiner nächsten Lebensjahre bedeuten kann.

| Du merktest bald, dass es dir mit den Medikamenten noch schlechter ging als ohne. Wie hat sich das bei dir geäußert?

Die Hauptproblematik war bei mir, dass durch die Agonisten sehr schnell starke Schlafstörungen einsetzten und eine extreme Tagesmüdigkeit. Zum Teil schlief ich pro Tag nur noch zwei Stunden. Das hatte enorme Auswirkungen auf meine Psyche und auch auf das physische Befinden. Mein Tremor ist durch die Medikamente eher stärker statt schwächer geworden. Ich bekam extreme Muskelverspannungen,

Krämpfe und das Gefühl, immer langsamer zu werden. Also eigentlich kamen Symptome hinzu, die typische Parkinson-Zeichen sind. Nach meinem Gefühl lag das an den Medikamenten, denn bei der Diagnose hatte ich nur den Tremor. Ich habe die Tabletten vier Jahre lang eingenommen und mehrere Agonisten ausprobiert, in verschiedenen Kombinationen. Aber mein Schlafverhalten blieb gleich schlecht.

| Du hast für dich die Entscheidung getroffen, die Medikamente radikal abzusetzen. Wir betonen beide, dass wir das eigenmächtige Absetzen von Medikamenten niemandem raten, weil es zu lebensbedrohlichen Zuständen führen kann. Wie hast du das erlebt?

Es war eine ganz kurzfristige Entscheidung, die ich in einer der schlaflosen Nächte traf und umsetzte, ohne den Arzt oder meine Frau zu informieren. Der Wendepunkt war, dass ich mich psychisch so labil gefühlt habe. Ich wollte einfach mal ohne Medikamente ausprobieren, ob sich mein psychischer Zustand nicht wieder verbessert. Am Anfang traten heftige Entzugserscheinungen auf. Das Zittern ist deutlich stärker geworden. Ich habe drei Nächte am Stück fast gar nicht geschlafen! Das ging etwas über fünf Tage und dann ist es langsam besser geworden. Der Tremor blieb vorerst so, aber er war ja mit und ohne Medikamente immer gleich stark gewesen. Die Schlafstörungen und die Tagesmüdigkeit haben nachgelassen. Auch die Erscheinungen wie Rigor und Verlangsamung wurden im Laufe der Zeit besser. Sie haben sich zu einem großen Teil zurückgebildet. Alles Weitere hängt eher mit meinem Weg durch Qigong zusammen.

„Für mich steht die Erlangung einer inneren Ausgeglichenheit im Vordergrund."

| Du hast verschiedene Heil-Methoden ausprobiert und Qigong als die für dich wirksamste Methode entdeckt. Was genau ist Qigong und wie wirkt es bei dir?

Qigong ist in China Bestandteil der Traditionellen Chinesischen Medizin. Der Sinn ist die Erhaltung der physischen und psychischen Gesundheit und die Aktivierung der Selbstheilungskräfte. Zhineng Qigong, die spezielle Form, die ich praktiziere, wurde erst in den 1980er Jahren entwickelt. In den Kursen wird versucht zu vermitteln: „Was mache ich während der Bewegung mit meinem Bewusstsein, worauf fokussiere ich mich?" Für mich steht die Erlangung einer inneren Ausgeglichenheit im Vordergrund. Bei den Techniken sollte an erster Stelle die mentale Seite stehen, denn nur wenn ich auf der mentalen Ebene stabil bin, kann ich meine Lebenssituation und meine Krankheit akzeptieren. Erst dann kann man im nächsten Schritt auch die Selbstheilungskräfte aktivieren und auf der physischen Seite profitieren.

| Wie praktizierst du Qigong in deinem normalen Alltag?

Ich versuche, nach der Frühstückszeit eine halbe bis dreiviertel Stunde zu praktizieren. Die zweite Runde mache ich nach der Mittagszeit. Das ist dann eher eine meditative Übung. Die letzte Runde, eine tiefgreifende Meditation, mache ich vier- bis fünfmal in der Woche abends. Ich fahre auch fast jeden Tag zusätzlich etwa 40 bis 50 Minuten Rad und mache mindestens einmal in der Woche Tai Chi, damit die körperliche Betätigung nicht zu kurz kommt.

| Du hast 2018 eine Ausbildung als Qigong-Lehrer begonnen. Was bedeutet dir das Unterrichten?

Ich habe bisher die Lehrerausbildung für die erste Stufe absolviert. Für mich reicht das, was ich bislang erreicht habe, aus: Ich lebe ohne Parkinson-Medikamente und kann die Symptome, die immer wieder auftreten, gut bewältigen, somit habe ich eigentlich meine Ziele erreicht. Es erfüllt mich mit Freude, wenn ich anderen diese Technik näherbringen kann. Ich freue mich besonders, dass ich immer wieder Gruppen, auch mit an Parkinson Erkrankten, unterrichten kann, die an den Übungsstunden per Videokonferenz abends teilnehmen. Einen längerfristigen Erfolg kann man nur erreichen, wenn man regelmäßig ganz konsequent übt, da reicht es nicht aus, einmal wöchentlich abends bei der Gruppe mitzumachen. Von den momentanen Teilnehmern habe ich die Rückmeldung, dass während der Übung zum Beispiel ihr Tremor aufgehört hat und dies auch bis zu zwanzig Minuten danach noch anhielt.

| Viele Menschen mit Parkinson verlassen sich überwiegend auf Medikamente. Wie können wir mehr in die Eigenverantwortung kommen?

Das ist schwierig, weil sich unsere Schulmedizin sehr wenig bis gar nicht um die mentale Ebene kümmert. Generell ist es der Arzt, von dem man sich wertvolle Tipps zum Umgang mit der Erkrankung erhofft. Aber dort gibt es in der Regel nur den medikamentösen Weg sowie Ergo- und Physiotherapie. Das hat alles seine Berechtigung. Aber der mentale Bereich fehlt bei uns in der Schulmedizin. Hier kommt die Eigenverantwortung des Einzelnen ins Spiel, sich zusätzlich zur Schulmedizin nach ergänzenden Methoden umzuschauen.

| Wie gelingt es dir, dich zu deiner täglichen Routine zu motivieren?

Die Erinnerung an die Zeit, als es mir mit der rein medikamentösen Therapie psychisch und physisch so schlecht ging, ist für mich Motivation genug, um die tägliche Routine durchzuziehen. Natürlich gibt es auch mal Tage ohne Qigong, speziell wenn wir im Urlaub sind. Die zweite, ganz wichtige, Motivation bei mir ist meine Frau. Sie ist seit 19 Jahren an Multipler Sklerose erkrankt und je länger ich es schaffe, fit zu bleiben, desto länger kann ich meine Frau gut unterstützen. Wir versuchen, uns gegenseitig zu stützen und zu motivieren. Uns ist es ganz wichtig, uns nicht aus dem alltäglichen Leben zurückziehen, sondern Kontakte weiterhin zu pflegen und regelmäßig Urlaub zu machen. Wir haben uns nie selbst aus den Augen verloren, sondern die Krankheiten haben uns eher noch enger zusammengebracht.

| Was magst du den Menschen noch mit auf den Weg geben?

Es gibt in jeder Lebenssituation jemanden, dem es besser geht und jemanden, dem es schlechter geht.
Wir sehen es als sinnvoll an, sich mit dem zu vergleichen, dem es schlechter geht. Das macht einen dankbarer und glücklicher.

Einfach scannen und Folge anhören!

Folge 47 vom 15.05.2022

Wie Jürgens Geschichte weiterging:

Bisher habe ich zehn Workshops mit Parkinsonerkrankten abgehalten und biete regelmäßig einmal die Woche einen Übungsabend (Qigong und Natur Tai Chi) an. An der Volkshochschule bin ich ebenfalls als Dozent für Qigong tätig. Aktuell bin ich seit 2023 in der Weiterbildung zum Qigong-Lehrer der Stufe 2, sodass ich mein Angebot um weitere Übungen ergänzen kann, welche sich sehr gut auf die Beweglichkeit und die Stärkung des Körpers auswirken.
Meine Parkinson-Symptome haben sich im Laufe des letzten Jahres verschlechtert, ich komme aber weiterhin ohne Stan-

dardmedikamente aus. Aktuell nehme ich morgens eine Kapsel Mucuna Pruriens. Bei Bedarf auch nochmal im Laufe des Tages, um in die Gänge zu kommen. Gegen meinen Tremor habe ich ein Spray mit medizinischem Cannabis, was ich immer dann nehme, wenn mich das Zittern zu sehr stört.
Mein tägliches Programm mit Qigong, Tai Chi und Fahrradergometer halte ich weiterhin aufrecht. Wie sagte mein Neurologe: Er beobachtet meinen Verlauf mit Erstaunen.

Jürgen Kotterer, Nov. 2024

Morgen ist ein neuer Tag

„Ich sehe mich nicht als krank, sondern mein Körper muss mit einer besonderen Situation zurechtkommen. Das ist eine Höchstleistung!"

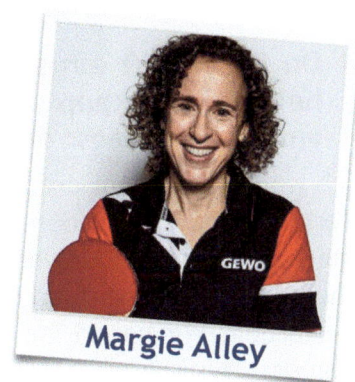

Margie Alley

Worüber hast du heute schon gelacht?

Ich ging mit meiner Freundin spazieren und wir waren spät dran. Auf einmal beschloss ihr Hund wegzulaufen und sich zu verirren. Ich habe gelacht, weil das so typisch war: Kaum will man pünktlich sein, passiert sowas! Ich habe gelernt, über Dinge, die ich nicht kontrollieren kann, einfach zu lachen.

| Du bist vor zehn Jahren, mit 48 Jahren, an Parkinson erkrankt. Wie hast du die Zeit erlebt und welche Gefühle bewegten dich damals?

Damals habe ich nicht gelacht!! Anfangs dachte ich, es sei eine Sportverletzung. Es war ein langer Weg, bis ich die Diagnose bekam, ungefähr drei Jahre. In dieser Zeit hatte ich immer wieder Verletzungen. Ich war Tennisspielerin und schließlich hatte ich eine Menge Operationen, aber nichts half so richtig. Irgendwann fing ich an, Dinge in Frage zu stellen und ich ging zu einem anderen Chirurgen. Dieser Mann dachte über den Tellerrand hinaus. Er bemerkte ein winziges Zittern in der linken Hand und dass alle meine Operationen auf der linken Seite stattfanden. Er schickte mich zum Neurologen. Mein Großvater hatte Parkinson, meine Mutter vermutlich auch. So hatte ich das durchaus im Hinterkopf, aber ich dachte, ich sei viel zu jung. Bei den Untersuchungen wurde schließlich Parkinson festgestellt. Ich wusste kaum etwas darüber, ich verstand nicht, wie vielfältig die Krankheit den Körper beeinflusst. Erst als ich langsam anfing zu lernen und zu lesen, dachte ich: „Wow, das verändert mein Leben!" Aber ich wollte mich trotzdem nicht unterkriegen lassen, ich bin jemand, der versucht, sich den Dingen zu stellen und zu kämpfen. Das war meine Einstellung als Sportlerin, ich sah die Erkrankung einfach als eine Herausforderung. Der Sport hilft mir, besser mit Parkinson zu leben, auf mentaler und auf körperlicher Ebene. Ich kämpfe, gebe nicht auf, sondern versuche es weiter. Ich konzentriere mich auf das, was ich kann.

„Der Sport hilft mir, besser mit Parkinson zu leben."

173

| **Du hast 2019 ein sehr persönliches Video veröffentlicht. Der Film heißt „Gotta keep moving", was in etwa bedeutet: „Bleib in Bewegung!" Was magst du uns dazu erzählen?**

Ich wollte dokumentieren, was ich tue, um das Fortschreiten der Erkrankung zu verlangsamen, um anderen Betroffenen meine positiven Erfahrungen mit Bewegung zu vermitteln. Ich hatte das Glück, zwei Freundinnen zu haben, die Dokumentarfilme machen und dank ihrer Hilfe ist der Film sehr gut und professionell geworden. Wir haben ihn auf YouTube eingestellt und in den Sozialen Medien. Von dort aus hat er viel Verbreitung erfahren.

| **Du hast 2019 an der ersten Tischtennis Weltmeisterschaft für Menschen mit Parkinson teilgenommen und gewonnen. Was begeistert dich am Tischtennis?**

Ich habe Tischtennis schon immer geliebt, als ich ein Kind war und mit meinem Vater im Keller gespielt habe. Ich glaube, in Europa wird Tischtennis professioneller gespielt, in den USA ist es einfach eine Art Partysport. Ich habe meine Fähigkeiten aus dem Tennis in den Tischtennissport einfließen lassen. Das Tennis musste ich leider aufgeben, das war wirklich traurig für mich. Ich hatte mehrere Stürze und wollte mein Verletzungsrisiko senken. So war Tischtennis ein guter Ersatz für mich.

| **Du bist seit vielen Jahren sehr aktiv bei den Parkinson Unity Walks. Was ist das genau und warum nimmst du jedes Jahr daran teil?**

Diese Laufveranstaltung findet in New York City im Central Park statt. Es ist ein großes Event, zu dem Tausende von Menschen kommen. Man findet dort nicht nur Menschen mit Parkinson, sondern auch ein großes Helfernetzwerk aus Familie und Freunden. Damals, bei meinem ersten Walk, wurde meine Tochter gerade 16 Jahre alt und am selben Tag sollte ihre Geburtstagsparty stattfinden. Sie schlug aber vor, dass statt der geplanten Party alle beim Unity Walk teilnehmen und für mich laufen. Meine Tochter ließ sich nicht davon abbringen. Also waren im ersten Jahr beim Unity Walk all diese 16-jährigen Mädchen. Es war einfach überwältigend. Ich habe noch nie so eine große Menge an Menschen gesehen, die alle für eine Sache einstehen. Ich war so froh, dass wir es gemacht haben. Seitdem nehme ich jedes Jahr teil, immer mit verschiedenen Leuten. Im Laufe der Jahre konnte ich insgesamt über 100.000 Dollar für die Parkinsonforschung sammeln.

„Bei den Unity Walks habe ich inzwischen über 100.000 Dollar für die Parkinsonforschung gesammelt."

| Wie schaffst du es, dich gut um dich selbst zu kümmern?

Ich arbeite daran. Ich bin tatsächlich besser darin, mich um andere zu kümmern als um mich selbst. Ich trainiere viel, aber manchmal tue ich zu viel und das ist nicht gut, also muss ich lernen, mich einzuschränken und langsamer zu machen. Ich habe beschlossen, nur noch an drei Tagen in der Woche zu arbeiten. Es fällt mir nicht leicht, aber ich fange an, mehr „nein" zu sagen und ich fange an, mich ein bisschen mehr auszuruhen.

| In deiner Dokumentation sagtest du: „Ich sehe mich nicht als krank, sondern mein Körper muss mit einer besonderen Situation zurecht-kommen." Was meinst du damit?

Ich bin immer wieder damit konfrontiert, dass andere Menschen mich für krank halten. Für mich selbst ist Krankheit eher etwas, wobei ich im Bett liege, Fieber habe, Halsschmerzen usw.

Ich bin eben nicht krank, denn mein Körper funktioniert, vor allem, wenn ich Medikamente nehme, dann kann ich fast alles tun. Ich weiß, dass ich Einschränkungen habe, aber ich komme damit zurecht und fühle mich nicht, als wäre ich krank.

| Welche Herausforderungen gibt es aktuell in der Versorgung von Menschen mit Parkinson in den USA? Was fehlt oder was funktioniert deiner Meinung nach auch gut?

Ich glaube, die Herausforderung ist, Zugang zu einer bezahlbaren Gesundheitsversorgung zu haben und die Medikamente zu bekommen, die man für seine Parkinson-Erkrankung braucht. Ich denke, dass Menschen mit sozial schwachem Hintergrund viel mehr damit zu kämpfen haben, sich eine hochwertige Gesundheitsversorgung leisten zu können, als Menschen aus wohlhabenderen Familien, die leichter Zugang dazu haben.

Außerdem habe ich das Gefühl, dass viele der Programme, die zur Unterstützung von Parkinson-Patienten geschaffen wurden, eher auf Menschen ausgerichtet sind, die älter sind und vielleicht nicht mehr arbeiten. Ich würde mir wünschen, dass mehr Programme am Abend oder am späten Nachmittag für Menschen mit Parkinson angeboten werden.

Und ich würde unheimlich gerne sehen, dass PingPongParkinson in den USA so großartig wächst wie in Deutschland. Es ist erstaunlich, wie schnell es sich in Deutschland durchgesetzt hat! Ich kann nur hoffen, dass es in den USA genauso sein wird.

| Was magst du den Menschen noch mit auf den Weg geben?

Ich würde lügen, wenn ich nicht sagen würde, dass es schwieriger wird. Aber ich denke immer noch, dass jeder Tag eine neue Gelegenheit und eine neue Chance ist. Selbst wenn ich einen wirklich schlechten Tag mit meinen Medikamenten hatte, wenn ich müde bin und nicht das tun konnte, was ich tun wollte, versuche ich immer, daran zu denken, dass ich morgen wieder neu beginnen kann. Es ist wichtig zu erkennen, dass die Gemeinschaft und die Menschen in deinem Leben dir wirklich helfen können.

Du musst aber die Hilfe von anderen auch annehmen. Du brauchst sie und die anderen fühlen sich auch gut dabei, helfen zu können. Also nutzt euer Netzwerk und seid einfach dankbar dafür, dass ihr morgen einen neuen Tag vor euch habt!

Einfach scannen und Folge anhören!

Folge 49
vom
11.06.2022

Wie Margies Geschichte weiterging:

Seit dem Podcast hat sich meine Lebensgeschichte nur wenig verändert. Ich denke, das ist ziemlich gut, wenn man eine fortschreitende neurologische Erkrankung wie Parkinson hat. Ich bin mit meinem Freund Dave zusammengezogen, der jetzt mein Lebenspartner ist. Ich habe ihn kennengelernt, als er ehrenamtlich bei PingPongParkinson gearbeitet hat. Er ist auch mein Tischtennistrainer und eine große Unterstützung für mich. Was für ein Glück!

In meinem Beruf als Sozialarbeiterin an einer Schule für Kinder mit Lernschwierigkeiten erkenne ich viele Parallelen zwischen den Schülern und mir, was das tägliche Leben mit einer Behinderung angeht. Meine Parkinson-Symptome hatten mich dazu veranlasst, meine Arbeitszeit langsam von 30 auf 15 Stunden pro Woche zu reduzieren. Seit Mitte Juni 2024 bin ich nun in Rente! Die „On- und Off-Zeiten" haben es für mich schwieriger gemacht, meine beruflichen Pflichten zu erfüllen. Ich begrüße diese Veränderung im Alter von 61 Jahren und nach 24 Jahren Arbeit an dieser Schule, da sie mir die Möglichkeit gibt, mich besser um mich selbst zu kümmern. Außerdem kann ich mehr Zeit mit meiner Mutter verbringen, die in einem Pflegeheim lebt. Ich habe auch vor, mich mehr in der Interessenvertretung für Menschen mit Parkinson einzusetzen und vor allem mehr Tischtennis zu spielen, was für mich definitiv das Sahnehäubchen ist!

Margie Alley, Juni 2024

Bleib' am Ball

„Die Frage: ‚Warum ich?‘ habe ich mir nie gestellt, denn sie bringt einen nicht weiter. Man muss es annehmen! Wenn ich etwas Positives sehe, frage ich ja auch nicht, weshalb ich jetzt Glück habe.“

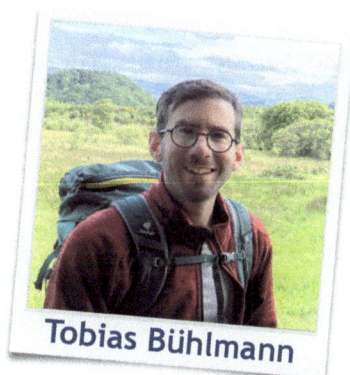

Tobias Bühlmann

Worüber hast du heute schon gelacht?
Vorhin habe ich beim Einparken des Autos über mich selbst gelacht, weil ich trotz der Einparkhilfe mehrere Anläufe brauchte. Ohne diese ganze Technik war es früher manchmal einfacher.

| Du lebst in der Schweiz und bist mit etwa 27 Jahren sehr jung an Parkinson erkrankt. Wie fing das aus deiner Sicht an?

Rückblickend begann es schon im Jahr 2007. Ich hatte ohne Grund depressive Verstimmungen und weitere unspezifische Symptome. Als ich im Jahr 2011 nichts mehr unterschreiben konnte, weil die Hand verkrampfte, bin ich vom Hausarzt zu einem Neurologen geschickt worden. Er gab mir Betablocker, bis zu 16 Tabletten täglich. Das half nicht gegen die Verkrampfung und den Tremor. Daraufhin gab er mir zum Testen ein Medikament gegen MS (Multiple Sklerose). Auch das nützte nichts. Ich habe ihn auf Parkinson angesprochen, denn mein Geruchssinn war weg, was ja typisch ist bei Menschen mit Parkinson. Er lachte, als ich ihn darauf ansprach und sagte: „Mit 60 können wir darüber sprechen, aber jetzt ist das kein Thema!“ Nachdem ich vier Jahre lang von ihm erfolglos behandelt wurde, empfahl mir schließlich ein Physiotherapeut eine andere Neurologin. Diese war auch erst skeptisch, überwies mich dann aber zu einem DaTSCAN, was letztendlich zur Diagnose Parkinson führte. Am ersten Tag war ich sehr deprimiert wegen dieser unheilbaren Diagnose. Ich dachte: „Das ist jetzt das Ende! Ich kann meine Söhne nicht mehr aufwachsen sehen.“ Am nächsten Tag begann ich zu recherchieren und mir zu überlegen, wie ich damit umgehen kann. Durch Physiotherapie und die medikamentöse Behandlung ging es mir schnell besser. Aktuell merke ich sehr stark, dass ich

„Ich wurde vier Jahre lang erfolglos falsch behandelt.“

langsamer werde. Nicht beim Sport, aber beim Essen. Ich beginne als Erster und werde als Letzter fertig. Der Umgang mit Besteck ist für mich schwierig. Die Beweglichkeit ist auch betroffen und Schmerzen sind für mich inzwischen ein Thema.

| Nach der Diagnose hattest du durch Nebenwirkungen der Medikamente mit sogenannten „Impulskontrollstörungen" zu kämpfen. Wie äußerte sich das bei dir?

Das ist eine Störung, bei der, laienhaft gesagt, der Verstand irgendwie aussetzt und man Dinge tut, die man eigentlich nicht tun sollte. Zum Beispiel habe ich Sportwetten gespielt, was ich früher nur sehr selten und mit einem bescheidenen Betrag als Wetteinsatz getan habe. Das wurde plötzlich öfter und mit höheren Beträgen. Ich war schockiert, als ich nach einem Jahr die Aufstellung sah, wie viel ich dafür ausgegeben hatte. Ich war immer ein vernünftiger Mensch und dieses Verhalten war sehr atypisch für mich, doch ich konnte es nicht kontrollieren. Auch die vernünftige Hemmschwelle beim Kauf von teurer Sportkleidung war weggefallen. Ich habe viel zu viel davon gekauft. Schließlich habe ich allen Verstand zusammengenommen und beschlossen, damit aufzuhören. Das habe ich nur geschafft, indem ich mich selbst gesperrt habe bei diesem Sportwetten-Portal. Ich wusste, dass ich sonst nicht aufhören würde.

„Dinge, die ich mit meiner Familie tun will, mache ich einfach. Wir schieben sie nicht mehr auf!"

| Du bist sehr sportlich, hast bei Volksläufen mitgemacht, fährst viel Rad und spielst auch sehr aktiv Tennis. Wie helfen dir Bewegung und Sport beim Leben mit der Krankheit?

Ein Neurologe sagte mir, dass ich mich wahrscheinlich jetzt nicht mehr gut bewegen könnte, hätte ich nicht schon mein ganzes Leben lang Tennis gespielt. Das war sehr eindrücklich für mich! Ich merke es auch selbst: Wenn ich mit der Physiotherapie pausiere, so wie in den Ferien, wird es gleich schlechter.
Tennis ist auch ein guter Sport bei Parkinson. Es braucht Geschwindigkeit, Beweglichkeit und Koordination und zu meinem eigenen Erstaunen bin ich sehr schnell unterwegs. Ich bin dafür bekannt in der Mannschaft, dass ich sehr viel renne und viele Bälle wieder zurückbringe. Das ist natürlich ein Motivationsschub, auch wenn es gewisse Defizite gibt, wie zum Beispiel mit dem Handgelenk. Aber Tennis macht mir immer noch sehr viel Spaß und ich konnte mich auch weiter verbessern, trotz aller Einschränkungen. Mit den Ansprüchen muss

ich vielleicht ein bisschen zurückgehen und akzeptieren, dass nicht mehr alles perfekt möglich ist. Aber solange ich spielen kann, bin ich glücklich und das hilft mir sehr.

| Von Beruf bist du Notar. Das ist ein sehr verantwortungsvoller Job mit viel Kundenkontakt, Schreiben und Sprechen. Wie kommst du dabei zurecht mit deiner Erkrankung?

Grundsätzlich wird es natürlich immer schwieriger. Eines der größten Defizite bei mir ist das Sprechen. Ich muss mich sehr stark konzentrieren, um die richtigen Wörter zu finden und sie richtig auszusprechen. Das Schreiben geht langsamer auf der Tastatur und ich muss immer wieder Wege finden, um die Arbeit bewältigen zu können und effizienter zu werden. Aber wenn ich zurückdenke: Vor vielen Jahren, als ich die ersten Symptome hatte, konnte ich nichts mehr unterschreiben. Jetzt kann ich es wieder! Daher bin ich relativ positiv eingestellt. Ich arbeite an vier Tagen in der Woche, also noch 90%, aber ich habe nicht den Anspruch, dass ich bis zum Alter von 65 arbeiten muss. Wer weiß das schon? Auch gesunde Menschen wissen nicht, ob sie wirklich bis zur Rente arbeiten können. Ich bin froh über jedes Jahr, das ich beruflich noch schaffe, weil mir meine Tätigkeit Freude macht. Meine Kollegen wissen alle Bescheid und ich habe ihnen auch geschrieben, dass sie mich ansprechen können. Aber die Hemmschwelle, einem Vorgesetzten Fragen zu stellen, ist doch ziemlich groß, glaube ich. Gegenüber den Kunden habe ich den richtigen Umgang noch nicht gefunden. Ich bin mir oft unsicher, ob ich es sagen soll oder nicht. In der Regel erzähle ich nichts. Ich bin noch dabei, eine gute Lösung zu finden, um besser mit der Situation umgehen zu können.

| Du bist verheiratet und deine zwei Jungs sind noch recht klein. Wie geht ihr als Familie mit Parkinson um?

Eigentlich ziemlich offen. Sie kennen mich fast nicht anders als mit dieser Einschränkung. Sie machen sich zwischendurch schon Sorgen und fragen, was alles noch passiert oder wie schlimm das wird. Aber ich mache auch viel Sport mit den Kindern und sie sehen, dass ich noch fit bin und zum Teil noch gegen sie gewinne. Es lohnt sich wirklich nicht, in die Zukunft zu blicken, sondern im Moment zu leben. Dinge, die wir unbedingt tun wollen, schieben wir nicht mehr auf. Wir machen sie! Wir wissen nicht, was morgen ist. Auch kein gesunder Mensch weiß, was morgen oder nächste Woche oder nächsten Monat ist. Man wiegt sich oft in so einer möglichen Sicherheit, die es nicht gibt. Das Leben ist voller Überraschungen. Wir haben eine andere Einstellung im Vergleich zu früher, vielleicht auch im Vergleich zu anderen Leuten. Man bereut, glaube ich, immer die Sachen, die man nicht gemacht hat und nicht andersrum.

| Was magst du den Menschen noch mit auf den Weg geben?

Nie aufgeben, es geht immer irgendwie weiter! Und man sollte nett und nicht zu streng mit sich selbst sein und sich auch etwas gönnen. Die Frage: „Warum ich?" habe ich mir nie gestellt, denn sie bringt einen nicht weiter. Man muss es annehmen!

Wenn ich etwas Positives sehe, frage ich ja auch nicht, weshalb ich jetzt Glück habe. Man sollte nicht damit hadern, sondern einfach im Jetzt leben, statt an die Zukunft zu denken. Vielleicht geht das nicht jeden Tag, aber man kann versuchen, mehr in diese Richtung zu leben.

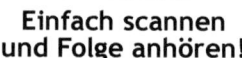

Einfach scannen und Folge anhören!

Folge 51 vom 17.07.2022

Wie Tobias' Geschichte weiterging:

Ich habe immer viel Sport gemacht, um meine Funktionen zu erhalten. Dies tue ich auch weiterhin, aber ich bemerke, wie es immer anstrengender wird und ich muss mich öfter motivieren als früher, um diszipliniert zu bleiben. Mit den zunehmenden Einschränkungen fällt es mir auch schwerer, positiv zu bleiben.

Im Frühling 2024 hatte ich bei einem Tennisspiel einen gewaltigen Rückschlag erlebt. Ich hatte meinen Gegner bis kurz vor Schluss im Griff, er hatte keine Chance. Und plötzlich, kurz vor dem Ziel, machten meine Beine nicht mehr mit. Ich stolperte nur noch über den Platz, verlor Game um Game und schlussendlich auch das Match. Beim Seitenwechsel bemerkte ich, wie Tränen aus meinen Augen kullerten. Ich realisierte da, dass es nun wohl auch im Tennis bergab gehen würde.

Ich war furchtbar frustriert und ich brauchte eine gute Woche, um das zu verarbeiten. Aber auch hier kam ich zum Schluss: Aufgeben ist zu keiner Zeit eine Option! Monate später konnte ich den Clubmeisterschafts-Pokal meines Tennisclubs in die Höhe stemmen. Ich hatte immer daran geglaubt und mich gegen alle Widrigkeiten und scheinbar übermächtige Gegner durchgesetzt. Das ist meine bisher größte sportliche Leistung und ich bin sehr stolz darauf. Es zeigt mir: Fast alles ist möglich, wenn man etwas wirklich will. Auch mit Parkinson.

Tobias Bühlmann, Nov. 2024

Finde deine Superkraft

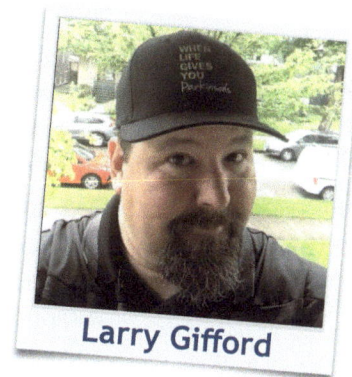

Larry Gifford

„Wenn du dich selbst in der Zukunft sehen kannst, ist das Hoffnung. Finde etwas, worauf du dich in der Zukunft freust!"

Worüber hast du heute schon gelacht?

Ich habe heute Morgen versucht, einen Müllsack zu öffnen. Meine Medikamente haben noch nicht gewirkt und ich brauchte ungefähr zehn Minuten dafür. Also habe ich am Ende einfach über mich selbst gelacht und mir eine Tasse Kaffee gekocht, weil ich merkte, dass das wohl länger dauert.

| Wann und wie hast du die Zeit der Diagnosestellung erlebt?

Ich bekam die Diagnose im August 2017, aber ich hatte die Symptome rückblickend schon seit etwa zehn Jahren. Als sturer Mann, der nicht gerne zum Arzt geht, ließ ich mir immer wieder Ausreden einfallen. Zum Beispiel, dass ich übergewichtig wäre und älter werde oder dass das einfach zum Leben dazugehört. Ich lief anders, ich konnte meine Hände nicht mehr so gut bewegen wie früher und mir fiel das Schreiben schwerer. All diese Dinge, von denen wir heute wissen, dass sie Symptome der Parkinson-Krankheit sind, habe ich damals als individuelle Probleme abgetan, bis der Tremor dazukam und letztendlich mein Sohn mich ermutigte, zum Arzt zu gehen. Nach einer Reihe von Tests wurde mir gesagt, dass es wahrscheinlich Parkinson ist. Es dauerte viele Monate, bis ich es wirklich akzeptieren konnte.

„Mein Sohn hat mich letztendlich ermutigt, zum Arzt zu gehen."

| Du bist Mitbegründer der weltweiten Bewegung „PD Avengers". Was magst du uns darüber erzählen?

Die PD Avengers sind eine weltweite Interessenvertretung für Menschen mit Parkinson. Wir sind derzeit rund 4.500 Personen aus 93 verschiedenen Ländern. Wir sind 105 Organisationen auf der ganzen Welt, die sich gemeinsam verpflichtet haben zusammenzuarbeiten, um die Dringlichkeit zu verdeutlichen, Parkinson zu heilen und das Leben von Menschen mit Parkinson zu verbessern. Wir möchten dazu beitragen, dass niemand anderes daran erkranken muss und wir möchten das bestmögliche Leben für uns selbst erreichen.

Wir bringen Parkinson-Organisationen auf der ganzen Welt zusammen. Wir informieren uns gegenseitig und sprechen monatlich darüber, was wir gemeinsam tun können, um unsere Stimmen lauter und größer zu machen. Es gibt auch ein monatliches Treffen für alle Mitglieder, die PD Avengers sind. Jeder kann kostenlos teilnehmen und sich informieren lassen über Möglichkeiten der Interessenvertretung und Behandlung. Wir haben das gemeinsame Logo „The Spark" (übersetzt: „Der Funke"), ins Leben gerufen zum Welt-Parkinson-Monat im April 2022, das auf unser Engagement hinweisen soll. Viele Infos gibt es auf unserer Website und auch auf unserem YouTube-Kanal. Wir versuchen vor allem, die Dringlichkeit zu erhöhen in Gesellschaft und Forschung, sich mehr zum Thema Parkinson zu engagieren.

„Was auch immer es für dich ist — ich ermutige jeden, seine Träume zu verwirklichen!"

| **Ein Statement der PD Avengers ist, dass wir alle eine Superkraft haben. Was meint ihr damit?**

Uns geht es darum, Menschen zusammenzubringen, Kräfte zu bündeln und unsere individuellen Talente zu finden. Deine Superkraft ist das, was dir leicht fällt, aber für andere schwer zu schaffen ist. Du könntest ein großartiger Schriftsteller sein, du könntest super stricken, es kann letztendlich alles sein. Wenn DU herausfindest, wie du das zum Wohle für Menschen mit Parkinson gewinnbringend einsetzen kannst, dann ist das fantastisch! Macht einfach mit und werdet auch PD Avengers! Auf der offiziellen Website www.pdavengers.com könnt ihr euch anmelden.

| **Du hast auch mitgewirkt an der beeindruckenden Dokumentation „The long road to hope", in der du deine persönliche Geschichte zusammen mit anderen Parkinson-Patienten aus der ganzen Welt erzählst. Was war deine Motivation, dich am Filmprojekt zu beteiligen?**

Ray Dorsey, ein guter Freund von mir und ein sehr bekannter Parkinson-Forscher, sagte in einem Podcast: „Wenn Menschen mit Parkinson nicht anfangen, ihre Geschichten zu erzählen, wird es unmöglich sein, genug Aufmerksamkeit für Parkinson zu bekommen, um ausreichend Geld für die Forschung zu sammeln, damit wir etwas verändern oder eine Heilung finden können." Mir wurde klar: Ich bin ein Geschichtenerzähler, das kann ich am besten. Ich bin seit 30 Jahren beim Radio, ich war Zeitungskolumnist und habe Talkshows moderiert. In dieser besonderen

Position habe ich Zugang zu Radio- und Fernsehsendern im ganzen Land und zu großen Websites. Wenn ICH also nicht bereit bin, meine Geschichte zu teilen, wie kann ich dann von anderen erwarten, dass sie es tun? So begann ich, meine Geschichte öffentlich zu erzählen. Der Film war letztendlich nur die Fortsetzung davon. Geschichten und die damit verbundenen Emotionen sind stark, sie sind der Ursprung von Veränderungen. Wenn wir uns selbst in der Zukunft sehen können, ist das Hoffnung. Was auch immer es also für euch ist: Sucht euch die eine Sache, auf die ihr euch in der Zukunft freuen könnt und ihr werdet immer einen Hoffnungsschimmer haben!

| Hast du von der Krankheit profitiert oder etwas dadurch gelernt?

Ich würde sagen, dass die Gemeinschaft, die ich gewonnen habe, superwichtig für mein Leben ist. Ohne die Parkinson-Diagnose hätte ich diese großartigen Menschen nie kennengelernt. Sie haben mich auch dazu befähigt, Dinge zu tun, von denen ich nie gedacht hätte, dass ich sie tun könnte. Jetzt bin ich zum Beispiel Schauspieler im Improvisations-Theater. Ich will Dinge tun, solange ich sie noch tun kann. Was auch immer das für dich ist — ich ermutige jeden, seine Träume zu verwirklichen!

| Wie schaffst du es, in deinem Leben die richtige Balance zwischen Engagement, Familie und Selbstfürsorge zu finden?

Es ist schwierig. Ich versuche, mich jeden Tag darauf zu konzentrieren, wie ich mir selbst helfen kann. Manchmal sind das neue Therapien. Im Moment mache ich einen sechswöchigen Intensivkurs in Sprechtraining. Man sollte Therapien machen, bevor man sie braucht.
Seid proaktiv mit eurer Erkrankung und nicht reaktiv. Macht zum Beispiel einen Kurs im richtigen Fallen, auch wenn ihr nicht sturzgefährdet seid. Es gibt eine Menge Dinge, die wir selbst tun können. Ich habe große Unterstützung durch meine Familie. Wenn ich Zeit mit der Familie verbringe, dann lege ich das Telefon beiseite. Ich spiele mit meinem Sohn Lego, mache Puzzles oder wir sehen gemeinsam fern. Mein Podcast läuft heute seltener, dafür aber qualitativ besser. Ich glaube, es ist einfach sehr wichtig, dass man eine Struktur hat. Meine Frau und ich setzen uns jede Woche zusammen und besprechen unsere Zeitpläne. Ich lasse in meinem Kalender zwischen den Terminen immer etwas Platz, damit ich Zeit habe für Pausen oder um etwas nachzuholen. Ich nutze die Technik und versende beispielsweise Sprachnachrichten anstelle von Texten. Damit kann ich Dinge schneller erledigen.

| Was magst du den Menschen noch mit auf den Weg geben?

Ich gebe gerne zwei Ratschläge: Wenn ihr neu diagnostiziert seid, ist das Wichtigste, was ihr selbst tun könnt, euch zu informieren und eine Gemeinschaft zu finden. Nutzt glaubwürdige Quellen. Und zweitens: Ihr habt die Wahl, wie ihr auf Ereignisse in eurem Leben reagieren wollt. Ob ihr nun an Parkinson erkrankt seid oder nicht, ihr habt die Kontrolle darüber, wie ihr reagiert und wenn ihr euch das vor Augen haltet, könnt ihr anders reagieren auf die Dinge, die euch im Leben passieren. Es liegt an euch, wie ihr mit eurer Parkinson-Erkrankung umgehen wollt. Viele Menschen sind sich nicht bewusst, dass sie diese Macht haben!

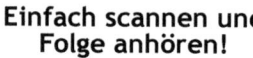

Einfach scannen und Folge anhören!

Folge 53
vom
07.08.2022

Wie Larrys Geschichte weiterging:

Im Oktober 2023 unterzog ich mich einer Operation zur Tiefen Hirnstimulation (THS), ein wichtiger Schritt für mich. Die Auswirkungen waren tiefgreifend: Ich konnte meine tägliche Einnahme des Medikaments „Levodopa-Carbidopa" von 21 Tabletten drastisch reduzieren, und zwar auf eine halbe Tablette am Morgen und eine weitere halbe Tablette am Abend. Das hat meine Medikamentenroutine vereinfacht und die mit einer so hohen Dosierung verbundenen Nebenwirkungen verringert.

Die Operation hat meine wichtigsten motorischen Symptome wirksam unter Kontrolle gebracht und mir ein neues Gefühl der körperlichen Stabilität und Bewegung gegeben. Allerdings ist sie nicht ohne Einschränkungen. Trotz der Verbesserungen habe ich weiterhin Probleme mit dem *Gleichgewicht und bin oft unsicherer, als mir lieb ist. Auch meine Sprechstimme ist weicher geworden, was die Kommunikation manchmal erschwert. Außerdem habe ich immer wieder mit der Diskrepanz zwischen meinen Ambitionen und meinen körperlichen und kognitiven Fähigkeiten zu kämpfen. Ich verspüre oft den starken Wunsch, mehr zu erreichen, als mein Körper oder mein Gehirn realistischerweise bewältigen können, was frustrierend sein kann. Diese Erfahrung erinnert mich daran, dass unser Weg mit Parkinson sehr komplex ist und die Bewältigung der Krankheit eine ständige Anpassung und Akzeptanz der neuen Gegebenheiten erfordert.*

Larry Gifford, Aug. 2024

Parkinson und Arbeitswelt

„Gemeinsam kann man Lösungen finden.
Es gibt immer einen Weg!"

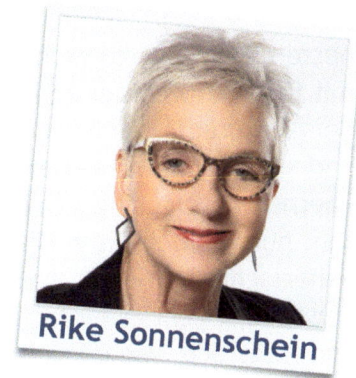

Rike Sonnenschein

Worüber hast du heute schon gelacht?
Heute sah ich im Park ein kleines Mädchen, das Seifenblasen in die Luft pustete und den Blasen nachschaute. Das Bild war so schön, dass ich auf dem ganzen Weg nach Hause schmunzeln musste.

| Du hast die Diagnose Parkinson mit 50 erhalten. Wie war dein Weg?

Damals hatte ich gerade ein Studium als Heilpraktikerin begonnen. Neurologische Erkrankungen wie Parkinson und die damit verbundenen Symptome waren mir dadurch schon bekannt. Ich hatte starke Schulterschmerzen und bin sehr oft gestürzt, obwohl nirgends eine Stolperstelle zu sehen war. Auch mit dem Fahrrad bin ich oft gefallen und deswegen mehrmals in der Klinik gelandet. Ich hätte aber niemals an solch eine Diagnose gedacht! Allerdings bemerkte ich, dass meine Schrift immer schlechter wurde. Mir fiel dann beim Abstellen meiner Teetasse das sogenannte „Zahnradphänomen" auf. Der Neurologe, der mich untersuchte, sagte nur: „Frau Sonnenschein,

„Beim Abstellen der Teetasse fiel mir das ‚Zahnradphänomen' auf."

machen Sie mal ein bisschen Urlaub und treten Sie kürzer, dann geht das schon wieder von alleine weg!" Dieser Rat half nicht. Es wurde immer schlimmer. Der zweite Neurologe schickte mich schließlich zum DaTSCAN. Der junge Arzt, der mir die Ergebnisse mitteilte, hatte richtig Mitleid mit mir, als er sagte, dass ich bereits im fortgeschrittenen Stadium Parkinson habe. Es war ein Schock!

| Wie geht es dir heute, neun Jahre nach der Diagnose?

Heute geht es mir ganz gut. Die neun Jahre waren bestimmt nicht die schönsten Jahre meines Lebens! Nur ich und andere von Parkinson Betroffene können verstehen, was mit uns passiert. Mitleid ist für mich keine Wahl. Jeden Tag aufs Neue heißt es für mich: Aufstehen und versuchen, den Tag mit positiven Gedanken und netten Menschen zu verbringen. Wichtig ist zum Beispiel, dass ich mir eine Liste mit für mich wichtigen Dingen erstellt habe. Ich mache das einfach! Es steht zum Beispiel drauf: Wandern, Paragliding, Fallschirmspringen, Klavierspielen lernen und auch etwas Gutes für die Menschheit tun, wie zum Beispiel mein Amt, das ich übernehme. Das sind lebensbejahende Dinge. Ich will mich nicht eingrenzen müssen, nur weil ich diese Diagnose habe, das sehe ich gar nicht ein. Die Krankheit beherrscht nicht mich, sondern ich beherrsche die Krankheit! Mit einer positiven Einstellung geht es einfacher. Es gibt natürlich auch Tage, da sitzt man und heult und fragt sich, wie es weitergeht. Aber: Am Ende des Tunnels ist irgendwo Licht. Also stehe ich morgens auf, gucke in den Spiegel und versuche, ein Lächeln aufzulegen. Die Mimik macht schon sehr viel aus und der Tag beginnt anders.

| Wie ist deine berufliche Situation und wie reagierten deine Kolleginnen und Kollegen damals vor neun Jahren?

Ich bin voll beschäftigt bei einem Verein. Ich erledige seit 22 Jahren dort komplett die administrative Verwaltung und die Organisation und ich bin auch noch als Dozentin tätig. Als ich von der Diagnose erzählte, waren viele Kolleginnen fassungslos und versuchten, mich zu trösten, aber nicht jeder wusste, was Parkinson überhaupt ist. Mein Chef meinte drei Tage nach meiner Diagnose, im Beisein eines Kollegen, dass ich kündigen sollte, weil ich sowieso nicht mehr lange arbeitsfähig wäre! Das hat mir den Boden unter den Füßen weggerissen. Unterbuttern lasse ich mich aber nicht. Unter vier Augen habe ich ihm erklärt, dass ich auf gar keinen Fall kündige. Ich glaube, er war unsicher, was diese Diagnose beinhaltet und wie es weitergeht.

„Ich will mich nicht eingrenzen müssen, nur weil ich diese Diagnose habe. Das sehe ich gar nicht ein."

| Du hast deinen Arbeitsplatz nach Hause verlegt — damals war das noch unüblich. Wie hast du das geschafft?

Mein Empfinden war, dass ich im Büro immer beobachtet wurde: Schafft sie die Arbeit heute? Zittert sie? Anfangs hat mein Chef meinen Vorschlag, ins Homeoffice zu gehen, abgelehnt. Daraufhin habe ich beharrlich alle Informationen darüber zusammengetragen, was man für die Arbeit im Homeoffice braucht. Nach acht Monaten hatte ich eine riesige Liste mit den Antworten zu Themen wie: Telefon, Fax, EDV, Pausenregelungen, Sicherheit am Arbeitsplatz und so weiter. Das hat überzeugt und ich durfte die Arbeit im Homeoffice erstmal für die Dauer von einem Jahr probieren. Das war eine wahnsinnige Erleichterung für mich und ich war stolz darauf, dass ich es geschafft hatte. Nach einem Jahr hat niemand mehr nachgefragt. Allerdings: Wenn man im Homeoffice arbeitet, fehlt das soziale Umfeld und das Gespräch! Ich fange es anders auf, gehe ins Fitnessstudio und zu Konzerten oder treffe mich mit Freundinnen, damit das Soziale nicht untergeht.

| Du hast den Verein „Parkinson und Arbeitswelt" mitbegründet, in dem du zweieinhalb Jahre tätig warst.

Der Verein wurde mit der Deutschen Parkinson Vereinigung (dPV) als Kooperationspartner gegründet. Wir als kleines Team haben uns zur Aufgabe gemacht, Parkinsonpatienten, die noch in der Arbeitswelt stehen, zu helfen und ebenso deren Bezugspersonen. Wir unterstützen, informieren und beraten sie und die Unternehmen im Umgang mit solchen Situationen. Viele Betroffene wissen gar nicht, wer zuständig ist und dass es einen Betriebsarzt gibt oder einen Betriebsrat. Muss ich die Diagnose jemandem mitteilen? Wichtig ist zu wissen, dass die Leistungsfähigkeit bei Parkinson ja nicht immer die gleiche ist. Sie wird immer weniger und irgendwann ist es nicht mehr möglich, die bisherige Stundenzahl zu arbeiten oder es geht zum Beispiel nur noch an vier Tagen in der Woche. Das muss gesichtet werden. Es müssen auch Maßnahmen ergriffen werden, damit die Sicherheit am Arbeitsplatz gewährleistet ist, damit wir weiterhin berufstätig bleiben können. Dafür haben nicht nur wir, sondern auch die Arbeitgeber zu sorgen. Diese Informationen will der Verein weitertragen. Nach zweieinhalb Jahren hat die dPV dann überlegt, eine Stelle als Bundesbeauftragte ins Leben zu rufen. Ich wurde gefragt, ob ich das Amt übernehmen möchte und ich habe zugestimmt.

Aufgrund meiner Erfahrungen habe ich eine Vision: Eine bundesweite Zentrale als Ansprechpartner für Betroffene, sodass man selbst nicht mehr im Internet recherchieren muss: Wie und wo beantragt man einen Schwerbehindertenausweis? Muss der Arbeitgeber informiert werden über die Diagnose? Eine zentrale Plattform gibt es bisher nicht. Die Arbeit daran ist noch in den Kinderschuhen und wir wollen zunächst regional anfangen. Es müssen viele Akteure mitspielen und wir brauchen fachmännische Unterstützung. Wenn das umgesetzt wird, ist das super!

| Wie sollte man sich deiner Ansicht nach am Arbeitsplatz verhalten, wenn man die Diagnose neu erhalten hat?

Ob man Kollegen und Arbeitgeber informiert, muss jeder für sich selbst entscheiden. Es hängt ganz vom Betriebsklima und nicht zuletzt vom Chef ab. Wenn ich einen Job habe, in dem ich einen Gabelstapler lenken muss, einen LKW fahren, einen Bus steuern oder dienstlich ein Auto fahre, dann bin ich rechtlich verpflichtet, die Parkinson-Erkrankung mitzuteilen. Gemeinsam gilt es, nach einer Lösung zu suchen, die dir gut tut, damit du das Unternehmen nicht verlassen musst. Der Fachkräftemangel ist groß und wenn ich Parkinson habe, heißt das ja nicht, dass ich „doof" bin! Deswegen macht es wenig Sinn, einen Menschen einfach zu entlassen, nur weil er Parkinson hat. Man sollte sich zusammen an einen Tisch setzen mit Betriebsrat und Betriebsärzten. Beide Akteure unterliegen der Schweigepflicht. Gemeinsam kann man Lösungen finden. Es gibt immer einen Weg, immer!

| Was magst du den Menschen noch mit auf den Weg geben?

Ich bin dankbar für die Anerkennung und Freude, die ich durch die vielen Menschen erfahren durfte.

Ich finde, mit Ehrlichkeit und Offenheit kann man ganz gut mit der Diagnose Parkinson umgehen. Es braucht auf jeden Fall Menschen, die uns unterstützen. Parkinson alleine geht nicht!

Einfach scannen und Folge anhören!

Folge 54
vom
28.08.2022

Wie Rikes Geschichte weiterging:

Das Jahr 2022: Beruflich war alles ok, privat lief alles aus dem Ruder. Elf Jahre Beziehung standen vor dem endgültigen AUS! Meine größte Sorge war, mit 60 Jahren und Parkinson für immer alleine dazustehen!

Mit der Hilfe von Familie und Freunden stellte ich mich den Herausforderungen, richtete meine neue Wohnung ein und nahm mit neuer Energie wieder am Leben teil. Dann trat eine Person in mein Leben, mit der ich Liebe, Leben und Leid teilen kann, bis hoffentlich ans Ende meiner Tage. Dafür bin ich sehr dankbar!

Als dPV-Bundesbeauftragte für „Parkinson und Arbeitswelt" war ich viel gereist, um mich, das Team und unsere Ziele vorzustellen. Mit Stolz erfüllte ich diese

Aufgaben — bis zu den erschreckenden und unfassbaren Nachrichten über die Veruntreuung von Geldern durch Vorstandsmitglieder. Seitdem ruht meine ehrenamtliche Tätigkeit leider. Meine Vision und meine Berufung, Betroffenen Lebensfreude zurückgeben zu können, sie zu unterstützen und zu begleiten, steht vor dem Aus.

Doch ich habe beschlossen, von nun an anderen Themen Priorität für meine Zukunft einzuräumen: Meiner Gesundheit, schönen Reisen und der Freude am Hier und Jetzt. Danke an alle, die immer für mich da sind!

Rike Sonnenschein, Juli 2024

Spring' die Hürde, wenn sie da ist

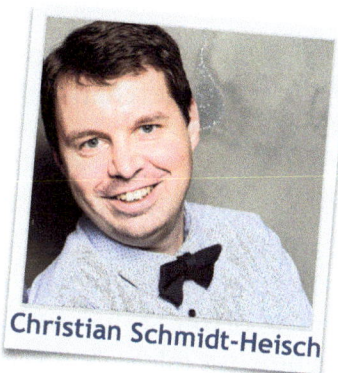

„Ich finde den Austausch ganz wichtig, weil ich glaube, dass nur ein selbst Erkrankter andere Erkrankte wirklich verstehen kann."

Christian Schmidt-Heisch

Worüber hast du heute schon gelacht?
Heute im Urlaubshotel lief am Frühstücksbuffet ein Lied von „Spandau Ballet". Vor zehn Jahren hat mich mal jemand gefragt, ob ich Lust hätte, mitzukommen zu „Spandau Ballet", es wären noch Karten übrig. Daraufhin sagte ich: „Nee, Ballett ist nicht so meins!" Seitdem höre ich immer, wenn ein Lied dieser Gruppe irgendwo im Radio läuft: „Ballett ist ja nicht so deins!" Da musste ich heute Morgen schon herzlich loslachen.

| Du hast deine Diagnose mit 37 Jahren erhalten und bist seit fünf Jahren erkrankt. Wie war das damals und wie geht es dir heute?

Eines der ersten Symptome war mein Tremor. Den konnte ich irgendwann nicht mehr verstecken und meine Freunde haben gesagt: „Geh' zum Arzt!" Das habe ich dann 2017 auch getan. Meine Hausärztin hat mich ins Krankenhaus in die Neurologie eingewiesen. Dort bekam ich nach einer Woche voller Tests, wie DaTSCAN, MRT und L-Dopa-Test, das Ergebnis: „Bingo, Sie haben Parkinson!" Dann fing mein Leben an mit „Mister P",

„Dann fing mein Leben mit ‚Mister P' an, wie ich meine Krankheit nenne."

wie ich meine Krankheit nenne. Ich habe immer geahnt, dass ich Parkinson habe, aber ich habe es nicht wahrhaben wollen. Als ich die Diagnose bekam, war ich auch erleichtert.

Der Tremor ist nach wie vor das Hauptsymptom bei mir. Damit kann ich aber relativ gut leben. Man gewöhnt sich daran, dass man schief oder komisch angeguckt wird, wenn man durch die Stadt geht. Mein größtes Problem ist momentan, dass ich sehr schlecht laufen kann. Aber es gibt eine Lösung für jedes Problem. Hier im Urlaubsort in Spanien haben wir einen Rollstuhl gemietet, den ich vor mir herschiebe, wenn ich laufen kann. Wenn ich nicht gehen kann, werde ich durch die Gegend geschoben, so dass ich ein bisschen mobil bin. Gestern habe ich es geschafft, drei Kilometer am Stück zu gehen und dabei den Rollstuhl zu schieben.

| Was hilft dir dabei, negative Zukunftsgedanken abzustellen?

Darüber, was noch alles kommen mag, mache ich mir Gedanken, wenn es so weit ist. Mein Motto ist: „Die Hürde wird gesprungen, wenn sie da ist!" Mir helfen an erster Stelle meine Familie und Freunde. Die engsten Freunde sind wie Familie für mich. Ohne sie hätte ich vieles nicht geschafft.

| Du arbeitest im Jobcenter als Fall-Manager. Bei dir ist die Teilerwerbsminderung inzwischen ein Thema. Wie war es für dich, auf einmal „auf der anderen Seite" zu sitzen?

Ich arbeite seit fast 17 Jahren im Jobcenter. Schon oft musste ich Menschen mitteilen, dass sie laut ärztlichem Dienst nicht mehr arbeitsfähig sind und sich um ihre Rente kümmern sollten. Ich mache meinen Job mit viel Leidenschaft und versuche, den Menschen zu helfen, die bei mir in der Betreuung sind. Ich erhalte oft positives Feedback von Kunden, wenn wir es schaffen, ihre Situation zu verbessern. Aber ich kann nicht nur für andere da sein, sondern muss auch an mich selbst denken. Das tue ich jetzt. Teilerwerbsminderungsrente zu beziehen, bedeutet ja nicht, dass man gar nicht mehr erwerbstätig sein kann, sondern eben nur noch eingeschränkt. Solange es geht, möchte ich noch arbeiten. So habe ich weiterhin eine Aufgabe, mehr soziale Kontakte und ich verdiene mein eigenes Geld. Ich möchte mich nicht verstecken, nur weil ich krank bin. Schließlich haben wir uns Parkinson ja nicht ausgesucht.

„Mir helfen an erster Stelle meine Familie und Freunde. Ohne sie hätte ich vieles nicht geschafft."

| Du bist gut vernetzt in der Parkinson-Community und hast das Projekt „Parkinson Pate" ins Leben gerufen. Worum geht es dabei?

Die Idee ist, dass schon erfahrene Betroffene mit Rat und Tat denjenigen zur Seite stehen, die erst vor kurzem die Diagnose Parkinson erhalten haben und sich über die Homepage der Parkinson Paten melden. Hier erwartet sie ein offenes Ohr für ihre Fragen und sie erhalten Tipps, wie man mit der Erkrankung umgehen kann, im Alltag, in der Beziehung, mit den Kindern und gegebenenfalls im Job. Mittlerweile habe ich eine bunte Gruppe von ungefähr zehn Patinnen und Paten gefunden. Die Tendenz ist steigend. Jede und jeder Einzelne in der Gruppe hat ein „Fachthema". Wir sind in Deutschland, Österreich und der Schweiz vertreten. Der Kontakt der Paten zu den erkrankten Personen kann per Mail, WhatsApp, per Telefon erfolgen oder auch live, wenn das örtlich geht. Wir richten uns ganz nach den Wünschen der anfragenden Person. Wir sind immer offen für neue Menschen.

Falls jemand bei uns mitmachen möchte, einfach an die Mailadresse auf unserer Homepage www.parkinsonpate.org/ schreiben! So kommen wir ins Gespräch und schauen, ob es passt. Der Arbeitsaufwand für die einzelnen Paten hält sich dabei in Grenzen. Die Entscheidung, wie viele Betroffene man betreut, liegt bei einem selbst. Man kann auch nur ein bestimmtes Thema anbieten, mit dem man sich gut auskennt.

| Auf eurer Homepage stehen noch zwei andere spannende Projekte. Was kannst du uns dazu erzählen?

Wir bieten eine Selbsthilfegruppe an, in der wir uns einmal im Monat per Zoom austauschen. Wer daran Interesse hat, ist herzlich willkommen, egal von wo er oder sie kommt. Der Spaß kommt bei uns auch nicht zu kurz!

Daneben gibt es das Projekt „Tandem", bei dem wir Menschen zusammenführen, damit sie gemeinsam ihren Weg gehen können. Hier geht es nicht darum, ein beratender Pate zu sein, sondern im übertragenen Sinn auf einem Tandem-Fahrrad den Lebensweg zu fahren. Mal kann der eine mehr, mal der andere. Wir versuchen, Paare zusammenzustellen, wenn sich Leute dafür melden. Ich finde den Austausch ganz wichtig, weil ich glaube, dass nur ein selbst Erkrankter andere Erkrankte wirklich verstehen kann. Alle anderen können das nur ansatzweise. Ich selbst habe durch die Erkrankung viele tolle Menschen kennengelernt, die ich in meinem Leben nicht mehr missen möchte. Ich möchte neugierig auf das Leben bleiben und gucken, was kommt! Es macht einfach Spaß.

| Woher nimmst du die Energie für deine vielen Projekte und wie schaffst du es, die Balance zwischen Engagement und Selbstfürsorge zu halten, die für uns alle wichtig ist?

Ich habe auch Phasen, in denen ich glaube, dass ich jetzt gerade nicht mehr kann. Das viele positive Feedback, das ich bekomme, gibt mir aber viel Kraft. Ich glaube, die Balance finde ich automatisch und ich werde nicht alleingelassen bei Problemen, die ich habe. Mein Mann und ich haben 2019 geheiratet und leben seitdem mit „Mister P" zusammen. Mein Mann ist mir eine große Stütze und ein großer Halt in meinem Leben und er unterstützt mich im Alltag.

| Hast du ein Geheimrezept zum Thema „Beziehung und Parkinson"?

Ich glaube, man darf den Parkinson nicht zum Hauptthema machen. Jeder Partner sollte für sich auch andere Leute zum Austausch finden. Man muss lernen, mit der Krankheit zu leben. Gewisse Handgriffe, die ich nicht mehr tun kann, macht mein Mann und das ohne jeweiliges großes „Bitte und Danke". Ich muss aber auch als Betroffener klar kommunizieren, was und wie viel ich gerade an Hilfe brauche, das ist ganz wichtig!

| Was magst du den Menschen noch mit auf den Weg geben?

Lebt und genießt euer Leben jetzt, egal, ob mit oder ohne Parkinson! Springt die Hürde dann, wenn sie da ist!

Macht euch nicht vorher um eure Zukunft Gedanken, denn das könnte vergebens sein — das Leben ist zu schön!

Einfach scannen und Folge anhören!

Folge 55
vom
18.09.2022

Wie Christians Geschichte weiterging:

Seit dem Podcast im September 2022 ist eine Menge in meinem Leben passiert. Die wohl größte Veränderung hat die OP im März 2023 gebracht. Hier habe ich meinen Tiefenhirnstimulator (THS) bekommen.

Nach einer Operation mit sehr gutem Verlauf und Dank einer sehr schnellen Phase der Einstellung haben sich meine Symptome extrem verbessert oder sind zum Teil ganz verschwunden. Das Beste ist, dass ich seit April 2023 keine Parkinson-Medikamente mehr nehme! Die Gehhilfen und den Rollstuhl konnte ich in den Keller

verbannen und hoffe, sie dort lange lassen zu können. In der Zwischenzeit wurde meine Teilerwerbsminderungsrente bewilligt und ich habe wieder angefangen, in Teilzeit zu arbeiten.

Mein Projekt „Parkinson Pate", in dem wir viele Betroffenen unterstützen und begleiten, entwickelt sich sehr gut und ist mittlerweile ein eingetragener Verein. (www.parkinsonpate.org)

Ich konnte einige Hürden erfolgreich überspringen und darauf bin ich stolz!

Christian Schmidt-Heisch, Nov. 2024

Lebe in der Gegenwart

„Es ist UNSERE Entscheidung, auf dem positiven Weg zu bleiben!"

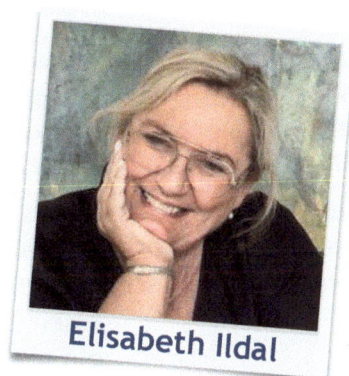

Elisabeth Ildal

Worüber hast du heute schon gelacht?
Als ich mich in das Zoom-Meeting einwählte, tauchte als erstes dein Profil-bild auf, weil die Kamera noch aus war. Darauf war ein dickes, pinkes Schwein zu sehen. Das war so lustig!

| Wann hast du die Diagnose erhalten und wie hast du die Zeit erlebt?

Ich habe meine Diagnose 2013 erhalten, das ist nächsten Sommer zehn Jahre her. Ich weiß noch, dass es ein sonniger Donnerstag war und ich um elf Uhr im Kran-kenhaus sein musste. Als ich das Büro der Ärztin betrat, kam sie herein und sagte: „Ich habe eine große Überraschung für Sie. Sie haben Parkinson!" Ich sagte: „Nein, ich habe kein Parkinson, das ist etwas, was alte Männer be-kommen, nicht Frauen in meinem Alter. Ich werde diesen Sommer 53 Jahre alt". Am Ende entließ sie mich mit den Worten: „Kommen Sie in drei Monaten wieder!" Das war's. Ich setzte mich auf eine Bank vor dem Krankenhaus. Es fühl-te sich wie eine sehr lange Zeit an, dann fuhr ich etwa zwei Stunden herum, bis ich schließlich meinen Mann anrief. Zu Hause sprachen wir dar-über und einigten uns darauf, dass wir es niemandem sagen werden, außer unseren engsten Verwandten. Auch unsere Kinder haben wir nicht informiert. Ich habe die nächsten drei Jahre komplett geschwiegen und mich innerlich in einem dunklen Schrank versteckt. Ich habe niemandem etwas davon erzählt.

„Ich habe drei Jahre komplett geschwiegen und mich innerlich in einem dunklen Schrank versteckt."

| Wann hast du dich entschieden, offen über deine Erkrankung zu spre-chen und welche Veränderungen hast du dadurch erlebt?

Die Diagnose erhielt ich, als ich das erste Mal für den Stadtrat kandidierte. Ich hat-te Angst, wenn die Leute erfahren, dass ich Parkinson habe, würde mich niemand mehr wählen. Aber ich wurde im November 2013 tatsächlich gewählt und ich bekam einen Sitz in der Gesundheitsbehörde. Dort fühlte ich mich oft unwohl und unfähig, wenn wir Sitzungen zum Thema Krankheiten hatten. Eines Tages, im Jahr 2016, ging ich während einer Sitzung auf die Toilette. Ich weiß nicht, was passierte, aber als ich zurück in die Sitzung kam, sagte ich, noch im Stehen: „Ich möchte euch allen etwas sagen. Ich habe Parkinson und das schon seit drei Jahren." Alle waren wirklich schockiert. Wir trafen uns mit dem gesamten Stadtrat zum Mittagessen und auch dort erzählte ich es. Ich rief die Presse an und ein paar Tage später war überall in den Nachrichten zu lesen: „Ildal hat Parkinson." Das war das Beste, was ich je getan habe, denn die Zeit in meinem selbst gewählten Gefängnis war überhaupt nicht lustig. Nach meinem Coming-out nahm ich an einer Parkinson-Konferenz in Portland, USA teil. Es waren etwa

„Ich höre heute besser als früher auf meinen Körper und verbringe weniger Zeit mit Grübeln."

3.000 Leute da und anfangs war ich wirklich schockiert, viele Menschen zu sehen, denen es sehr schlecht ging und die überall zitterten. Auch heute noch ist es für mich am schwersten, wenn ich sehen muss, wie es meinen Freunden immer schlechter geht. Meine Parkinson-Symptome beziehen sich hauptsächlich auf das Gehen, die Krämpfe, die Blase, das Schlucken und so weiter. Ich habe viele Symptome, die man nicht sehen kann. Und trotzdem ist es MEIN Leben. Und es geht immer um unsere Entscheidung. Ich denke nie über das Gestern nach und auch nicht über das Morgen, denn man muss in der Gegenwart präsent sein.

| Du hast in deiner Heimatstadt ein Reha-Zentrum für Menschen mit Parkinson gegründet. Was hat dich dazu motiviert?

Mir wurde klar, dass ich mich auf mein Training konzentrieren muss, um die Krankheit aufzuhalten. Ich gründete „Cure for Parkinson's" und fing an, Geld zu sammeln, um Menschen mit Parkinson zu helfen. So entstand das Trainingszentrum. Wir begannen mit Boxtraining und später mit den „BIG-Übungen" (spezielle Gymnastik mit großen Bewegungen). Heute gibt es in unserem Trainingszentrum Tischtennis, Radfahren, Yoga und Fitness. Eine Mitgliedschaft kostet etwa 100€ für das ganze Jahr. Unser Ziel ist es, einen freien Ort für uns Betroffene zu haben. Wir können hier über alles reden und worüber wir sprechen, das bleibt auch hier.

| Du hast einige Jahren intensiv mit Alex Kerten zusammengearbeitet. Kannst du uns mehr über ihn und seine Methode erzählen?

Alex Kerten hat vor einigen Jahren zusammen mit David Brinn, einem Journalisten der Zeitung „Jerusalem Post", das Buch „Goodbye Parkinson's — Hello Life" geschrieben. Die Methode, die er anwendet, heißt „Gyro-Kinetik". Mit dieser Methode kann man seine Parkinson-Symptome reduzieren und eine wirklich gute Gesundheit erlangen. Alex ist jetzt Mitte 70 und in Israel geboren. Er hat mehrere Jahre im Fernen Osten gelebt und wendet daher viele fernöstliche Methoden an. Zudem war er viele Jahre in einem Krankenhaus mit Parkinson-Patienten tätig und jetzt hat er seit 25 Jahren seine eigene Praxis. Er ist wirklich ein guter Freund von mir geworden. Dank ihm weiß ich, was ich tun kann, um die Mitte und das Gleichgewicht im Leben zu finden.

Durch Alex' Methode spreche ich heute nicht mehr so undeutlich wie früher, sondern ich mache heute Gesten mit meinen Händen, um Rhythmus in meine Sprache zu bekommen und um langsamer zu sprechen. Beim Gehen finde ich den Rhythmus durch das Zählen. Man kann auch die Atmung als Taktgeber benutzen. Alex hat mir so viel beigebracht. Es geht vor allem darum, sich von Parkinson zu verabschieden und „Hallo" zum Leben zu sagen. Es geht darum, Entscheidungen zu treffen, was wir wirklich wollen.

Jeden Morgen höre ich Musik von der Band Earth, Wind & Fire und dann mache ich eine kleine Trainingseinheit mit fünf Übungen von Alex Kerten. Wir müssen vorwärts gehen! Vor allem ist es UNSERE Entscheidung, auf dem positiven Weg zu bleiben. Wir müssen die Verantwortung für unser Leben selbst in die Hand nehmen. Ich war viele Male am Boden, aber ich weiß, dass ich auch die Kraft habe, wieder zurückzukommen. Ich höre heute besser als früher auf meinen Körper. Ich verbringe weniger Zeit mit Grübeln. Ich spiele viel Tischtennis, bin aktiv im Stadtrat und treffe Freunde. Ich habe keine Zeit, zu viel nachzudenken und das tut gut. Natürlich habe ich auch schlechte Tage, an denen mir vieles schwer fällt. Dann ändere ich meine Gedanken und konzentriere mich auf etwas Schönes.

| Gibt es Unterschiede in der Art und Weise, wie Parkinson in Dänemark gesehen und behandelt wird, im Vergleich zu Deutschland?

Hier in Dänemark geht man, wenn man die Diagnose bekommt, zu einem privaten Neurologen oder ins Krankenhaus und dort wird ein Behandlungsplan erstellt. In Spanien gibt es ein Reha-Zentrum, wo dänische Bürger zur Rehabilitation hinfahren können. Rund die Hälfte aller Menschen, die eine Reha beantragen, dürfen auch nach Spanien fahren. Ich war zweimal dort. Man reist am Samstag an und bleibt für zwei Wochen. Am ersten Tag testen sie dein Funktionsniveau mit verschiedenen Übungen und nach ein bis zwei Wochen testen sie erneut. Als ich 2016 zum ersten Mal dort war, hatte sich mein Funktionsniveau in nur zwei Wochen um 22 % verbessert, das ist erstaunlich. Diese Rehaklinik ist nicht nur für Menschen mit Parkinson.

Auch Menschen, die Knochenbrüche haben, die Knie- oder Herzoperationen hatten, können dorthin zur Reha fahren. Außerdem kann man mit der Diagnose Parkinson in Dänemark kostenlos zur Physiotherapie gehen. Man muss nichts dafür bezahlen. Aber es gibt auch Problematisches hier, zum Beispiel, dass man bei einem stationären Aufenthalt in Krankenhäusern keine Parkinson-Medikamente bekommt. Außerdem brauchen wir auf alle Fälle mehr Neurologen hier und Krankenschwestern, die sich umfassend mit Parkinson auskennen. Dennoch haben wir eine Menge großartiger Wissenschaftler in Aarhus und in Kopenhagen.

| Was magst du den Menschen noch mit auf den Weg geben?

Gib nicht auf, sei einfach du selbst, schäme dich nicht. Tom Petty hat „Don't back down" geschrieben, ein wirklich guter Song. Ich gebe nie auf und ich habe nie Angst, meine Meinung zu sagen. Ich versuche, so normal wie möglich zu leben.

Ich reduziere meine Parkinson-Symptome, indem ich das Training von Alex Kerten mache. Ich versuche, nicht zu viel zu grübeln. Ich habe ein gutes Leben und hole das Beste aus jedem Tag heraus, denn wir haben nun mal nur dieses eine Leben bekommen. Es ist viel lustiger, Spaß zu haben und positiv zu sein, als andersrum.

Einfach scannen und Folge anhören!

Folge 58 vom 30.10.2022

Wie Elisabeths Geschichte weiterging:

Seit dem Podcast habe ich 30 Kilo abgenommen. Ich bin immer noch verheiratet, aber lebe inzwischen getrennt von meiner Familie.
Es war eine gute und richtige Entscheidung ohne Dramen. Ich spiele weiterhin Tischtennis und war erfolgreich bei mehreren Turnieren in den letzten Jahren. In 2024 habe ich für das EU-Parlament kandidiert. Ich hatte eine super gute Wahl, *aber Parkinson verkauft sich nicht. Auch bei „Cure4Parkinson" bin ich weiterhin aktiv und hatte eine große erfolgreiche Veranstaltung in Bornholm.*
Mein ganzer Stolz sind meine sechs Enkelkinder im Alter von 0-4 Jahren und ich genieße es sehr, mit ihnen Zeit zu verbringen. Mir ging es noch nie besser!

Elisabeth Ildal, Juni 2024

Mit PPP zurück ins Leben

„Ich finde es immer wieder bewundernswert, wie viele Menschen bei PingPongParkinson es trotz starker Handicaps schaffen, ihre Spiele zu managen. Es ist ein unglaubliches Miteinander voller Achtung dem anderen gegenüber."

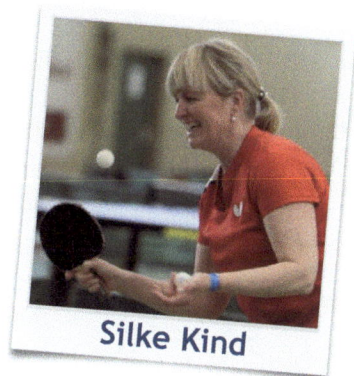

Silke Kind

Worüber hast du heute schon gelacht?
Hier war Halloween. Eine Gruppe Mädels vor unserer Haustür war ganz toll geschminkt und ich dachte, jetzt käme wieder „Süßes oder Saures", aber nein, sie rezitierten eine komplette Ballade von Theodor Fontane. Großartig!

| Wann hast du die Diagnose erhalten und wie war das damals für dich?

Im Frühjahr 2013 kümmerte ich mich lange Zeit um meine Eltern, denen es gesundheitlich nicht gut ging. Irgendwann bemerkte ich ein Zittern im Arm und meine Schrift wurde schlechter. Als es meinen Eltern besser ging, vereinbarte ich einen Termin beim Arzt und habe mir nichts Böses gedacht. Irgendwann sagte mein Neurologe, ich hätte Parkinson. Mit der Diagnose konnte ich anfangs nichts anfangen und legte sie gedanklich beiseite. Mein Mann ist selbstständig und wir haben einen sehr anstrengenden Alltag, da waren viele andere Dinge vorrangig. Nach einem halben Jahr habe ich beschlossen, einen DaTSCAN machen zu lassen. Ich erinnere mich an den Assistenzarzt, der mir bestätigte, dass ich Parkinson habe mit der lapidaren Aussage: „Machen Sie sich mal keine Illusionen: Egal, wie sportlich Sie sind, die Krankheit schreitet voran, ob Sie es wollen oder nicht." Ich fühlte mich anfangs so unsicher und brauchte Informationen und Austausch. Mir half die Plattform PARKINSonLINE, ein Selbsthilfe-Internet-Forum. Dort konnte ich viel nachlesen, was das Leben mit der Krankheit betrifft. Ich konnte meine Fragen stellen und das hat mir sehr geholfen.

„Ich fühlte mich anfangs sehr unsicher und fand gute Informationen und Austausch in der Online Selbsthilfe."

| Wie ging es für dich weiter bis heute?

Der Anfang war überhaupt nicht gut für mich, denn die Medikamente haben mir nicht gut getan. Es entstanden Nebenwirkungen, was ich damals nicht erkannte.

Ich entwickelte ganz schleichend eine Psychose. Ich hatte eine starke Schläfrigkeit am Tag und war dafür schlaflos in der Nacht. Das versuchte ich zu überbrücken, indem ich ins Internet ging. Daraus entwickelte sich eine Kaufsucht und irrationales Denken. Das Ganze hat natürlich zu Konflikten geführt. Meinen Freunden und meiner Familie ist es zu verdanken, dass wir uns ins Auto setzten und zum Arzt fuhren, weil sie meinten, so ginge es nicht weiter. Mir wurde geraten, das auslösende Medikament sofort abzusetzen. Damals habe ich dann mit der Einnahme von L-Dopa-Tabletten angefangen. Das war für

„Wir spielen Tischtennis miteinander, nicht gegeneinander. Das ist eine ganz tolle Geschichte!"

mich der richtige Weg. Heute kann ich sagen: Es geht mir überwiegend gut. Ich habe zunehmend mit Rigor und Schmerzen zu kämpfen, aber wenn ich mich bewege, wird es besser, ebenso durch die Medikamente. Ich versuche, immer das Positive zu sehen, will mich nicht runterziehen lassen und möchte mein Leben möglichst gut leben!

| Du hast dich auch viel mit dem Thema Ernährung beschäftigt. Inwiefern hängen Ernährung und Parkinson aus deiner Sicht zusammen?

Ich kenne eine Ökotrophologin, die sich als selbstständige Ernährungsberaterin auf neurologische Krankheiten spezialisiert hat. Sie gab mir viele gute Informationen. Wichtig ist, die L-Dopa-Medikamente eine halbe Stunde vor dem Essen und einein-halb Stunden nach dem Essen einzunehmen. Grundsätzlich ist es so, dass jeder menschliche Körper auf jedes Nahrungsmittel anders reagiert. Man muss sich die Zeit nehmen und alles notieren, um das selbst auszuprobieren. Ich habe die Erfahrung gemacht, dass es für eine gute Wirkung der Medikamente auch hilft, viel zu trinken. Außerdem ist es wichtig, die Medikamente regelmäßig zu nehmen. Sport ist sehr förderlich, denn durch Bewegung bringen wir auch den Verdauungstrakt wieder in Gang. Das führt wiederum dazu, dass die Medikamente zuverlässiger wirken.

| Du hast von klein auf Tischtennis gespielt, aber später damit aufgehört. Wie hast du deine Parkinson-Diagnose den Weg wieder zurückgefunden?

Bei PARKINSonLINE, im Internetforum, fiel ständig das Wort „PingPongParkinson" und so bin ich mal wieder zum Training gegangen bei meinem Ex-Verein, in dem ich mehr als 15 Jahre lang nicht gespielt hatte. Das Training hat mir so gut getan! Irgendwann habe ich beschlossen: Ich mache das jetzt richtig, baue einen Stützpunkt in Fulda auf und nehme mich dabei gleich selbst in die Pflicht, regelmäßig zu spielen. Wir sind mit PingPongParkinson jetzt beim 800. Mitglied angelangt. Im Moment haben wir wirklich immer noch einen Boom. Die Menschen wollen überall Tischtennis spielen und wir haben noch so viele weiße Flecken auf der Landkarte. Wir spielen Tischtennis miteinander und nicht gegeneinander, das ist einfach eine ganz tolle Geschichte. Wir alle haben Parkinson, deswegen kommen wir hierher. Wir sitzen sozusagen „alle in einem Boot."

| Du bist Vorstandsmitglied beim Verein PingPongParkinson. Was sind deine Aufgaben?

Ich kümmere mich, mit Unterstützung der Landesleiter und Regionsleiter, um alle Stützpunkte in Deutschland und um die Interessenten, die einen Stützpunkt finden wollen. Falls es keinen Stützpunkt in ihrer Nähe gibt, dann stelle ich die nötigen Kontakte her. Es ist sehr viel Arbeit, aber es macht auch einen Riesenspaß, wenn ich sehe, wie viele Punkte auf der Landkarte auf unserer Homepage entstehen.

| Du bist erfolgreich von der PingPongParkinson-WM aus Pula, aus Kroatien, zurückgekommen. Was ist dir davon in Erinnerung geblieben?

Ich finde es immer wieder bewundernswert, wie viele Menschen bei PingPongParkinson es trotz starker Handicaps schaffen, lange Anreisen auf sich zu nehmen und ihre Spiele zu managen. Es ist ein unglaubliches Miteinander voller Achtung dem anderen gegenüber.

Für mich war ganz besonders, dass ich ins Finale kam, was ich mir vorher nie ausgerechnet hätte. Da stand ich plötzlich einer Japanerin gegenüber und bevor wir anfingen zu spielen, wandte sie sich zum Publikum und verneigte sich vor den Zuschauenden und dann auch vor mir. Diese unglaubliche Achtung den anderen gegenüber, hat mich enorm beeindruckt. Auch ein Beispiel dafür: Als jemand verlor, auf dem Boden zusammenklappte und weinte, kam der Mitspieler, der gerade gegen ihn gewonnen hatte, zu ihm. Er kniete sich neben ihn, umarmte ihn und beide weinten gemeinsam. Das sind ergreifende Momente. Aber es gab auch Augenblicke ausgelassener Freude! Zum Beispiel, als jemand in die Halle kam, Musik abspielte und den Lautstärkeregler bis zum Anschlag aufdrehte. Da legten alle die Schläger weg, rissen die Arme hoch, tanzten und sangen! Die WM war unglaublich, man muss es erlebt haben. Ich kann es nur jedem empfehlen.

| Hast du Träume, die du dir noch verwirklichen möchtest?

Mein erster Traum ist, dass die Forschung irgendwann das richtige Mittel findet und uns von unserem Parkinson befreit. Und mein zweiter Traum ist es, die ganze Welt mit PingPongParkinson-Stützpunkten zu versorgen, damit die Menschen wohnort-nah ganz einfach Tischtennis spielen können.

| Was magst du den Menschen noch mit auf den Weg geben?

Vielleicht meine 4 Leitlinien: 1. Sich nie entmutigen lassen. Es ist trotz Parkinson viel möglich. 2. Immer am Ball bleiben und sich bewegen, auch wenn es manchmal schwerfällt. 3. Mit der richtigen Ernährung einen besseren Umgang mit Parkinson finden.

4. Sucht euch bitte die „richtigen" Neurologen und Therapeuten, die mit euch auf Augenhöhe sprechen und sich vor allen Dingen mit Parkinson auskennen! Es gibt ganz viele Möglichkeiten, wie ihr eure Symptome verbessern und damit besser leben könnt.

Einfach scannen und Folge anhören!

Folge 59
vom
20.11.2022

Wie Silkes Geschichte weiterging:

Ich bin noch immer halbtags berufstätig. Ehrenamtlich arbeite ich in meiner Freizeit im Vorstand für PingPongParkinson Deutschland e.V. und bin dort weiterhin für alle Stützpunkte bundesweit zuständig. Unterstützt werde ich von einigen Landesleitern in den Bundesländern und Leitern in verschiedenen Regionen Deutschlands.

Mittlerweile zählt der Verein über 2.200 Mitglieder. Ich leite zudem den Stützpunkt Fulda mit ca. 25 Mitgliedern. Nur wenn man in der Öffentlichkeit wahrgenommen wird, kann man etwas bewirken. Mir ist es wichtig, mit meiner Arbeit dafür zu sorgen, dass PPP in der Öffentlichkeit wahrgenommen wird. Daher halte ich auch Vorträge und Präsentationen über den Verein. Durch die Organisation von ZOOM-Vorträgen bei PPP mit Parkin-

son-Experten möchte ich Betroffene aufklären und ihnen die Angst vor der Krankheit nehmen. Bei den German Open 2023 verhinderte leider ein Migräneanfall meine weitere Teilnahme an der Einzel- und Mixedkonkurrenz. Mit Marita Siegel gewann ich dennoch die Silbermedaille im Damen Doppel der Kategorie 1. Von der WM in Wels kehrte ich 2023 mit zwei Bronzemedaillen und mit einer Goldmedaille zurück. Bei der WM in Slowenien 2024 ist es mir mit Thorsten Flues wieder gelungen, die Goldmedaille im Mixed und die Bronzemedaille im Damen Einzel zu gewinnen. Das Training hilft mir sehr dabei, in Bewegung zu bleiben und dem Parkinson möglichst wenig Chancen zu geben, voranzuschreiten.

Silke Kind, Juni 2024

Verlernt nicht,
Quatsch zu machen

*„Ich möchte all denen, die es schwer haben,
Mut machen, denn eine Erfahrung habe ich
gemacht: Sport hilft auf jeden Fall dabei, das
Fortschreiten der Krankheit zu bremsen!"*

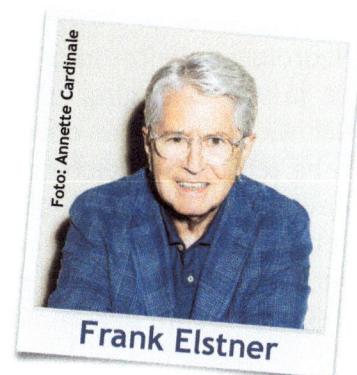

Foto: Annette Cardinale

Frank Elstner

Worüber haben Sie heute schon gelacht, Herr Elstner?
Meine einjährige Enkeltochter hat einen neuen Sport erfunden: Wer
findet am schnellsten Papas Handy? Und jetzt hat sie meine Tasche
kennengelernt, denn da ist mein Handy meistens drin. Aber ich bin natürlich
nicht der Papa, sondern der Opa und jetzt bringe ich ihr gerade den Unterschied zwischen Papa und Opa bei. Das ist sehr lustig.

**| Herr Elstner, Sie haben Ihr Leben lang in der Öffentlichkeit gestan-
den und haben einen äußerst beeindruckenden Lebensweg hinter
sich. Wir könnten uns natürlich ganz viel darüber unterhalten,
aber mich interessiert heute vor allem, wie Sie es schaffen, trotz
und mit der Diagnose Parkinson ein gutes Leben zu führen. Wann
haben Sie die ersten Symptome bemerkt?**

Ich habe das Gefühl, dass ich die zittrige rechte Hand schon seit ungefähr
15 Jahren habe. Zum ersten Mal bemerkte ich das Zit-
tern bei meiner Talkshow „Menschen der Woche" im Süd-
westrundfunk. Immer, wenn ich das Glas Wasser zum
Mund führte, fiel mir auf, dass ich ein bisschen zittere
und seitdem habe ich mir einfach angewöhnt, das Glas
mit zwei Händen zu halten und habe nicht mehr länger darüber nachgedacht.

*„Zum ersten Mal
bemerkte ich das Zittern
in meiner Talkshow."*

| Hatten Sie eine Ahnung, dass es Parkinson sein könnte?

Da ich mit vielen Ärzten befreundet bin, habe ich natürlich einigen die Frage
nach dem Zittern gestellt, aber alle haben mich stets beruhigt und meinten,
das wäre kein Parkinson. Schließlich wollte ich es genau wissen und habe mich
untersuchen lassen in der Universitätsklinik in Freiburg, die mich zu einem

Neurologen weiterempfohlen hat. Dieser sagte dann: „Sie haben Parkinson." Na ja und dann ging es los, das haben Sie ja selbst erlebt. Man hat ein paar Nächte vor sich, in denen man nicht schläft, weil man googelt. Schließlich habe ich mich entschlossen, mit Professor Volkmann ein Buch zu schreiben, weil ich sehen wollte, ob ich mir und anderen an Parkinson Erkrankten damit helfen kann. Mein Ziel war, ein Buch über diese Krankheit zu schreiben, das jeder versteht und ich glaube, das ist mir gelungen. Zumindest habe ich sehr viele Komplimente bekommen für die Klarheit dieses Buches.

| Ich finde, Ihr Buch „Dann zitter ich halt" ist nicht nur sehr verständlich geschrieben, sondern auch mit viel Hoffnung versehen. Sie haben darin eine gute Balance gefunden zwischen Ernsthaftigkeit und Leichtigkeit.

„Ich engagiere mich schon länger bei der Parkinson Stiftung. So kann ich wenigstens ein bisschen mithelfen."

Das ist typisch für mein Leben: Menschen keinen Kummer zu machen, sondern sie nach Möglichkeit zu unterhalten, ihnen zu helfen und sie zum Lachen zu bringen. Wir haben fast 400.000 an Parkinson erkrankte Menschen in Deutschland und jeder hat sein eigenes Krankheitsbild. Ich möchte all denen, die es schwer haben, trotzdem Mut machen, denn eine Erfahrung habe ich gemacht und die hat Professor Volkmann auch bestätigt: Sport hilft auf jeden Fall dabei, das Fortschreiten der Krankheit zu bremsen. Das ist für Menschen mit Parkinson ein enormer Vorteil.

| Ich bin von der positiven Wirkung von Tischtennis überzeugt und sehe jede Woche in meiner Gruppe, wie viel Spaß an der Bewegung die Menschen dabei haben. Sie spielen auch Tischtennis, oder?

Ja, ich spiele furchtbar gerne Tischtennis. Meine Frau hat mir zu Weihnachten sogar eine neue Platte geschenkt. Als Schüler war ich ein sehr guter Spieler, mit 14 habe ich fast alles geschlagen, was in Baden-Baden herum gesprungen ist. Vor allen Dingen meine Rückhand ist sehr gut. Aber ich habe ja nur ein Auge und dadurch kein räumliches Sehen. Wenn einer meiner Gegner das wusste und plötzlich anfing, nur noch hoch zu schnibbeln, dann war ich nicht mehr auf der Siegerstraße. Aber um Bewegung zu fördern, um schnell zu reagieren, um in die Ecken zu kommen, kann ich nur jedem raten, Tischtennis zu spielen.

| Können wir Sie dann nächstes Jahr bei den German Open von Ping-PongParkinson in Düsseldorf begrüßen?

Ich habe mir vorgenommen, dorthin zu fahren, aber ich mache mich da frei von jedem Druck. Mein Terminkalender wird von mir so gut wie nicht mehr benutzt. Dadurch gewinne ich Freiheit und ich glaube, dass die Freiheit für Parkinsonkranke einen großen Beitrag hat, um mit der Krankheit gut umzugehen.

| Wie sind die Menschen Ihnen nach der Diagnose begegnet?

Ich muss einmal allen, die mir begegnet sind, ein großes Kompliment machen. Bisher hat mich noch keiner geärgert.

| Ich glaube, der offene Umgang mit der Erkrankung ist für alle eine Hilfe und Unterstützung. Wie machen Sie das in der Familie?

Ich glaube, das Schlimmste ist, wenn man in Selbstmitleid verfällt und dann die Familienmitglieder dazu benutzt, um alle fünf Minuten zu sagen: „Mir geht es schlecht!" und aufzuzählen, was mir alles nicht gut tut. Mein Sohn hat mich vorgestern besucht. Als er wieder zu Hause war, rief er mich an, um mir zu sagen, wie ich auf ihn wirkte mit meiner Parkinson-Erkrankung. Er meinte einfach nur: „Alter, ich gratuliere dir, man sieht nix!"

| Viele Menschen mit Parkinson scheuen den Kontakt mit anderen Betroffenen, weil sie Angst davor haben zu sehen, was sie selbst in der Zukunft vielleicht erwarten könnte. Wie gehen Sie damit um?

Durch die Arbeit an dem Buch habe ich versucht, alle Wahrheiten kennenzulernen und es gibt natürlich auch sehr schwere Verläufe von Parkinson. Heute weiß man: Wir verlieren durch Parkinson nicht wesentlich an Lebenslänge, aber natürlich an Lebensqualität. Wir müssen damit rechnen, dass die Krankheit fortschreitend ist. Wir können sie zwar verzögern und durch Eigenaktivität helfen, dass sie einigermaßen milde verläuft. Aber ich habe noch nicht den richtigen Weg gefunden, wie ich hier Trost spenden soll oder wie ich mir selbst Mut zusprechen soll. Ich versuche, immer sehr optimistisch zu sein, aber auch ich habe Angst, dass ich meine Zuversicht im Laufe der Jahre verliere. Doch an dieser Stelle kommt mein Professor Volkmann ins Gespräch, der mir sagt: „Frank, jetzt mach dich nicht verrückt!" Wir sind heute in der Parkinson-Forschung sehr weit. Wir können Parkinson noch nicht heilen, aber wir wissen so vieles. Es gibt viele Hinweise, dass Mittel zur Düngung in der Landwirtschaft Parkinson auslösen können. Andere Ärzte sagen, es kommt aus dem Darm. Es gibt also die verschiedensten Theorien. Ganz aktuell wird auch über Stammzellforschung gesprochen. Wenn ich höre, was die Ärzte alles vorhaben, dann werde ich immer zuversichtlicher, aber gleichzeitig werde ich auch zum Bettler, weil ich jeden bitte, die Wissenschaftler und Forscher zu unterstützen. Wir haben bei Corona gemerkt, wie schnell man zu einem Impfstoff kommt, wenn man die richtigen Leute hat und diese das richtige Geld. Und deswegen bitte ich um Spenden für die Forschung, damit alle Menschen mit Parkinson ein bisschen mehr Hoffnung haben können.

Ich engagiere mich schon länger bei der Parkinson Stiftung. Das ist auch der Grund, weshalb ich meine Krankheit öffentlich gemacht habe, weil ich mir sagte, so kann ich wenigstens ein bisschen mithelfen. Manche Leute fragen mich, warum ich das öffentlich mache, denn nun würden die Leute immer gucken, wie ich in den Bus einsteige, wie ich aus dem Taxi rauskomme, wie ich mich im Restaurant hinsetze und wie ich womöglich zittere. Ich habe ihnen gesagt: „Das ist mir völlig wurscht! Hauptsache, wir finden genügend Menschen, die uns unterstützen."

| Was mögen Sie den Menschen noch mit auf den Weg geben?

Ich versuche, viel Zeit zu finden für die Menschen, die es gut mit mir meinen. Ich habe eine wunderbare Familie: Fünf fantastische Kinder, vier fantastische Enkelkinder und an meinem 80. Geburtstag waren sie alle da. Ich habe an diesem Tag darauf verzichtet, irgendwelche Berufsmenschen einzuladen oder Leute, die man für Verbindungen braucht, wenn man Produzent ist. Wir waren nur unter uns. Meine Töchter haben gesungen, wir haben Blödsinn und Quatsch gemacht. Das wäre von mir zum Beispiel noch ein echter Tipp, um mit Parkinson umzugehen: „Verlernt nicht, Quatsch zu machen!"

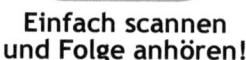
**Einfach scannen
und Folge anhören!**

Folge 61
vom
01.01.2023

Wie Frank Elstners Geschichte weiterging:

Seitdem ich meine Erkrankung öffentlich gemacht habe, wird mein Schreibtisch immer voller, weil mir ganz viele Menschen schreiben. Dadurch sind bereits viele schöne Begegnungen entstanden, was mich besonders freut.

Frank Elstner, Mai 2024

Frauen und Parkinson

„Frauen und Männer sind nicht gleich, es gibt typische Frauenprobleme bei Parkinson. Wir Frauen mit Parkinson sollten uns mehr zusammenschließen und gegenseitig unterstützen."

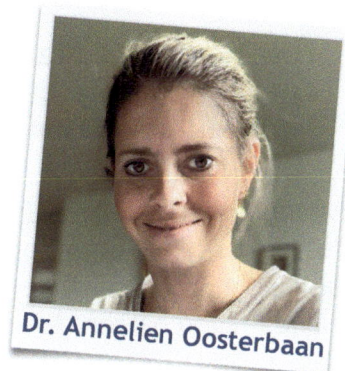

Dr. Annelien Oosterbaan

Worüber hast du heute schon gelacht?

Über die Babysprache meiner kleinen Tochter, die so lustig ist. Ich versuche, sie zu verstehen, aber es gelingt mir noch nicht immer.

| Wie würdest du dich in drei Sätzen beschreiben?

Ich habe immer eine positive Einstellung und liebe es, Sport zu treiben. Meine Familie liebe ich sehr und am meisten meine vier Kinder. Ich habe einen großen Kampfgeist und gebe nie auf!

| Wann hast du deine Diagnose erhalten und wie erinnerst du dich an diese Zeit bis heute?

Ich war 33 Jahre alt und in der Ausbildung zur Gynäkologin, als ich die Diagnose bekam. Das war ein ziemlicher Schock. Damals habe ich mich überhaupt nicht krank oder wie eine Patientin gefühlt. Es war mehr die Reaktion der Menschen um mich herum und dass sie mich anders behandelt haben, was mich verunsicherte. Manche haben sich Sorgen um mich gemacht oder mir Ratschläge gegeben, wie zum Beispiel, dass ich meinen Karriereweg ändern sollte. Ich hatte aber von Anfang an diesen Kampfgeist in mir, von Tag zu Tag das Beste zu geben. Ich mache mir einfach nicht so viele Sorgen. Anfangs hatte ich nur eine steife Schulter, später begann das Zittern in meinem linken Arm und mit der Zeit wurde es stärker. Da begann ich mit der Einnahme von Medikamenten, die meine Symptome sehr reduzieren. Wenn die Symptome allerdings doch mal da sind, habe ich einen wirklich starken Tremor im linken Arm und dann merke ich es auch an meiner Stimme. Die Krankheit schreitet voran, aber es ist kein schnelles Fortschreiten.

„Ich hatte von Anfang an diesen Kampfgeist in mir."

| **Zusammen mit Frau Dr. Soania Mathur aus den USA und weiteren Autorinnen hast du dich mit den geschlechtsspezifischen Unterschieden bei Parkinson befasst. Wie bist du darauf gekommen?**

Als junge Frau und Gynäkologin sprach ich mit meinem Neurologen darüber, dass meine natürlichen Zyklusschwankungen meine Parkinsonsymptome beeinflussen. Er hatte allerdings keine Ahnung von diesem Thema. Ich fand heraus, dass viele Frauen das auch kennen und zudem noch viele weitere frauenspezifische Fragen hatten. Ich sah mir die Literatur an und war erstaunt, wie wenig

„Ich war erstaunt, wie wenig Literatur es zu den vielen frauenspezifischen Fragen bei Parkinson gibt."

dazu bekannt ist. Schließlich habe ich ein Stipendium erhalten, um mich mit der Problematik von Frauen zu beschäftigen, die an Parkinson erkrankt sind. Ich hatte großes Glück und erhielt eine Stelle in der Forschungsgruppe von Professor Bastiaan Bloem und seinem Team, dem besten Ort für die Parkinsonforschung in den Niederlanden, vielleicht sogar in Europa. Von da aus kam alles ins Rollen. Ich bin eingeladen worden, an Veranstaltungen teilzunehmen, zum Beispiel vor Patienten- und Expertengruppen zu sprechen oder in Podcasts. Auch in Patienten-Frauengruppen wirke ich aktiv mit. Dadurch habe ich großartige Forscher und Forscherinnen kennengelernt. Seitdem arbeiten wir sehr viel zusammen und das macht mich glücklich. Es gibt definitiv noch viel zu tun.

| **Was waren aus deiner Sicht die wichtigsten Punkte, die du bei deiner Arbeit herausgefunden hast?**

Ich konnte dieses Thema in die Öffentlichkeit bringen und speziell die Aufmerksamkeit der Neurologen auf der ganzen Welt darauf lenken. Es ist wie ein Aufschrei. Frauen und Männer sind nicht gleich, es gibt typische Frauenprobleme bei Parkinson. Es macht mich sehr traurig zu sehen, wie viele Themen für Frauen erschreckend lange vernachlässigt wurden. Wir brauchen eine andere Unterstützung. Das war bislang einfach nicht bekannt und wurde nicht gesehen. Als Gynäkologin interessieren mich speziell Auswirkungen hormoneller Schwankungen auf Parkinsonsymptome und der Einfluss einer Schwangerschaft auf die Erkrankung und umgekehrt. Daran arbeite ich. Auf dem Weltparkinsonkongress 2023 in Barcelona will ich die Ergebnisse zum Thema „Parkinson und Schwangerschaft" vorstellen. Ich möchte alle Frauen, die in Zukunft schwanger werden und an Parkinson leiden, in mein patientengesteuertes Register aufnehmen, worin Frauen ihre Schwangerschaftsdaten jeweils erfassen. So können wir hoffentlich einige relevante Punkte zu den Einflüssen zwischen

Schwangerschaft und Parkinson-Erkrankung ableiten. Das kann helfen, die Frauen in Zukunft viel besser zu beraten und zu informieren, wenn sie in Erwägung ziehen, mit ihrer Parkinson-Erkrankung ein Baby zu bekommen. Wir Frauen mit Parkinson sollten uns mehr zusammenschließen und gegenseitig unterstützen!

| Bei deinem Vater wurde kurz vor dir auch Parkinson diagnostiziert. Wie geht ihr damit um?

Mein Vater ist etwas weiter fortgeschritten in seiner Erkrankung als ich. Ich spüre, was er durchmacht und andersrum ist es genauso. Mein Vater sagt mir immer, ich bin sein Motivationsbeispiel, um mehr Sport zu treiben. Er sieht die positiven Auswirkungen bei mir und er versucht, mitzuhalten. Ich habe so viel Respekt vor meinem Vater, wie er mit der Krankheit umgeht, denn manchmal merke ich, dass es ihm nicht gut geht. Er geht trotzdem viel unter Leute und versucht, so positiv wie möglich zu sein. Er versucht, das Beste aus manchmal wirklich schlechten Tagen zu machen. Er war schon immer mein Held!

| War die Schwangerschaft mit deinem vierten Kind anders als deine Schwangerschaften davor?

Es war ganz anders, weil ich nun meine Parkinson-Diagnose kannte. Ich habe die Literatur durchforstet, aber es gab so viel Unbekanntes und das half mir nicht weiter. Ich war besorgt, weil ich schon drei Kinder hatte. Ich wollte nicht, dass eine neue Schwangerschaft meine Krankheit schneller voranschreiten lässt und ich als Mutter noch eingeschränkter sein könnte. Ich habe mich aber entschieden, das Risiko einzugehen. Rückblickend war es natürlich eine schwierige Entscheidung, aber heute bin ich sehr, sehr glücklich, weil alles gut gegangen ist. Die körperliche Belastung im Alltag, der schlechte Schlaf und meine fortschreitenden Symptome wurden mit zunehmender Schwangerschaftsdauer immer schlimmer. Aber sobald ich entbunden hatte, war ich glücklicherweise fast sofort wieder in dem Zustand, den ich von vor der Schwangerschaft kannte. Ich habe auch ziemlich bald wieder mit dem Training angefangen und bin jetzt fitter als vor der Schwangerschaft.

| Du bist 39 Jahre alt und hast vier kleine Kinder. Wie lebt ihr zusammen als Familie?

Es ist ziemlich viel los bei uns, aber wir leben einfach ein normales Leben. Es gibt natürlich auch Momente, die schwierig sind. Wenn die Medikamente zum

Beispiel nicht richtig wirken und ich Hilfe brauche, dann sind mein Partner oder meine Kinder zur Stelle. Aber in den meisten Fällen schaffe ich das schon. Meine Familie steht für mich an erster Stelle. Daneben sind mir meine Freunde und meine Karriere auch wichtig und natürlich das Training, um mich fit zu halten. Ich genieße die Dinge mehr als früher. Ich lebe bewusster und sehe in jedem Tag die schönen kleinen Momente. Wenn ich durch die Stadt laufe und diesen wunderschönen Himmel sehe, dann muss ich einfach ein Foto machen. Mit meinen Kindern zusammen bin ich auch oft besonders glücklich und emotional.

| Was magst du den Menschen noch mit auf den Weg geben?

Parkinson-Frauen, vernetzt euch! Versucht, andere Frauen mit Parkinson zu finden, mit denen ihr euch austauschen und Erfahrungen teilen könnt! Bleibt aktiv, helft uns bei der Recherche, damit wir alle dazu beitragen können, mehr Informationen zu bekommen!

Allen, die mit Parkinson leben, möchte ich sagen: Versucht immer, in Bewegung zu bleiben, auch wenn es an manchen Tagen schwer ist. Macht viel Sport! Mir hilft das sehr.

Einfach scannen und Folge anhören!

Folge 63 vom 22.01.2023

Wie Anneliens Geschichte weiterging:

Im Sommer 2023 wurde das internationale Schwangerschafts- und Parkinson-Register, das ich aufgebaut habe, erfolgreich gestartet. www.pregspark.com
Ich setzte meine Mission fort, das allgemeine Bild von Parkinson zu verändern, das Bewusstsein zu schärfen und Wissen über die geschlechtsspezifischen Unterschiede der Krankheit zu vermitteln.
Als „Parkinfluencerin" bekam ich Einladungen zu nationalen Fernsehsendungen,
wurde in Zeitschriften, Magazinen, Zeitungen, auf YouTube und in Podcasts interviewt.
Ich möchte weiter Werbung dafür machen, dass Sport aus meiner Sicht die „Medizin Nummer 1" für Menschen mit Parkinson ist. Ich selbst bin fast jeden Tag sportlich aktiv.

Dr. Annelien Oosterbaan, Juli 2024

Poets with Parkinson's

„Die Krankheit hat Auswirkungen auf mein Gehirn. Meine Arme, meine Beine funktionieren vielleicht nicht mehr wie früher. Aber mit meinem Geist kann ich überall hinreisen und alles tun."

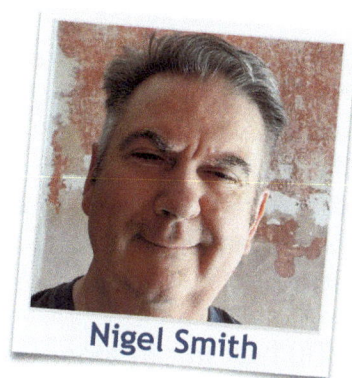

Nigel Smith

Worüber hast du heute schon gelacht?
Heute habe ich wie jeden Morgen damit begonnen, auf meinem Handy durch die sozialen Medien zu klicken. Ich teile gerne ein paar Posts, die mich und vielleicht auch andere amüsieren, um das Lachen zu verbreiten.

| Wie hat sich dein Leben seit dem Krankheitsbeginn verändert?

Ich wusste bereits eine Zeit lang, dass etwas nicht stimmt. Ich lief irgendwie immer unbeholfener. Ich hatte keine Ahnung, warum. Irgendwann kam ich an den Punkt, an dem Kunden und Freunde mich darauf ansprachen. Also musste ich mich wohl oder übel doch auf den Weg machen und mich richtig diagnostizieren lassen. Als der Arzt zu mir sagte: „Sie haben Parkinson!", antwortete ich — typisch englisch — sehr höflich: „Vielen Dank, Herr Doktor für Ihre Mühe. Ich vertraue auf Ihre Fähigkeiten in dieser Sache. Haben Sie einen schönen Tag, Sir." Meine Frau und ich gingen hinaus in den örtlichen Park und hielten uns einfach nur fest. Was sollten wir jetzt tun? Unsere Kinder waren damals zehn und sechs Jahre alt. Bald fing die Krankheit an, sich einzuschleichen. Die Medikamente hatten für mich schwere Nebenwirkungen. Ich habe jahrelang mit Apathie und Paranoia gelebt

„Bei mir begann es tatsächlich mit Sprachproblemen."

und ich wusste nicht, warum ich mich so verhielt. Ich wünschte wirklich, ich hätte die Medikamente abgesetzt. Aber damals, vor 14 Jahren, hieß es, dass man das Levodopa so lange wie möglich hinauszögern und nur die Agonisten einnehmen sollte. Ich hatte ein Geschäft und war selbstständig. Für mich persönlich endete es damit, dass ich mein Geschäft und alles andere verlor. Fünf Jahre nach meiner Diagnose erkrankte meine Frau an Krebs. Sie hatte eine sehr schwerwiegende Operation und wir hatten natürlich unsere beiden Kinder zu Hause, um die wir uns kümmern mussten. Es war eine unheimlich schwere Zeit. Nachdem die ganze Panik und der

Aufruhr sich legten, stürzte ich mich in die Wissenschaft, um einen Ansatz für eine Heilung von Parkinson zu finden. Aber mein Verhalten wurde immer zwanghafter und ich wurde immer öfter deswegen ins Krankenhaus eingewiesen. Eines Tages dämmerte es mir — selbst wenn ich ein Heilmittel finden würde: In dem Zustand, in dem ich war, würde mir niemand zuhören. Ich hatte nur meine Zeit verschwendet. Ich war an einem entscheidenden Punkt. Zu dieser Zeit wachte ich auf und hatte Gedichte im Kopf und damit begann die ganze Sache mit der Poesie.

| Du hast mir in einer E-Mail geschrieben: „Ich war näher am Abgrund als je zuvor und doch trat ich zurück." In manchen Momenten scheint es einfacher, aufzugeben. Was half dir, im Leben zu bleiben?

Ehrlich gesagt, stand ich stand kurz davor, mir das Leben zu nehmen, aber ein besonderes Erlebnis mit meinem Sohn sorgte dafür, dass ich es schaffte, meine Einstellung zur Krankheit komplett zu drehen. Ich begann zu überlegen, was ich sonst noch tun könnte. Das hatte auch zu tun mit dem Verlust meines Selbstwerts in der Gesellschaft durch Parkinson. Ja, ich hatte eine verdammt schwere Zeit hinter mir.

„Poesie ist ein Weg, dich aus deiner alltäglichen Denkweise herauszuholen."

Aber ich beschloss, mich in die Welt der Poesie zu stürzen und mir wurde klar, dass ich in meiner Jugend immer ein tiefgründiger Denker gewesen war. Mein Geist war der Schlüssel zu allem. Die Krankheit hat Auswirkungen auf mein Gehirn. Meine Arme, meine Beine funktionieren vielleicht nicht mehr wie früher. Aber solange mein Geist noch funktioniert, kann ich doch immer noch reisen. Vielleicht nicht physisch bis ans Ende der Welt. Aber ich kann mit meinem Geist überall hinreisen und alles tun. Schließlich habe ich einfach geschrieben, ziemlich produktiv für eine Weile. Ich habe Gedichte geschrieben, sie verschickt und veröffentlicht. Schreiben ist ein Akt des Erschaffens. Als Dichter ist das, was ich suche: Verbindung. Und das tun wir alle: Verbindungen suchen, von denen wir profitieren.

| Wie kann uns das Schreiben helfen, besser mit Parkinson umzugehen?

Es sind unsere Gedanken und unsere Gefühle, die sich in Poesie manifestieren. Wenn wir schreiben, lassen wir diese schlimmen Dinge raus und distanzieren uns psychologisch gesehen von ihnen. Poesie ist ein Weg, dich aus deiner alltäglichen Denkweise herauszuholen. Und in unserem Fall ist die alltägliche Denkweise ja oft eine sehr pessimistische. Ein gutes Gedicht sollte in der Lage sein, uns in eine andere Welt, eine andere Szene, eine andere Denkart zu versetzen. Poesie ist auch ein Handwerk und wir können immer besser darin werden. Es ist also eine lebenslange Arbeit. Wir können sie hegen und pflegen, sie wachsen lassen und uns selbst herausfordern. Wir können die Poesie mit Kunst verbinden. Wir können mit anderen Menschen zusammenarbeiten und unsere Gedichte zum Leben erwecken. Einfach gesagt: Poesie ist der Akt, seine Gedanken aufzuschreiben. Auf dem Papier scheint man mit ihnen zu interagieren und sich von ihnen lösen zu können. Es gibt dieses Sprichwort: Das Gedicht sucht sich den Dichter aus, nicht umgekehrt.

| Du hast ein Projekt mit Menschen aus verschiedenen Ländern gestartet mit dem Titel: „Poet's Wall — Poets With Parkinson's." Worum geht es da und was kannst du uns darüber erzählen?

Ursprünglich leiteten Martin Pickard und ich die Poesieabteilung von „Parkinson's Art", die sehr erfolgreich war, aber leider wegen der Erkrankung des Gründers, Trevor Woollard, geschlossen werden musste. Wir begannen mit „Poet's Wall", einer virtuellen Mauer, an der wir auf unserer Homepage unsere Gedichte aufhängen. „Poet's Wall" ist wie ein Heimathafen für Dichter mit Parkinson. Jeder, der von Parkinson betroffen ist, auch Pflegende und Angehörige, sind willkommen. In einem positiven Umfeld wollen wir Frieden und Harmonie bieten. Ein Ort, an dem sich die Menschen durch Poesie und Kunst ausdrücken und die Gemeinschaft verbessern und mitgestalten können. Wer mag, kann auch einfach nur ab und zu vorbeikommen. Es gibt keine Vorgaben. Ich stelle mir „Poet's Wall" gerne als einen Zufluchtsort vor, an den Menschen kommen, um mit anderen Menschen zu reden und sich nicht die Frage stellen müssen: „Ist mein Gedicht überhaupt gut?" Ja, es ist gut, denn es kommt aus deinem Herzen und deinem Kopf. Deshalb ist es gut. Darum geht es für mich wirklich. Ich möchte „Poet's Wall" als ein Kollektiv von Gleichgesinnten sehen. Ich hätte gerne eine richtige Gemeinschaft, in der wir uns alle kennen, als wären wir Freunde, eng verbunden und international.

| Wenn jemand Interesse am Schreiben hat — was würdest du raten?

Wenn man Gedichte schreibt, sollte man als Erstes einfach mal loslegen. Schreib' einfach deine Gedanken auf. Man kann einen der beiden Wege versuchen: Entweder einen freien Vers wählen, ohne jegliche Struktur, ohne Silbenzahl, ohne Reimschema oder ein Gedicht mit Reimen. Freie Verse können sehr schön sein. Reimen ist also nicht notwendig. In der Poesie machen Reime aber auch immer viel Spaß. Ich schreibe oft einen langen Abschnitt in freien Versen, aber irgendwo muss ich dann einen Reim einbauen. Das kann auch sehr effektiv und sehr wirkungsvoll sein. Versucht es einfach mal! Das Schöne ist auch, dass man für Gedichte keine Staffelei oder teure Farben oder irgendetwas braucht, sondern nur eine Tastatur und einen Bildschirm oder natürlich auch Stift und Papier.

| Was magst du den Menschen noch mit auf den Weg geben?

Ich möchte die Leute an zwei Dinge erinnern: Nur, weil wir die Hand von jemandem nicht auf unserer Schulter spüren, heißt das nicht, dass ihm unser Schicksal egal ist. Manchen Menschen fällt es schwer, sich emotional auszudrücken. Und die andere Sache: Ganz gleich, wie nahe dir jemand steht und wie sehr er deine Last und deinen Rucksack trägt: Ab und zu muss er dich buchstäblich „mal sitzenlassen", um sich selbst auszuruhen. Ich glaube, wir neigen dazu, enttäuscht und verärgert zu sein, weil wir meinen, die Leute erkennen nicht, wie schlecht es uns manchmal geht und welche Last wir tragen. Aber das heißt nicht, dass wir ihnen egal sind.

Einfach scannen und Folge anhören!

Folge 66
vom
05.03.2023

Wie Nigels Geschichte weiterging:

Seit dem Podcast ist viel passiert, vor allem ein deutliches Voranschreiten meiner Parkinson-Krankheit. Meiner Frau und mir wurde gesagt, dass ihr Krebs „zurückkommen" wird und obwohl sie noch lebt, sind die Aussichten wirklich furchtbar. Was kann ich also tun? Ich lache!

Ich komme aus Nordengland, wo der seltsame britische Sinn für Humor besonders stark und dunkel ist. Spott und Sarkasmus helfen mir durch dunkle Zeiten. Ich erschaffe! Meine Poesie ist auf einem Niveau, auf dem ich ihren Wert erkennen und glücklich sein kann und ich habe noch einen langen Weg vor mir. „Poet's Wall" ist für viele ein großer Trost geworden und ich bin stolz darauf. Ich passe mich an! Meine Art der Bewältigung ist Akzeptanz. Akzeptanz funktioniert für mich so,

dass ich die Krankheit sanft in einen Schrank lege und die Tür schließe.

Ich weiß, dass sie da ist, aber der Küchentisch ist frei, so dass ich immer noch ein Brot backen kann. Ich umarme das Spirituelle! Ich empfinde großen Trost und große Freude dabei, anderen zu helfen und gute Nachrichten zu verbreiten. Ich bin und bleibe die Person, die ich bin. Diese Krankheit wird mir nicht meine Menschlichkeit nehmen. Wenn meine Zeit gekommen ist und ich nicht mehr bin, hoffe ich, dass jemand sagen wird: „Er war ein guter Mensch!" Das ist das einzige Ziel im Leben, das es wert ist, zu erreichen.

Nigel Smith, Juni 2024

Das Leben ist immer jetzt

„Ich will einfach das Leben voll auskosten und möchte offen bleiben für ganz viele Dinge, die da noch auf mich warten."

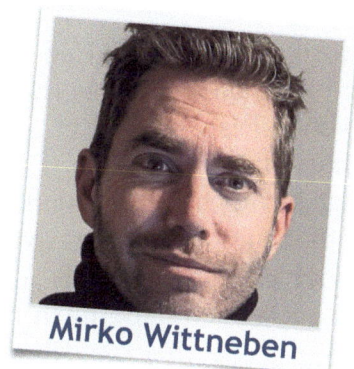

Mirko Wittneben

Worüber hast du heute schon gelacht?
Ich habe heute über etwas ganz Profanes gelacht: Über ein Video mit einem Hund auf Social Media.

| Wie begann deine eigene Parkinson-Geschichte?

Bei mir ist es noch gar nicht so lange her. Die ersten Symptome machten sich vor circa fünf Jahren bemerkbar. Ich bin ein begeisterter Läufer und mehrmals die Woche gejoggt. Nach einigen Kilometern habe ich festgestellt, dass ich mein rechtes Bein nicht mehr so frei mitbewegen konnte, wie ich das gerne wollte. Trotz längerer ärztlicher Behandlung, auch im Zusammenhang mit Rückenschmerzen, wurde nie etwas gefunden. Deutlicher bemerkbar machten sich die Beschwerden vor drei Jahren, als ich eine sogenannte „Frozen Shoulder", eine Art „Schultersteife", entwickelte. In dieser Zeit stellte sich auch ein Tremor ein und die Handschrift wurde undeutlicher.

„Ich bin auf einer Reise mit unklarem Ausgang. Aber ich bin auch zuversichtlich."

Die typischen Frühsymptome von Parkinson schob ich aber immer auf die „Frozen Shoulder". Erst ein Osteopath empfahl mir schließlich den Gang zum Neurologen, der auch recht schnell die Verdachtsdiagnose stellte. Das ist jetzt knapp anderthalb Jahre her und war für mich ein großer Schock. Seitdem bin ich auf einer Reise mit unklarem Ausgang. Aber ich bin auch zuversichtlich.

| Wie leicht oder schwer fiel es dir anfangs, offen mit der Erkrankung umzugehen?

Anfangs war es sehr schwer! Zu Beginn habe ich nur die engsten Freunde eingeweiht. Schrittweise erweiterte ich das auf mein näheres Umfeld und schließlich auch auf ausgewählte Menschen am Arbeitsplatz. Bis auf das leichte Zittern in der rechten Hand habe ich keine erkennbaren Symptome. Aber ich stelle fest, dass ich es gerne mehr erzählen möchte, weil es letztendlich ein Teil von mir ist, obwohl es andererseits auch nur eine Diagnose darstellt. Ich bin noch dabei, einen für mich gesunden, guten Umgang damit zu finden.

Ich bin Rechtsanwalt und arbeite jetzt schon seit vielen Jahren in einem Unternehmen. Ich finde das spannend und habe ein sehr schönes kollegiales Umfeld, aber gleichzeitig stelle ich auch fest, dass ich noch andere Betätigungsfelder brauche. Ich habe mich mit vielen Themen der persönlichen Weiterentwicklung beschäftigt, Ausbildungen im Bereich „Neurolinguistisches Programmieren" und „Life Coaching" absolviert. Seitdem beschäftige ich mich mit der Frage: Wie schaffe ich es eigentlich, ein gutes Leben zu führen und was kann ich für mich selbst tun? Seit Beginn dieses Jahres gebe ich auch selbst Coachings und merke, dass mich das in der Tiefe wirklich sehr viel mehr erfüllt als nur die sachbezogene juristische Arbeit.

„Ich bin überzeugt davon, dass wir letztendlich alles in der Hand haben, um uns ein gesundes und glückliches Leben zu erschaffen."

Die Parkinson-Diagnose war letztendlich ein gewisser Anschub, mich mit anderen Themen zu beschäftigen, zum Beispiel mit Ernährung und Ayurveda. Eine Auswirkung dieser Diagnose ist, für mich jedenfalls, dass ich viel offener durch die Welt gehe und Dinge aus allen möglichen Perspektiven betrachte. Ich will einfach das Leben voll auskosten und möchte offen bleiben für ganz viele Dinge, die da noch auf mich warten!

| Du nutzt die Schulmedizin, bist aber auch auf der Suche nach anderen Therapiemöglichkeiten. Was leitet dich dabei?

Ich bin überzeugt davon, dass einerseits die Schulmedizin ihre Berechtigung hat und es wäre aus meiner Sicht fahrlässig, das, was sie bietet, nicht in Anspruch zu nehmen. Andererseits habe ich die Überzeugung, dass die Wissenschaft nur eine Seite ist und dass es eine weitere Ebene in jedem von uns gibt, die sehr viel tiefer geht. Für mich ist klar, dass es noch sehr viel mehr gibt, als wir mit den normalen Sinnen wahrnehmen können. Das lässt mich auch davon überzeugt sein, dass wir letztendlich alles in der Hand haben, um uns ein gesundes und glückliches Leben zu erschaffen. Ich glaube wirklich, dass wir durch unsere positive Erwartungshaltung und unseren Blick auf die Dinge um uns herum, ganz viel in unserem Sinne beeinflussen können.

Dennoch halte ich nichts von dieser häufig zitierten „toxischen Positivität"; also sich mies zu fühlen, dunkle Gedanken zu haben und diese dann „einfach nur wegzuwischen und mit der rosaroten Brille draufzuschauen". Das hilft sicherlich nicht. Vielmehr ist es wichtig wahrzunehmen, was in uns an dunklen Dingen, Zweifeln, Ängsten, Wut und Ohnmacht ist.

Es gibt dieses Zitat: „Es ist egal, woran du glaubst, du wirst in jedem Fall recht haben." Ich habe in meinem Leben schon häufig festgestellt, dass das einen gewissen Wahrheitsgehalt hat. Ich bin davon überzeugt, dass es für mich der beste Umgang mit der Diagnose ist, wenn ich einfach vom Besten ausgehe. Und das Beste ist für mich, dass ich irgendwann symptomfrei bin oder mit diesen Symptomen gesund alt werde. Auch die Wissenschaft hat inzwischen bewiesen, dass das Wichtigste bei einer Erkrankung eine positive Erwartungshaltung ist. Wir haben in jeder Sekunde die Wahl und können jeden Moment entscheiden, wie wir uns fühlen wollen. Wir sind kein Opfer unserer Emotionen. Wir sind kein Opfer unserer Gedanken. Wir können ganz viel selbst bestimmen! Davon bin ich in der Tiefe überzeugt.

| Du hast für dich eine Morgenroutine eingeführt. Kannst du uns erzählen, wie sie aussieht?

Ich schaffe das auch nicht jeden Morgen, aber wenn alles gut läuft, sieht meine Morgenroutine so aus: Ich starte morgens zum Wachwerden mit Übungen zum schnellen, flachen Atmen. Dann überlege ich bewusst, wofür ich dankbar bin. Ich gehe gedanklich meinen Tag durch, stelle mir vor, was ich alles Schönes erleben werde, gehe in das Gefühl hinein, was ich dann fühlen werde. Schließlich gehe ich an meinen inneren Kraftplatz, spüre meine Wurzeln, meine Anbindung ans Universum. Ich lade mich einfach morgens mit positiven Gedanken und mit guten Gefühlen auf. Nach dem Aufstehen beginne ich meinen Tag mit Kräftigungsübungen, Stretching, Tanzen oder Yoga. Wenn ich noch Zeit habe, nehme ich mein Journal zur Hand und schreibe einige Dinge auf, die mir an dem Tag wichtig sind. Für all das brauche ich circa eine halbe Stunde am Morgen. Diese Art von Start in den Tag — das ist sogar wissenschaftlich bewiesen - führt dazu, dass unser gesamtes Nervensystem sich beruhigt, dass wir Neurotransmitter ausschütten, die zu guten Gefühlen führen.

| Du sagst selbst, dass du dir zwar Parkinson nicht gewünscht hast, aber durchaus positive Anteile darin sehen kannst. Magst du das noch näher beschreiben?

Grundsätzlich bin ich davon überzeugt, dass alles, was uns widerfährt, einen gewissen Sinn hat. Ich bin, ehrlich gesagt, noch dabei, den Sinn für mich zu finden, was die Diagnose anbetrifft, aber ich habe jetzt schon festgestellt, dass ich dadurch sehr viele neue Blickwinkel auf mein Leben bekommen habe. Ich habe immer wieder erlebt: Wenn ich mit großer Offenheit und Verbundenheit auf Menschen zugehe, führt das zu ganz besonderen Verbindungen. Mir ist nochmal sehr viel bewusster geworden, was für ein Geschenk dieses Leben ist. Das habe ich seit dieser Diagnose sicherlich nochmal tiefer erfahren.

| Was magst du den Menschen noch mit auf den Weg geben?

Ich möchte mitgeben, wie schön es ist, sich einfach jeden Tag wieder zu überlegen, wofür wir dankbar sein können und was es alles Schönes in unserem Leben gibt.

Es sind ja meistens die Dinge, die wir nicht mit Geld bezahlen können und die wir teilweise als selbstverständlich hinnehmen. Ich glaube, es gibt trotz aller Probleme und Sorgen, die wir an manchen Tagen haben, immer mindestens drei Dinge, für die wir dankbar sein können. Und sei es auch nur, dass ich aus dem Fenster schaue, die Natur sehe und die Blätter, wie sie sich verfärben — und mich über das schöne Gespräch freue, das wir jetzt miteinander hatten.

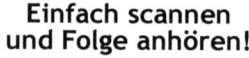
Einfach scannen und Folge anhören!

Folge 67
vom
26.03.2023

Wie Mirkos Geschichte weiterging:

Mir geht es auch sieben Jahre nach den ersten merklichen Symptomen und drei Jahre nach der Diagnose weiterhin körperlich und mental gut. Ich bin glücklich liiert, reise viel, bin viel in der Natur, treibe regelmäßig Sport, mache Yoga, ernähre mich gesund und bleibe voll im Leben. Neben meiner Arbeit als Unternehmensanwalt habe ich mich als Führungs-kräfte-Coach selbstständig gemacht und bin überzeugt, dass ich gerade vor dem Hintergrund meiner persönlichen Erfahrungen andere Menschen inspirieren kann, ihr Leben nach ihren Wünschen und Bedürfnissen zu gestalten.

Mirko Wittneben, Nov. 2024

Liebe, Geduld und Vertrauen

„Tanzen ist Bewegung zu Musik. Ganz egal, ob du die Augen drehen kannst oder ob du die Finger bewegst, ob du im Stehen tanzt oder am Rollator. Es gibt kein Falsch oder Richtig. So, wie es rauskommt, ist es gut!"

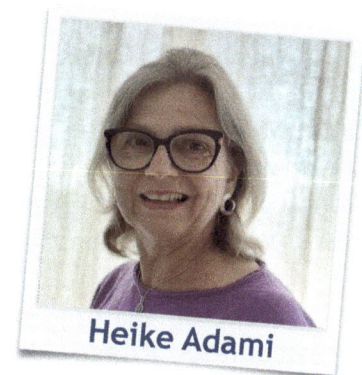

Heike Adami

Worüber hast du heute schon gelacht?
Es gab in einem Interview vorhin einen Versprecher, über den ich geschmunzelt habe. Aber worüber ich heute schon richtig gelacht habe, kann ich noch gar nicht sagen, es ist ja noch früh.

| Dein Mann war an Parkinson und begleitend an einer Demenz erkrankt. Du hast ihn bis zu seinem Tod viele Jahre lang begleitet. Wie war euer Weg bis zur Diagnose?

Anfangs dachte ich, Roberts fehlende Motivation und die körperlichen Veränderungen, wie zum Beispiel langsameres Laufen, wären nur eine Laune. Die schleichende Zunahme der Veränderungen haben wir gar nicht so wahrgenommen. Robert hatte ab 2016 immer wieder Schlaganfälle. Wir waren daher in engmaschiger Kontrolle in der Neurologie, um das zu beobachten. Die Parkinsonsymptome fielen dabei lange nicht auf. Vieles wurde auf die Schlaganfälle geschoben. Erst ein Heilpraktiker hatte an Roberts Mimik und seinen Bewegungen gesehen, dass es Parkinson ist. Ich habe mich sehr oft in der Schulmedizin alleine gefühlt. Keiner wusste, was man in unserem besonderen Fall machen kann. Behandlungen beim Heilpraktiker mit Entgiftungen und Aufladen haben Robert gut unterstützt. Er war viel lebendiger, viel kräftiger und kam wieder mehr in die Leichtigkeit. Doch schließlich wurde er zunehmend verwirrt und vergesslich. Im Krankenhaus sagte man mir, das wäre Parkinson mit Lewy-Body-Demenz.

„Ich habe mich sehr oft in der Schulmedizin alleine gefühlt."

| Wie habt ihr es gemeinsam geschafft, den Alltag zu bewältigen?

Im Vordergrund stand mein Mann und alles andere war erstmal unwichtig. Planungen für den Tag oder für Urlaubsfahrten im nächsten Jahr konnten wir nicht mehr

217

machen. Die drei Dinge, die uns begleitet haben, waren: Liebe, Geduld und Vertrauen! Geholfen haben uns dabei auch Meditation und das Annehmen dessen, was jetzt ist. Wir haben versucht, nicht zu sehr in der Vergangenheit zu leben und nicht zu denken: „Gestern konntest du noch drei Schritte mehr machen! Vorgestern konntest du noch die Tasse heben!" Stattdessen versuchten wir wirklich, jeden Moment bewusst zu leben. Das war ganz wichtig!

| Was hat dir als Angehöriger geholfen, mit dem zunehmend schwerer werdenden Pflegealltag umzugehen?

Ich habe meine Wünsche nicht hinten angestellt, sondern in die 24 Stunden meines Tages eingebaut. Wenn Robert für eine halbe Stunde in der Physio- oder Ergotherapie war, waren das für mich wertvolle Minuten, um Kraft zu tanken. Als das Treppensteigen nicht mehr ging, haben wir unsere Maisonette-Wohnung verkauft und sind in eine Institution für Menschen mit Einschränkungen gezogen. Das war für Robert sehr vorteilhaft: Innerhalb von zwei Wochen entspannten sich seine Gesichtszüge, nachdem er gemerkt hatte, dass er in guter Obhut war und auch keine Treppen mehr steigen musste. Es waren Pfleger im Haus und es war alles da, was wir benötigten. Ich glaube, gerade bei Demenz können Angehörige die Pflege auf Dauer nicht alleine schaffen. Die Lewy-Body-Demenz war eine besondere Herausforderung, denn Robert war in seiner eigenen Welt. Durch Meditation und Spaziergänge habe ich Kraft getankt. Ich habe die Stille im Klostergarten genossen. Mir diese Zeiten bewusst zu nehmen, war und ist sehr heilsam.

„Es gibt nichts Leichteres, als zu tanzen und zu singen, um Freude zu empfinden und den Weg zur Heilung zu unterstützen."

| Du musstest deinen Mann vor einiger Zeit gehen lassen und dich neu orientieren. Du bist heute Autorin und Glückscoach. Was können wir uns darunter vorstellen?

Der Glückscoach hat sich entwickelt durch die Bücher, die ich geschrieben habe. In meinen Romanen geht es immer um das Thema Glück. Wir suchen das Glück im Außen, wir fahren in den Urlaub, wir kaufen uns neue Klamotten, wir gehen toll essen, wir haben eine tolle Wohnung. Aber nach einer Weile macht uns das nicht mehr glücklich. Ich stellte mir immer wieder die Frage: Wo finden wir überhaupt das Glück? Das Glück ist in uns, aber oft „überschüttet" durch den schweren Rucksack, den wir Zeit unseres Lebens mit uns tragen. Wir packen immer wieder Neues rein, aber wir misten wenig aus. Ich begleite Menschen mit und auch ohne Parkinson im alltäglichen Leben. Angst ist für viele Menschen ein ganz großes Thema und die Herausforderung, die Balance zu finden zwischen dem, was uns gut tut und dem, was schädlich ist, ist auch ein großes Thema. Unser Glück haben wir selbst in der Hand.

| Kannst du aus deiner Erfahrung heraus sagen, was uns bei Parkinson helfen kann, unser eigenes Glück im Leben zu finden und zu halten?

Im Wort „glücklICH" steckt das Wort „ICH", also darf ich glücklich leben, auch mit meiner Ist-Situation, egal wie sie heißt. Glück ist, mich in der Freude zu spüren und auch im „Tal" das Gute zu erkennen. Wenn ich lerne, das aus diesem Blickwinkel zu sehen und dankbar bin, habe ich ein ganz anderes Gefühl und eine ganz andere Beziehung zu diesem Wort. Diese Dankbarkeit ist in einer ganz hohen Frequenz, die zur Heilung in jeglicher Richtung beiträgt. GlücklICH leben mit Parkinson ist möglICH! Egal, wie unsere Ist-Situation ist: Wir können lernen, sie anzunehmen. Es macht einen Unterschied, ob ich sage: „Ich muss die Tablette nehmen." oder „Ich nehme die Tablette." Dieses „Ich muss..." raubt Energie. Viel mehr hilft es, im Heute zu leben und zu schauen, was ich für mich verändern kann und wie ich das, was ist, integrieren und damit leben kann. Ganz wichtig sind aus meiner Erfahrung auch die Fragen: Was will mir das Leben zeigen? Wo bin ich mit Körper und Seele nicht im Einklang? Ich glaube, wir haben vielfach unseren Sinn für Achtsamkeit und Selbstbeobachtung verloren. Ich glaube wirklich, dass wir eine Anbindung an all das haben, was wir nicht sehen können und was es trotzdem auf der Welt und in diesem Leben gibt. Ich bin davon überzeugt: Das Zurückbesinnen darauf, wo wir herkommen, wohin wir gehen und was unsere Aufgabe im Leben ist, ist sehr wichtig!

| Tanzen ist für dich eine weitere Kraftquelle. Unter dem Motto „Tanze dich glücklich" organisierst du seit 2021 das „WeltTanzEvent". Was hat es damit auf sich?

Das WeltTanzEvent habe ich erstellt. Mein Mann und ich hörten lange Zeit einen Song, der uns beiden sehr gefiel: „Always remember us this way." Wenn ich mit Robert im Klostergarten spazieren ging, ihn geschoben habe, dann habe ich das Lied gesungen und Robert hat sich dazu bewegt. Er hatte in diesen Momenten wieder seine Mimik und konnte die Hand wieder bewegen, sie zum Kopf führen. Er fing sogar an, selbst zu singen. Ich merkte: Es gibt nichts Leichteres, als zu tanzen und zu singen, um Freude zu empfinden und den Weg zur Heilung zu unterstützen. Aus dieser Erfahrung heraus hat sich entwickelt, dass jedes Jahr am 10.10. um 10.10 Uhr das WeltTanzEvent stattfindet. Die Anmeldung ist kostenfrei. Dazu gibt es auch sehr viele Videos auf meinem YouTube-Kanal „DopAmin - Dein Glückssender". Viele

Menschen haben bereits mitgetanzt. Dabei war viel Freude zu sehen. Tanzen ist Bewegung zu Musik. Ganz egal, ob du die Augen drehen kannst oder ob du die Finger bewegst, ob du im Stehen tanzt oder am Rollator. Um glücklich zu sein und Lebensfreude zu spüren, brauchen wir nichts! Irgendein Lied haben wir immer zur Hand. Sobald wir tanzen, kommen wir in eine andere Stimmung. Es gibt kein Falsch oder Richtig. So, wie es rauskommt, ist es das Richtige. Das ist genial.

| Was magst du den Menschen noch mit auf den Weg geben?

Für beide, also für die Betroffenen und für deren Angehörige, sind Liebe, Geduld und Vertrauen wichtig. Im Wort „Vertrauen" steckt auch: „Trau dich!" Trau dich, die Vergangenheit loszulassen! Egal, ob ein Mensch gesund ist oder körperliche Veränderungen hat: Es ist wichtig, die Vergangenheit aufzuarbeiten, die Ist-Situation besser anzunehmen und loszulassen. Die drei Worte, die mich begleitet haben, möchte ich an beide Seiten weitergeben: Liebe, Geduld und Vertrauen!

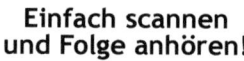

Einfach scannen und Folge anhören!

Folge 68
vom
16.04.2023

Wie Heikes Geschichte weiterging:

Inzwischen arbeite ich als Botschafterin für Betroffene und Betreuer im Zusammenhang mit Parkinson. Neben Vorträgen, unter anderem in Selbsthilfegruppen, schreibe ich wieder an einem Buch und gestalte ein Kartenset.

Das WeltTanzEvent bedeutet mir viel und ich führe es weiterhin jährlich kostenfrei durch. Angst, Zweifel und ein Leben in wenig Selbstvertrauen sind oftmals Hintergründe für körperliche Veränderungen. Diese Erkenntnisse führten mich

dazu, auch Menschen zu helfen, die sich in ihrem Leben im Wandel befinden.

„Du bist so gesund, wie Dein Geist es zulässt" – dies ist eines meiner Zitate, welches sich oft im Leben widerspiegelt. Darum lade ich dich dazu ein, den nachfolgenden Satz in „LebensFreude" zu leben: „Das Leben ist schön, weil es sekündlICH stattfindet und du damit große Einwirkung auf dein Sein hast."

Heike Adami, Okt. 2024

Lachen ist auch eine Medizin

„Man kann nicht wissen, was morgen ist, aber man kann auf das Beste hoffen.“

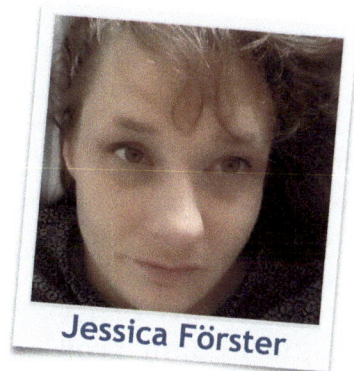

Jessica Förster

Worüber hast du heute schon gelacht?
Heute Morgen hatte ich vergessen, dass Mülltag war. Als es mir einfiel, bin ich schnell runtergerannt in den Keller, um die Mülltonnen noch rauszustellen. Mein Freund, der das auch vergessen hatte, fragte mich verwundert, warum ich denn so rennen würde — ich sah vermutlich sehr lustig aus! Deshalb habe ich gelacht.

| Ich habe noch nie jemanden kennengelernt, der die Diagnose Parkinson so früh wie du bekam. Wann und in welcher Form traten bei dir die ersten Symptome auf?

Bei mir ist eine genetische Mutation die Ursache für meine Parkinson-Erkrankung. Die ersten Symptome sind mit elf oder zwölf Jahren aufgetreten. Ich war Hochleistungssportlerin im Bereich Gymnastik und das hat mich wirklich sehr erfüllt. Neben der Schule hatte ich dreimal die Woche Training und am Wochenende waren immer Turniere. Schließlich habe ich festgestellt, dass ich angefangen habe zu zittern und auch

„Aufgrund einer genetischen Variante traten bei dir die ersten Symptome mit etwa zwölf Jahren auf.“

mein rechtes Bein hat auf einmal nicht mehr so richtig reagiert, wie es normalerweise funktioniert. Wir dachten erst an eine Sportverletzung und natürlich sind wir auch zum Orthopäden gegangen. Doch der konnte nichts feststellen und niemand kam auf die Idee, mich neurologisch untersuchen zu lassen. Schließlich habe ich den Hochleistungssport aufgegeben, weil das irgendwann nicht mehr ging.
Die Symptome wurden im Laufe der Zeit immer schlimmer, aber ich habe meine Schule trotzdem zu Ende gemacht. Ich habe auch weiter soziale

Kontakte gehabt, wie jeder andere auch. Ich habe in Kiel angefangen, „Klassische Altertumskunde und Klassische Philologie" auf Magister zu studieren. Da es nach dem Studium mit der Jobsuche länger dauerte, wollte ich die Zeitspanne nutzen, um nochmal genauer untersuchen zu lassen, was eigentlich nicht stimmte mit mir. Schließlich bekam ich mit 27 Jahren die Diagnose Parkinson.

| Von elf bis 27 ist eine sehr lange Zeit der Ungewissheit. Du bist quasi damit groß geworden. Hast du dich manchmal fremd gefühlt in deinem Körper?

Ja, aber ich muss sagen: Man gewöhnt sich mit der Zeit auch daran. Das Leid wird mit der Zeit schon schlimmer, weil es eine degenerative Nervenkrankheit ist. Damals war ich noch nicht so müde, ich war immer super lebhaft und wirklich „Hansdampf in allen Gassen." Ich hatte also immer sehr viel Energie und deshalb finde ich es so schade, dass ich im Laufe der Jahre oft sehr müde geworden bin.

| Du bist Anfang 40 und lebst inzwischen seit fast 30 Jahren mit Parkinson. Du hast dich ganz bewusst dafür entschieden, dein Leben positiv auszurichten. Kannst du uns mehr von dieser Lebenseinstellung erzählen?

Ich mag diesen Spruch: „Wenn das Leben dir Zitronen gibt, mach' Limonade daraus!" Ich finde: Die Einstellung macht so viel aus! Man kann mit Medikamenten einen gewissen Weg gehen, aber auch mit Ernährung, Sport, Meditation und mit Selbsthilfegruppen kann man viel machen. Wenn ich einen schlechten Tag habe, dann versuche ich ihn anzunehmen, ohne Wut, ohne Zorn, ohne Ärger darauf, dass ich etwas jetzt nicht so gut kann. Dann ist es gar kein schlechter Tag mehr, sondern es sind vielleicht nur ein paar schlechte Stunden oder es ist eine schlechte halbe Stunde.

„Schlechte Tage versuche ich anzunehmen, ohne Wut oder Ärger. Dann sind es oft nur ein paar schlechte Stunden und danach kann ich wieder positiver weitermachen."

Danach kann ich wieder positiver weitermachen. Ich zwinge mich nicht, in schlimmen Phasen Dinge zu tun, die ich gerade nicht schaffe. Wir sollten uns nicht dafür bestrafen. Es ist so wichtig, dass man sich liebevoll behandelt und achtsam mit sich umgeht! Das habe ich gelernt — zumindest, dass es dann leichter wird!

| Du hast bereits viele schwere Phasen durchgemacht, unter anderem eine Persönlichkeitsveränderung infolge starker Medikamenten-Überdosierung. Wie hast du diese Zeit bewältigt?

Es war sehr schwer. Für meine Mutter war das eine sehr belastende Zeit. Sie hat mich sehr unterstützt und ich bin super dankbar für dieses Geschenk und für diese zweite Chance, denn ich glaube, alleine hätte ich es einfach nicht geschafft!

Es hat natürlich gedauert, bis ich erkannt habe, dass es tatsächlich ein Problem ist, das von mir ausgeht und dass ich etwas verändern muss und kann! Deshalb würde ich gerne noch darauf hinweisen: Seid achtsam mit euch und seid auch achtsam mit eurer Umwelt! Es ist gerade bei dem Thema Persönlichkeitsveränderung meistens sehr hilfreich, wenn man mit seiner Familie spricht und sie bittet, Veränderungen anzusprechen, also wenn wir uns plötzlich anders verhalten, Dinge tun und sagen, was sonst nicht unsere Art ist. Es sollte nicht erst so schlimm werden, wie es bei mir leider war. Mit Achtsamkeit und Aufmerksamkeit sich selbst und den anderen gegenüber, glaube ich, kann man ein relativ gutes Sicherheitsnetz aufbauen.

| Inwiefern ist dein Leben anders verlaufen als bei Gleichaltrigen in Bezug auf Freunde, Beruf, Partnerschaft und Familie?

In meiner Wahrnehmung gab es nur einen einzigen Unterschied: Ich habe ab und zu sehr gelitten. Aber ich war auch genauso wie alle anderen Freunde. Ich habe Sport gemacht, ich habe alleine gewohnt, hatte Partner. Ich wusste ja nicht, was mit mir los ist und alle anderen haben mich quasi so akzeptiert, wie ich war. Ich war und bin immer noch integriert in eine schöne Freundesgruppe. In meiner Wahrnehmung habe ich alles genauso gemacht wie alle anderen auch.

| Wir selbst wollen möglichst lange eigenständig bleiben, müssen aber auch lernen, zunehmend Hilfe zuzulassen. Wie können wir es dabei schaffen, unsere Angehörigen mitzunehmen?

Im Umgang mit Freunden und Familienangehörigen kann ich empfehlen: Bleibt im Gespräch mit eurer Familie. Redet mit ihnen und gebt auch ihnen die Gelegenheit zu reden. Seid ehrlich! Das bildet eine Basis von Vertrauen. Immer alles alleine schaffen zu wollen, um den anderen nicht zur Last zu fallen, ist verständlich, aber der falsche Ansatz. Die Menschen um uns herum lieben uns doch!

Sie sehen, dass wir manchmal leiden und dann ist es für beide Seiten leichter, darüber zu reden, ob und wann wir Hilfe brauchen.

| Was magst du den Menschen noch mit auf den Weg geben?

Die Krankheit seid nicht ihr! Die Krankheit ist ein Teil von euch! Wenn ihr das Gefühl habt, als hättet ihr keine Möglichkeiten durch die starken Einschränkungen: Vergesst nicht, dass die Welt voller Möglichkeiten ist und so viel Schönheit zu bieten hat!

Wenn ihr eine Sache nicht mehr so gut könnt: Es gibt noch ganz viele andere Sachen, die ihr vielleicht auch schön finden könntet, von denen ihr aber noch nichts wisst.

Ich weiß sehr gut, dass es manchmal frustrierend und zum Verzweifeln ist, aber denkt daran: Das ist nur eine Phase! Lasst euch nicht in euren Möglichkeiten beschränken! Man kann nicht wissen, was morgen ist, aber man kann auf das Beste hoffen.

Einfach scannen und Folge anhören!

Folge 70
vom
28.05.2023

Wie Jessicas Geschichte weiterging:

Für mich ist jetzt gerade eine schwierige Zeit. Leider wirken derzeit die Medikamente nicht mehr gut bei mir und das sorgt dafür, dass es mir oft nicht gut geht.

Aktuell befinde ich mich in der Vorbereitung für eine Tiefe Hirnstimulation. Dafür sind viele Tests notwendig, die auch einiges an Zeit in Anspruch nehmen. Ich hoffe sehr, dass alles gut verläuft und die

THS für mich eine gute und hilfreiche Option sein wird.

Ich beschäftige mich — sofern ich Zeit und Kraft habe — mit vielen kreativen Sachen. Das hilft mir dabei, mich von der aktuellen Situation abzulenken und mir selbst etwas Gutes zu tun. In diesen Tagen hoffe ich tatsächlich auf morgen!

Jessica Förster, Nov. 2024

Ausblicke

Impulse für ein positives Leben mit Parkinson

von Kathrin Wersing

Fünfzig Geschichten von fünfzig beeindruckenden Menschen sind in diesem Buch zusammengefasst. In den letzten Monaten durfte ich an mehreren Orten Vorträge halten. Im Publikum saßen jeweils Menschen aus unterschiedlichen Zielgruppen. Ich habe auch Interviews geführt und mit vielen Menschen geredet. Immer wieder habe ich erfahren, dass die Geschichten meiner Podcastgäste und die Art, wie sie ihr Leben meistern, viele Menschen ansprechen, sie ermutigen und den Hoffnungsfunken entfachen, dass das Leben auch mit Parkinson weiterhin lebenswert sein wird.

Dabei geht es immer um Empowerment. Übersetzt heißt es ‚Ermächtigung' und darin steckt das Wort ‚Macht'. Die Macht, unser Leben selbstbestimmt leben zu dürfen und unsere eigenen Entscheidungen zu treffen. Mir ist das Thema selbst ein wichtiges Anliegen geworden. Manchmal haben wir das Gefühl, dass unsere Zukunft vorgezeichnet ist und ausweglos erscheint. Dabei ist es genau genommen anders herum: Niemand, auch keine noch so kompetente Fachperson, kann uns sagen, wie die Krankheit bei uns individuell verlaufen wird. Zum Glück! Ebenso wenig weiß irgendein Mensch auf diesem Planeten mit absoluter Sicherheit, wie unsere Zukunft aussieht oder was morgen genau passieren wird.
Wenn all das letztendlich niemand wirklich weiß, dann kann doch auch alles möglich sein. Die Art, wie wir denken und wie wir in unsere Zukunft schauen, bestimmt unser Leben, das wird mir immer klarer. Wenn wir also mit Sorge, mit Angst, mit negativen Erwartungen nach vorne schauen, kann auch nur das passieren. Wenn wir aber unseren Fokus mit Mut, mit Zuversicht, mit Liebe und mit Vorfreude auf das richten, was kommt, dann kann alles geschehen. Die Energie, die wir nach draußen tragen, kann auch nur zurückkommen. An Parkinson erkrankt zu sein, ist nicht das Ende der Welt. Es ist der Anfang eines neuen Lebens, der uns zeigt, dass wir unser Leben selbst in der Hand haben. Das bedeutet auch, dass wir Verantwortung für unser Leben übernehmen dürfen.

Vor diesem Hintergrund habe ich versucht, in den Interviews mit meinen Podcastgästen, Gemeinsamkeiten, Impulse und Gedanken zu finden, die immer wieder auftauchen und die uns allen dabei helfen können, besser mit der Erkrankung zu leben.

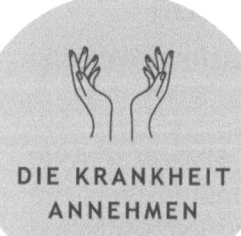

DIE KRANKHEIT ANNEHMEN

Viele meiner Interviewgäste zeichnet es aus, dass sie die Krankheit annehmen und bewusst nicht mehr damit hadern oder sich nach dem ‚Warum' fragen. Astrid Breuer erzählte in ihrem Gespräch von dem Rat ihrer Yogalehrerin: „Annehmen, akzeptieren und loslassen". Es braucht Zeit und Übung und jeder Mensch hat seinen eigenen Weg der Krankheitsbewältigung. Aber es lohnt sich, ihn bewusst zu gehen, denn ein guter Umgang mit Parkinson hilft uns selbstbestimmt zu entscheiden, wie viel Gewicht und Raum wir der Erkrankung in unserem Leben geben. Parkinson ist ein Teil unseres Lebens. Wir müssen die Krankheit nicht lieben, aber wenn es uns gelingt, diesen Teil von uns anzunehmen, kann das für uns eine neue Freiheit bringen.

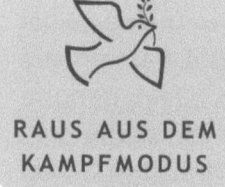

RAUS AUS DEM KAMPFMODUS

Anfangs dachte ich noch, ich müsste gegen die Krankheit ankämpfen, ihr entgegentreten und jede Art von Behandlung versuchen. Doch schließlich habe ich in den Gesprächen bei vielen meiner Gäste etwas Erstaunliches bemerkt: Sie kämpfen nicht; sie leben einfach mit der Krankheit! Solange wir im Kampfmodus sind, verwenden wir unglaublich viel Energie darauf. Die Redewendung: *„Where focus goes, energy flows"* verdeutlicht, wohin wir unsere Gedanken und unseren Fokus lenken, fließt auch der Großteil unserer Energie. Wenn wir den ganzen Tag an Parkinson denken und daran, was wir nicht mehr können, haben wir tatsächlich keine Energie mehr übrig für andere Dinge in unserem Leben. Warum schließen wir nicht lieber Frieden mit dem Anteil in uns, der Parkinson hat? Dann können wir unsere Energie dafür einsetzen, unsere Tage schöner zu gestalten oder wertvolle Zeit mit Menschen in unseren Umfeld zu verbringen.

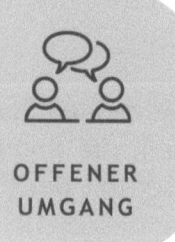

OFFENER UMGANG

Für uns alle, die an Parkinson leiden, ist die Krankheit immer präsent in unserem Denken und Fühlen. Parkinson-Symptome sind allerdings im frühen Krankheitsstadium von Menschen in unserem Umfeld kaum oder gar nicht erkennbar. Häufig fehlt es auch an Wissen über die Krankheit und ihre vielfältigen Auswirkungen. Deshalb ist es sehr wichtig, dass wir uns mitteilen, denn niemand kann uns von außen ansehen, was mit uns los ist. Wenn wir von unserer Krankheit

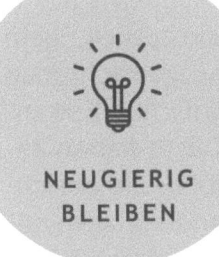

erzählen, geben wir auch den anderen die Chance, uns besser zu verstehen und uns bei Bedarf unterstützen zu können. Alle Menschen, mit denen ich gesprochen habe, bestätigen, dass der ehrliche und offene Umgang mit der Erkrankung auf Dauer der beste Weg ist. Dennoch ist und bleibt es eine individuelle Entscheidung, von der Krankheit zu erzählen oder darüber zu schweigen. Bei der Abwägung, ob und zu welchem Zeitpunkt der Arbeitgeber informiert werden sollte, ist eine vorherige Beratung hilfreich und wichtig.

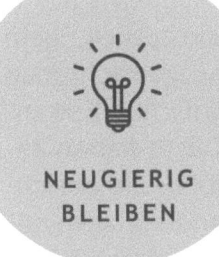

NEUGIERIG BLEIBEN

„Schlecht gehen kann es mir auch woanders!" Dieser Satz stammt von Ruth Geiser, die seit 40 Jahren mit Parkinson lebt und trotz der Krankheit mit ihrem Mann auf einer Weltreise unterwegs war. Lasst uns neugierig bleiben auf jeden neuen Tag, auf schöne Begegnungen und auf die kleinen Momente, die das Leben lebenswert machen!

Es geht darum, dass wir unsere Träume nicht mit der Parkinsondiagnose begraben oder womöglich aufhören zu träumen und uns nichts mehr zutrauen. Viele meiner Gäste zeigen, dass Parkinson sie nicht davon abhält, ihre Ideen und Wünsche zu verwirklichen. Auch Abenteuer sind mit Parkinson weiterhin möglich. Eventuell müssen wir unsere Träume kreativ anpassen oder uns Unterstützung suchen, um sie weiterhin leben zu können.

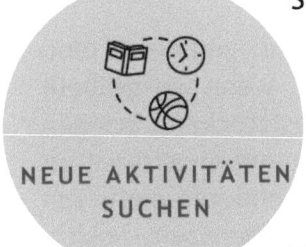

NEUE AKTIVITÄTEN SUCHEN

Stephanie ist den Jakobsweg gepilgert, May und Beate haben eine Online-Tanzgruppe gegründet, Katharina, Martha und Sophia sind Autorinnen geworden. Andere haben angefangen, Tischtennis zu spielen oder Selbsthilfegruppen zu gründen. All das gibt uns ein Gefühl von Selbstbestimmung und Selbstwirksamkeit: Wir sind der Krankheit nicht hilflos ausgeliefert.

Engagement und die Suche nach neuen Betätigungsfeldern geben Halt und Orientierung, um mit dem häufig frühzeitigen Renteneintritt nicht in ein Loch zu fallen. Lasst uns doch öfter schauen, was auch mit Parkinson möglich ist und wie wir uns gesellschaftlich einbringen und engagieren können! Das Leben endet nicht mit der Diagnose, aber es gibt uns einen Schubs in eine neue Lebensrichtung. Die Entscheidung, welchen Weg wir einschlagen, liegt bei uns.

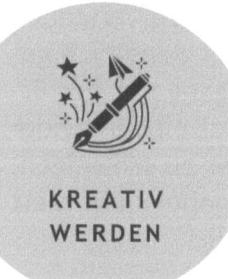

KREATIV WERDEN

Parkinson lässt viele kreativ werden. Viele meiner Gäste schöpfen Kraft aus kreativen Aktivitäten wie: Malen, Schreiben, Singen und Handarbeiten. Manche sagen, das sei eine Nebenwirkung der Medikamente. Wie auch immer — wir können es einfach nutzen. Kreative Aktivitäten ermöglichen uns Ruhe und Entspannung. Wenn wir sie gemeinsam mit anderen ausüben, bleiben wir auf diese Weise auch besser integriert und im gegenseitigen Austausch.

IM LEBEN BEIBEN

Wenn es uns nicht gut geht, ziehen wir uns gerne zurück, igeln uns ein oder verstecken uns. Was bei einer ausgewachsenen Erkältung sinnvoll ist, macht bei einer chronischen Erkrankung wie Parkinson einsam. Viele meiner Gäste haben gezeigt, dass es wichtig ist, im Leben zu bleiben. Sie berichten immer wieder, dass es sie zwar Überwindung gekostet hat, trotz Zittern, Freezings oder Schmerzen weiterhin ihre gewohnten Aktivitäten fortzuführen, aber am Ende hätten sie stets davon profitiert. Joe sagt in seinem Interview: *„Wir dürfen uns den anderen zumuten, denn darin steckt das Wort ‚Mut'!"* Es ist der Mut, uns so zu zeigen, wie wir nun einmal sind. Egal, ob wir zittern, langsam sind oder undeutlicher sprechen. Wenn wir im Leben bleiben, hilft das auch unserem Umfeld, mit uns und der Erkrankung selbstverständlicher umzugehen.

POSITIV DENKEN

Ich glaube, dass die Angst vor der Zukunft ein größerer Feind sein kann als die Krankheit selbst. Immer, wenn wir grübeln und in unserem Gedanken-Karussell feststecken, bringen wir nichts Produktives zustande. Sorgen und Ängste halten uns meist so gefangen, dass wir nichts anderes mehr tun können. Letztendlich ist das verlorene Lebenszeit. Positiv zu denken, ist keine Fähigkeit, sondern eine Entscheidung, die es täglich neu zu treffen gilt. Es lohnt sich, hilfreiche Anker zu suchen und sich bewusst mit Menschen und Dingen zu umgeben, die uns gut tun! Ein wichtiger Hinweis: Bei einer diagnostizierten Depression, die auch Symptom einer Parkinsonerkrankung sein kann, ist eine gute fachärztliche Betreuung mit Gesprächstherapie und ggf. eine gute medikamentöse Einstellung wichtig!

Andreas aus Köln erhielt seine Diagnose am Aschermittwoch. Er hat das nicht als schlechten Scherz empfunden, sondern begann, mit T-Shirts und Karten mit lustigen Sprüchen auf das Thema Parkinson aufmerksam zu machen und ist dadurch mit vielen Menschen ins Gespräch gekommen.

Auch Tonys Lebenseinstellung kann hier helfen. Er sagt: *„Ich muss mich selbst nicht so wichtig nehmen."* Wer auch mal über sich selbst oder sogar über die Symptome lachen kann, nimmt der Krankheit einen Teil ihres Schreckens.

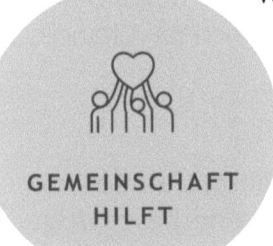

HUMOR

Wir sind nicht allein mit dieser Krankheit! Das ist und bleibt für mich eine der wichtigsten Botschaften. Mir hat der Gedanke immer Kraft gegeben, dass es Menschen gibt, die das Gleiche fühlen wie ich, die mir einen Rat geben können und ohne viele Worte verstehen, was ich empfinde und was mich belastet. Das ist für Menschen, die an Parkinson erkrankt sind, enorm wichtig und ebenso für ihre Angehörigen. Deshalb möchte ich alle ermutigen, sich Unterstützung zu suchen. Es gibt inzwischen zahlreiche und sehr vielfältige Angebote zur Selbsthilfe. Ich habe dazu ein Selbsthilfeverzeichnis erstellt, das am Ende dieses Buches zu finden ist.

GEMEINSCHAFT HILFT

Eine gute Portion Gelassenheit ist eigentlich immer im Leben anzuraten. Im Umgang mit Parkinson ganz besonders. *„Spring' die Hürde, wenn sie da ist"*, *sagte Christian.* Wir dürfen Vertrauen haben, dass sich die Dinge fügen werden, dass Lösungen am Horizont erscheinen, wenn sie gebraucht werden. Gerade an schwierigen Tagen und in herausfordernden Stunden hilft es, sich das wieder ins Bewusstsein zu rufen. Häufig habe ich von meinen Gästen die Aussage gehört, dass sie sich über viele Dinge gar nicht mehr aufregen, weil sie gelernt haben, dass das meiste davon völlig unwichtig ist. Und was die üblichen Alltags-Stressoren betrifft, gilt: *„Viele Dinge erledigen sich von selbst, wenn man sie nicht dabei stört!"*

GELASSENHEIT

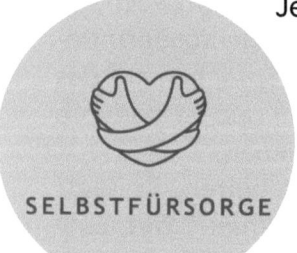

SELBSTFÜRSORGE

Jessica erzählte, dass sie sich nicht mehr dazu zwingt, das Geschirr abzuwaschen, wenn es offensichtlich gerade nicht geht. Sie wartet einfach (gemeinsam mit dem Geschirr), bis es ihr besser geht. Es ist wichtig, die eigenen Grenzen zu kennen und sie auch zu beachten. Im Flugzeug wird stets betont, dass man sich selbst immer zuerst die Rettungsweste anlegen soll, bevor man anderen hilft. Lasst uns deshalb bewusst auch mit uns selbst liebevoll und geduldig umgehen, ganz besonders an schlechten Tagen.

Eine der größten Herausforderungen für uns ist es sicher, Hilfe anzunehmen und aktiv darum bitten zu können. Vielleicht sollten wir es mal so betrachten: Unsere Freunde und Familienmitglieder, denen wir am Herzen liegen, sind froh, wenn sie uns etwas Gutes tun können. Geben wir ihnen doch die Chance, sich einzubringen!

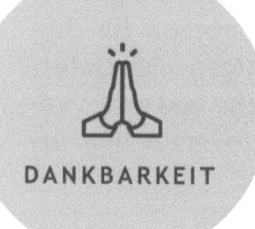

DANKBARKEIT

Es gibt eine besondere Sichtweise in der Medizin, die Salutogenese, entwickelt von Aaron Antonovsky. Sie beschäftigt sich mit der Fragestellung, was uns gesund macht und gesund erhält. Diesen Blick wünsche ich uns allen öfter: Wir sollten uns bewusst machen, welche unglaublichen Leistungen unser Körper täglich vollbringt, um uns trotz der Herausforderungen durch die Krankheit am Leben und in Bewegung zu halten. Anstatt uns und unseren Körper dafür zu verurteilen, was nicht (mehr) geht, könnten wir uns auch dafür entscheiden, dankbar zu sein, für all das was uns möglich ist.

Dankbar können wir auch für die Gesundheitsversorgung in Deutschland sein. Es gibt so viele Länder auf der Welt, in denen der Zugang zu medizinischer Versorgung überhaupt nicht selbstverständlich ist. Sehr eindrücklich beschreibt dies Hannington aus Uganda in seinem Interview. Durch die Krankheit wird uns oft noch früher als unseren gesunden Mitmenschen bewusst, wie kostbar unser Leben und unsere Gesundheit sind und dass kein Tag selbstverständlich ist. Jeder Morgen, an dem wir aufwachen, ist der Beginn eines neuen Tages, der uns geschenkt wird, egal ob wir schnell oder langsam aus dem Bett steigen können. Also — carpe diem!

Energie geht nicht verloren! Sie wird nur in andere Formen von Energie umgewandelt. So ist es, meiner Ansicht nach, ebenfalls mit dem Guten, das wir in die Welt bringen. Auch positive Energie geht nicht verloren. Sie verstärkt sich und kann vielen Menschen den Tag erhellen. Wir erleben es oft in der Selbsthilfe. Kommen wir anfangs aufgeregt und ängstlich zum ersten Treffen und werden herzlich aufgenommen, verlassen wir den Ort in der Regel mit positiven Gefühlen und können wiederum einige Zeit später andere Neuankömmlinge ebenso warmherzig empfangen.

GUTES WEITERGEBEN

Es geht nicht nur um die großen Erfolge. Aus meiner Sicht sind es vielmehr die kleinen Taten, die jeden Tag Gutes bewirken können und deshalb in unserer Welt so nachhaltig und dringend gebraucht werden.

Diese Punkte lassen sich ganz sicher noch ergänzen. Vielleicht fallen dir noch andere Aspekte ein, die dir Kraft und Mut geben? Am Ende geht es immer darum, Anker zu haben, die uns in schwierigen Zeiten helfen, darauf zu vertrauen, dass auf schlechte Tage wieder gute Zeiten folgen werden.

Was wir dir noch sagen möchten

Nach der Lektüre der vielen faszinierenden Lebensgeschichten könnte der Eindruck zurückbleiben, selbst nicht so viel geschafft zu haben, sich vielleicht nicht so mutig und so stark zu fühlen wie die Menschen in diesem Buch. Vielleicht fragst du dich, wie diese Menschen das erreichen konnten, während du dich oft durch den mühsamen Alltag quälst.

Sei dir gewiss: Wir alle, und zwar ausnahmslos, haben genügend dieser Tage, an denen wir uns klein, hilflos, ängstlich und verloren fühlen. Das gehört quasi zum Menschsein dazu. Aber wir alle haben auch schon Glück, Liebe und Freude gespürt. Wie eingangs beschrieben, geht es darum, das Positive in uns zu stärken und uns darauf zu besinnen, was wir schon alles gemeistert haben, trotz und mit der Diagnose Parkinson. Das ist unglaublich viel!
Die Geschichten der Podcastgäste stehen stellvertretend für unser aller Geschichten. Ja, auch DEINE Geschichte könnte in diesem Buch stehen! Wir sind uns sicher, jede und jeder Einzelne von uns kann solche positiven Geschichten erzählen. Dabei geht es nicht vorrangig darum, vermeintlich große Erfolge vorweisen zu können. Es sind die oft unterschätzten kleinen Heldengeschichten unseres Alltags, die letztendlich unser Leben am nachhaltigsten prägen.
Wir alle hatten im Verlauf unserer Parkinson-Krankheit Erlebnisse, die uns stark gemacht haben. Wir kennen Momente, in denen wir über uns selbst hinausgewachsen sind. Wir haben wundervolle Menschen getroffen, die wir ohne Parkinson wohl nie kennengelernt hätten. Und jeder von uns kennt vermutlich Momente, in denen wir ganz bewusst die Entscheidung getroffen haben, wieder aufzustehen und unseren Weg weiterzugehen, obwohl uns das am Tag zuvor noch unvorstellbar erschien. In jedem von uns steckt ein Alltagsheld oder eine Alltagsheldin. Wir würden uns riesig freuen, wenn das Buch für dich eine Anregung ist, dich auf die Suche nach deiner eigenen Heldengeschichte zu begeben.
Bis dahin wünschen wir dir täglich mindestens einen Grund zum Lachen und Begegnungen mit wunderbaren Menschen.
Wir wünschen DIR den Mut, DEIN Leben selbst in die Hand zu nehmen.

In diesem Sinne: Pass' gut auf dich auf und bleib' positiv!

Herzliche Grüße von Kathrin und Claudia

Dankeschön

Von der ersten Idee bis zum fertigen Buch sind tatsächlich über zwei Jahre vergangen. Am Anfang stand die Idee, aber ein Plan fehlte. Davon ließen wir uns jedoch nicht stören und dachten so wie Astrid Lindgren, als sie ihre bezaubernde Romanfigur Pippi Langstrumpf sagen ließ: *„Das habe ich vorher noch nie versucht. Also bin ich völlig sicher, dass ich es schaffe!"*

Einen Teil der Arbeit am Buch haben wir im Herbst 2023, während unseres Aufenthalts bei einer Parkinsonkomplextherapie, erledigt. Dafür nutzten wir die Zeit zwischen unseren Therapien und Mahlzeiten. Wir schafften es, auf den zehn Quadratmetern des gemeinsam bewohnten Zimmers, unser „Basisquartier" einzurichten. Für mehr als zwei Wochen bewohnten wir ein „Schlafzimmer mit integrierter Schreibstube": Eine bunte Mischung aus zwei Krankenhausbetten, Schränken, einem kleinen Tisch und zwei Stühlen plus unseren Laptops auf rollbaren Tablettwagen.

Der Endspurt fand schließlich im November 2024 statt, als wir beide zeitgleich gesundheitlich so lahmgelegt waren, dass wir dadurch alle unsere Termine absagen mussten und endlich Zeit fanden, das Buchprojekt zu einem guten Abschluss zu bringen.

Als wir schließlich das erste fertige Exemplar dieses Buches in den Händen hielten, war das für uns ein ganz besonderer Moment: Ein Gefühls-Karussell aus großer Freude und spürbarer Erleichterung. Ein bisschen Stolz war und ist auch dabei und vor allem empfinden wir eine große Dankbarkeit.

Das größte Dankeschön geht an **EUCH, die 50 einzigartigen Menschen**, die ihre Geschichten im Podcast „Jetzt erst recht — Positiv leben mit Parkinson" und in diesem Buch geteilt haben. Ihr seid ausnahmslos wunderbare, tapfere und inspirierende Menschen! Es hat uns sehr gefreut und es war uns eine große Ehre, die Audiodateien mit den persönlichen Interview-Geschichten für dieses Buch zu bearbeiten und in Textform zu bringen.

Von Herzen bedanken wir uns bei unseren **Familien, unseren Ehemännern Jörg und Michael und unseren Kindern Linus, Mika und Katrin!** Danke für eure Unterstützung und euer Verständnis dafür, dass wir an vielen Abenden und Wochenenden einen nicht unerheblichen Teil unserer Zeit und Energie in das Buchprojekt gesteckt haben, wild am PC tippten, Dauer-Zoom-Konferenzen

abhielten und unendlich lang erscheinende Excel-Listen mit kryptischen Zeichen versahen, statt Zeit mit euch zu verbringen.
Wir werden das nachholen — versprochen!

Mit großem Applaus und in freundschaftlicher Verbundenheit danken wir besonders **Thomas Surawicz, Stefanie Schwabe** und **Andreas Oestern**, unseren unermüdlichen und stets geduldigen Layout-Expert:innen: Ohne eure Kenntnisse und langjährigen Erfahrungen mit Layouts, die ihr uns geduldig vermittelt habt, wäre das Buch womöglich ein schief kopierter Zettelhaufen geworden!

Das Korrekturlesen des Glossars und der medizinischen Texte hat freundlicherweise **Herr Dr. Thorsten Süß,** leitender Oberarzt der Parkinsonklinik Beelitz-Heilstätten, übernommen. Vielen herzlichen Dank dafür!

Danke ebenso an **May** und **Katharina:** Eure hilfreichen Impulse und euer Mutmachen erreichten uns genau im richtigen Moment!

Und dann waren da noch die Helfer:innen der letzten Stunde: **Andreas, Hella, Michael** und **May,** die eifrig mit uns Korrektur gelesen haben und die unser Buch mit hilfreichen Anmerkungen bereicherten. Danke!

Last but not least: Danke an **DICH,** dass **DU** dieses Buch tatsächlich bis zu dieser Seite gelesen hast. Wenn es dir gefallen hat, ist es für uns das größte Geschenk, wenn du das Buch mit anderen Menschen teilst, die positive Geschichten zum Thema Parkinson brauchen können.

1000 Dank!

Claudia & Kathrin

„*Das Leben endet nicht mit der Diagnose Parkinson, es fängt damit erst so richtig an. Also geht raus, bewegt euch, tanzt und singt. Das Leben ist wunderschön und magisch. Zeit ist alles, was wir haben, also nutzt sie!*"

Nenad Bach
US-amerikanischer Musiker, Friedensaktivist und Gründer der weltweiten Bewegung PingPongParkinson

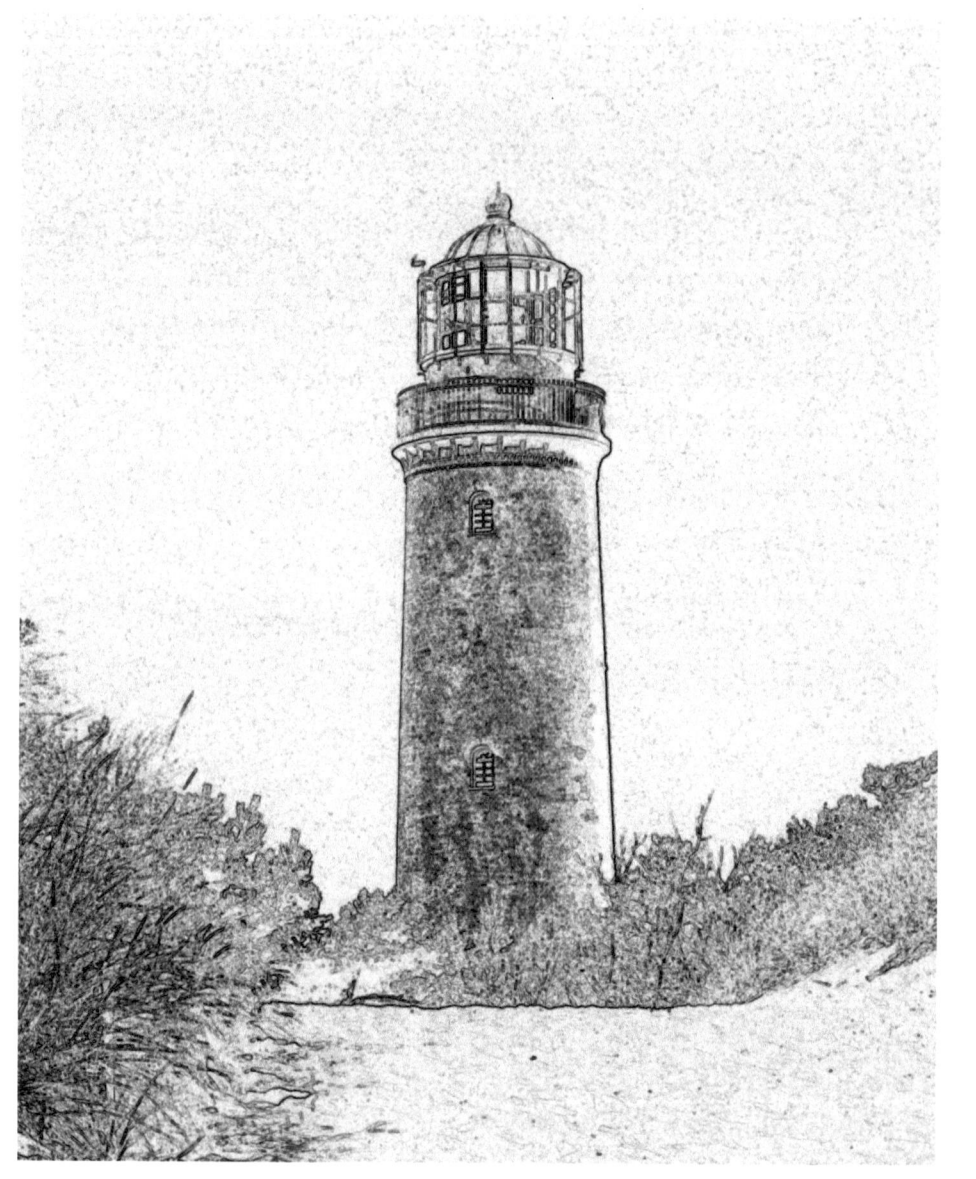

Glossar

| Agonisten (pharmakologisch)
Gruppe von Parkinson-Medikamenten, die die Wirkung von Dopamin im Gehirn nachahmen.

| Blog
Öffentlich einsehbares Tagebuch, meist auf einer Website

| Bradykinese
Bewegungsarmut, Bewegungsverlangsamung
Das für die Diagnose wichtigste Symptom der Parkinson-Krankheit

| Crowdfunding
Finanzierungsform, bei der eine Vielzahl von Anlegern gemeinsam in ein Projekt investieren

| DaTSCAN
Nuklearmedizinische Untersuchung, um die Funktionsfähigkeit bestimmter Nervenverbindungen im Gehirn (sog. „Dopamin-Transporter") zu überprüfen und bildlich darzustellen.

| Dopamin
Wichtiger Botenstoff im Gehirn. Bei der Parkinson-Krankheit ist die Dopamin-Menge bei den Erkrankten im Gehirn vermindert.

| Empowerment
Selbstkompetenz, umfasst Strategien und Maßnahmen, die Menschen dabei helfen, ein selbstbestimmtes und unabhängiges Leben zu führen

| Fokussierter Ultraschall
Unter Sicht- und Temperaturkontrolle werden im Magnetresonanztomographen Ultraschallwellen auf einen nur wenige Millimeter großen Hirnbereich fokussiert und in Wärme umgewandelt. Dadurch kommt es zur Verödung der Nervenzellen, die einen Tremor auslösen.

| Gleichstellung (mit schwerbehinderten Menschen)

Schwerbehinderte Menschen (mit einem Grad der Behinderung von mindestens 50 im Schwerbehindertenausweis) genießen einen erweiterten Kündigungsschutz. Bei ihrer Kündigung bedarf es der vorherigen Zustimmung des Integrationsamtes. Bei behinderten Menschen (solche mit einem Grad der Behinderung unter 50 und somit ohne Schwerbehindertenausweis) ist das nicht der Fall. Sofern eine sozialversicherungspflichtig beschäftigte Person mit einem GdB von 30 oder 40 behinderungsbedingt von einer Kündigung bedroht ist, kann diese behinderte Person unter Umständen mit schwerbehinderten Menschen gleichgestellt werden. Durch die Gleichstellung benötigt der Arbeitgeber auch für die Kündigung eines Arbeitsverhältnisses mit einem behinderten Menschen die Zustimmung des Integrationsamtes. Eine Gleichstellung bewirkt nicht, dass die gleichgestellte Person den für schwerbehinderte Menschen vorgesehenen Zusatzurlaub erhält. Über die Gleichstellung entscheidet die Agentur für Arbeit auf Antrag der beschäftigten Person.

| Heraklit

Philosoph, geboren in Ephesos (heute Türkei), lebte von ca. 520 v. Chr. bis ca. 460 v. Chr.

| Honeymoon-Phase

Während des ersten Stadiums der Erkrankung („Honeymoon-Phase", „Flitterwochen-Phase") wirken die Therapien in der Regel sehr gut auf die motorischen Symptome, ohne dass Komplikationen auftreten. Diese Phase endet, wenn Wirkschwankungen oder andere Behandlungskomplikationen auftreten. Unter anderem Prof. Bloem, Parkinsonspezialist aus den Niederlanden, und Erkrankte wie Larry Gifford (Interview hier im Buch), setzen sich dafür ein, den Begriff „Honeymoon" im Zusammenhang mit der Parkinson-Krankheit nicht zu verwenden. Die Begründung lautet, dass bereits in der ersten Phase der Erkrankung die Lebensqualität oft so eingeschränkt ist, dass die Bezeichnung „Flitterwochen" dafür aus Sicht der Betroffenen unangemessen ist.

| Impulskontrollstörung/IKS

Verhaltensstörung, bei der ein impulsives Verhalten zwanghaft ausgeführt wird. Dazu zählen u.a. Spielsucht, Kaufsucht, Sexsucht. Bei der Parkinson-Krankheit entwickeln manche Erkrankte diese Verhaltensstörungen, vor allem unter der Einnahme von Dopamin-Agonisten.

| Idiopathisch

Das bedeutet, dass keine auslösende Ursache für die Symptome bekannt ist.

| L-Dopa/Levodopa

Medikament zur Behandlung von Menschen, die an Parkinson erkrankt sind. Es gleicht den Dopaminmangel aus, der durch den Untergang dopaminerger Nervenzellen entsteht.

| MAO-B-Hemmer

Gruppe von Parkinson-Medikamenten, die den Dopamin-Abbau hemmen kann.

Magnetresonanztomograph/MRT

Verfahren, mit dessen Hilfe ein dreidimensionales Bild des Körpers oder des Kopfes erzeugt wird.

| Multiple Sklerose

(auch: MS) Autoimmune, chronisch-entzündliche Erkrankung des zentralen Nervensystems. MS verläuft meist in Schüben und kann unterschiedliche Verlaufsformen haben.

| Off-Phase

Phase schlechter Beweglichkeit (und anderer Symptome) durch nachlassende Medikamentenwirkung

| On-Phase

Phase guter Beweglichkeit

| Parkinson-Demenz

Menschen mit Parkinson haben ein erhöhtes Risiko, auch an einer Demenz zu erkranken. Bei der Parkinson-Demenz stehen Aufmerksamkeitsstörungen, verlangsamtes Denken und verzögerte Reizverarbeitung im Vordergrund. Bei der Behandlung müssen Parkinson- und Demenz-Medikamente besonders sorgfältig aufeinander abgestimmt werden.

| Podcast

Reportage, Interview oder ähnliches, wird per Audiodatei im MP3-Format im Internet zum Herunterladen angeboten.

| Qigong

Qigong hat seine Wurzeln im Taoismus als ein System der Traditionellen Chinesischen Medizin (auch: TCM). Das Ziel des Qigong ist es, mit Bewegungen und Atemtechnik die eigene Gesundheit zu erhalten und so das Leben zu verlängern. Die Lebensenergie „Qi" ist in einem gesunden Körper in Harmonie. Yin und Yang sind ausgeglichen. Bei Beschwerden bzw. Krankheiten sind Yin und Yang nicht mehr im Gleichgewicht. Mit Qigong sollen diese energetischen Dysbalancen möglichst frühzeitig ausgeglichen werden.

| Rigor

Starrheit, Muskelsteifheit
Gesteigerte Grundspannung der Skelettmuskulatur, die sich bei der passiven Bewegung einer Extremität als konstanter Widerstand bemerkbar macht.

| Schwerbehinderung/ Schwerbehindertenausweis

Ein in Deutschland bundeseinheitlicher Nachweis über den Status als schwerbehinderter Mensch, den Grad der Behinderung und weitere gesundheitliche Merkmale, die Voraussetzung für die Inanspruchnahme von Rechten und Nachteilsausgleichen sind.

| Shownotes

Episodentexte, die in der Regel beschreiben, worum es in einer Podcast-Folge geht und wer zu Gast ist. Shownotes enthalten zusätzliche Informationen wie zum Beispiel Links oder Empfehlungen.

| Syndrom

Ein Syndrom bezeichnet das gleichzeitige Auftreten bestimmter Symptome, die zusammengenommen charakteristisch für ein bestimmtes Krankheitsbild sind.

| Tai Chi

Tai Chi hat seine Wurzeln im Taoismus als eine innere Kampfkunst. Das Ziel des Tai Chi ist es, den Übenden im Kampf zu schulen. Die Bewegungen sind z. B. eine Folge von Angriffs- und Abwehrtechniken. Nachdem die Kampfkünste ihren militärischen Wert verloren haben, wurde Tai Chi öffentlich unterrichtet und hauptsächlich als Gesundheitssystem genutzt.

| Tiefe Hirnstimulation/THS

Bei der Tiefen Hirnstimulation (auch: THS) handelt es sich um die am häufigsten eingesetzte chirurgische Behandlungsmöglichkeit der Parkinson-Krankheit. Bei der Operation werden zwei Elektroden in das Gehirnareal implantiert, welches die Beweglichkeit steuert. Die Elektroden sind mit Kabeln an eine Batterie angeschlossen, durch welche elektrische Impulse an die Elektroden ausgesendet werden. Die Elektroden können Beweglichkeit, Tremor und Unruhebewegungen verbessern.

| Tremor

Zittern; bei der Parkinson-Krankheit ist das Zittern in Ruhe typisch, das bei einer gezielten Bewegung meist wieder verschwindet.

Selbsthilfe: Vielfalt von A-Z

Diese Auflistung enthält ausgewählte Initiativen, Selbsthilfeorganisationen und Stiftungen, die für Menschen mit Parkinson Begleitung, fachlich fundierte Informationen und Unterstützung anbieten. Die Darstellung ist keineswegs abschließend. Sie soll vielmehr Anregungen bieten, die Vielfalt der Parkinson-Selbsthilfe je nach Bedarf und Interesse zu nutzen.

Die Informationen und Links wurden nach bestem Wissen zusammengestellt. Fehler sind jedoch nicht auszuschließen. Die erklärenden Texte entstanden in Absprache mit den jeweiligen Selbsthilfe-Anbietern.

Unser Wunsch ist, dass diese Liste stetig wächst. Möglichst viele Angebote für Menschen mit Parkinson und ihre Angehörigen sollen an einem Ort auffindbar und wohnortnah nutzbar sein. Daher bedanken wir uns herzlich bei Jürgen Zender für die Bereitstellung dieser Liste auf der Online-Plattform vom Parkinson Journal.

Unter dieser Website sind alle hier aufgeführten Gruppen zu finden. Weitere Selbsthilfe-Initiativen können sich gerne selbst eintragen und ihre Angebote bekannt machen:

www.parkinson-journal.de/selbsthilfe-vielfalt-von-a-z

Der junge Parkinson — ein Projekt von Katharina Beyer

• derjungeparkinson.de

Katharina Beyer, selbst jung erkrankt und Mutter von zwei Kindern, engagiert sich für die Interessen von besonders früh erkrankten Parkinsonpatienten. Sie hat einen Bildband veröffentlicht, hat einen Podcast, gibt Interviews, spricht auf Veranstaltungen, teilt Texte auf Instagram und veranstaltet unregelmäßig Treffen und Workshops für Betroffene. Alles mit dem Ziel, Mut und Hoffnung zu verschenken.

Deutsche Parkinson Vereinigung

• dpv-bundesverband.de

Die Deutsche Parkinson Vereinigung e.V. -Bundesverband- ist die größte Parkinson Patientenselbsthilfe-Organisation, die 1981 von Menschen gegründet wurde, die selbst von der Parkinson-Krankheit betroffen waren. Heute zählt sie rund 16.500 Mitglieder mit circa 350 Regionalgruppen und Kontaktstellen. Sie versteht sich als Zusammenschluss von Personen, die sich als Betroffene, Partner, Angehörige, Arbeitskollegen und Personen aus den Heilberufen mit Parkinson auseinandersetzen.

Evanda - Leben mit Parkinson e.V.
• evanda-parkinson.de
Selbsthilfeorganisation von Betroffenen mit Sitz in Frankfurt am Main, deren Hauptziele die Unterstützung bei der Krankheitsbewältigung durch Wissensvermittlung, Öffentlichkeitsarbeit und Erfahrungsaustausch sind.

Hilde-Ulrichs-Stiftung für Parkinsonforschung
• aktive-parkinsonstiftung.de
Die Mission der Hilde-Ulrichs-Stiftung ist es, allen Menschen mit Parkinson durch nicht-medikamentöse Therapien ein aktives Leben zu ermöglichen und ihre Lebensqualität nachhaltig zu verbessern.

Jung & Parkinson e.V.
• jung-und-parkinson.de
Jung & Parkinson ist ein eingetragener Selbsthilfeverein, der Menschen mit Parkinson mit Rat und Tat zur Seite steht. Der Verein hilft Erkrankten dabei, nach dem Erhalt der Diagnose mehr Klarheit und Übersicht für ihren weiteren Lebensweg zu erlangen. Das Angebot richtet sich vor allem (aber nicht ausschließlich) an in jungen Jahren Erkrankte, deren Bedürfnisse und Sorgen sich von denen älterer Betroffener grundlegend unterscheiden.

Kill Parkinson
• kill-parkinson.org
Die gemeinnützige Parkinson-Organisation mit Sitz in Berlin hat das Ziel, Parkinson auszulöschen. Die Initiator:innen sind überzeugt, dass im „Schwarmwissen" der Parkinson- Betroffenen der Schlüssel dazu liegt. Daher sammeln sie das Wissen von Parkinson-Erkrankten, um diese Informationen Forschern anonymisiert zur Verfügung zu stellen.

Move on e.V.
• shg-move-on.de
Move-on bietet jungen Menschen mit der Diagnose Parkinson eine Anlaufstelle und einen geschützten Raum, in dem sie offen reden können. Die „älteren" Gruppenmitglieder leben unterschiedlich lange mit der Krankheit, haben verschiedene Symptome und Ausprägungen. Sie können, als echte „Spezialisten" im Umgang mit der Krankheit, den „Neuen" kompetenten Support liefern. Bei den regelmäßigen monatlichen Treffen gibt es Gelegenheit zum Austausch und Informationen zu unterschiedlichsten Themen, auch Fachvorträge von Spezialisten. Auch die Angehöri-

gen treffen sich einmal im Monat. Move-on bietet selber Workshops an. Die Selbsthilfegruppe ist außerdem regional sehr gut vernetzt mit Neurologen, Therapeuten und mit Einrichtungen, die auf die Parkinson-Problematik ausgerichtete Bewegungsangebote wie Tanzen, Tennis, Tischtennis, etc. anbieten. Bei allen Aktivitäten wird Wert gelegt auf die Pflege sozialer Kontakte, Stärkung des Selbstwertgefühls und Freude am Leben.

MSA Leben
• msaleben.de
Das digitale Informationsportal für Menschen mit Multisystematrophie (MSA) bietet umfassende und hilfreiche Informationen für Betroffene, Betreuende und Pflegende. Es richtet sich insbesondere an Menschen, die mit einer geänderten Diagnose oder dem Verdacht auf Multisystematrophie (MSA) konfrontiert sind. Ziel ist, eine positive Lebensqualität trotz MSA zu fördern. Dazu bietet MSA Leben eine Selbsthilfegruppe, Informationsmaterial, Erfahrungsberichte und praktische Tipps zur Bewältigung des Alltags an.

Nina's PD toolbox
• youtube.com/@ninaspdtoolbox259
Private Initiative von Nina Juncker, die selbst an Parkinson erkrankt ist. Auf ihrem gleichnamigen YouTube-Kanal teilt sie ihr „kleines" Archiv, bestehend aus Videotipps mit 43 deutschen, 97 englischen und 16 spanischen Playlisten rund um Parkinson und Bewegung sowie 291 verlinkten YouTube-Kanälen. Nina's pd toolbox ist auch auf Instagram mit weiteren Informationen vertreten.

Parkimotion
• parkimotion.de
Das Netzwerk bietet persönliche Treffen von und für Menschen mit Parkinson — und deren Angehörige — in Köln und an weiteren Orten an. Das Angebot ist eine einzigartige Mischung aus Aktivität und Bewegung, Sport, Spiel und Spaß, Kennenlernen und Austausch. Das einmalige Konzept verbindet die Vorteile klassischer Selbsthilfe mit der Effektivität von Bewegung und Sport sowie mit der Notwendigkeit von regelmäßiger Sozialisation und Struktur. Alle Coaches, die die angebotenen Aktivitäten anleiten und begleiten, sind selbst an Parkinson erkrankt.

Parkinson Forum Freiburg

- parkinson-forum-freiburg.de

Das Parkinson Forum Freiburg ist eine unabhängige Selbsthilfegruppe für Parkinson-Erkrankte, deren Angehörige und Partner sowie für sonstige Interessierte im Raum Freiburg, Breisgau, Markgräflerland und Schwarzwald. Die Gruppe bietet zahlreiche Informationen und Hilfestellungen rund um das Thema „Erkrankung an Parkinson" an.

Parkinson Forum Kreis Steinfurt

- parkinson-steinfurt.de

Das Forum organisiert für die Mitglieder im Raum Münsterland monatliche Vereinstreffen mit Fachvorträgen und bietet kompetente Ansprechpartner, Reisen und gemeinsame Aktivitäten an. Das Ziel ist die Verbesserung der Lebensqualität für Parkinson-Erkrankte und ihre Angehörigen. Dafür engagiert sich der Parkinson Forum Kreis Steinfurt auch auf gesundheitspolitischer Ebene.

Parkinson Forum Unna

- parkinson-unna.de

Das Forum will dazu beitragen, durch Hilfe zur Selbsthilfe die Lebensumstände von Parkinson-Erkrankten und deren Partner:innen zu verbessern. Angeboten werden vielfältige Informationen über die Krankheit und mögliche Therapien, Hilfestellung bei der Bewältigung des Alltags, Erfahrungsaustausch, gemeinsamer Sport und Unternehmungen für Betroffene und Angehörige.

Parkinson Initiative Kempen

- parkinson-selbsthilfe-kempen

Unabhängige Selbsthilfegruppe für an Morbus Parkinson erkrankte Menschen, deren Angehörige und für Interessierte. Angeboten werden gegenseitige Unterstützung, Erfahrungsaustausch, gemeinsame Bewegungsangebote und Feiern sowie Fachvorträge und Wissensvermittlung. Die zahlreichen Beiträge (Texte, Videos, Ratgeber, Verzeichnisse oder Podcasts), geschrieben oder produziert von namhaften, oft selbst betroffenen Autor:innen, sind im Laufe der Jahre zum Wegbegleiter vieler Betroffener, Angehöriger und Ratsuchender geworden. Die Autor:innen haben sich zum Ziel gesetzt, besonders sorgfältig zu recherchieren und zu informieren.

PARKINSonLINE e.V.

• parkins-on-line.de

Die Parkinson-Selbsthilfegruppe im Internet e.V. ist ein gemeinnütziger Verein, in dem zumeist an Parkinson Erkrankte aus allen Bereichen der Gesellschaft unkompliziert miteinander in Kontakt treten. Dazu betreibt der Verein ein Forum, einen Chat und verschiedene Videochats im Internet. Auch ein reales Kennenlernen ist bei Workshops oder beim jährlichen Chattertreffen möglich. Die mehrtägigen Workshops sind Fortbildungen in Gesundheitsthemen. Die an die Website angeschlossene Datenbank ParkiPedia beinhaltet gesammeltes Patienten-Wissen. Erfahrungen rund um Morbus Parkinson von Betroffenen für Betroffene. PAoL gibt es seit mehr als 22 Jahren und ist der erste und älteste Parkinson-online-Selbsthilfeverein im deutschsprachigen Raum.

Parkinson - na und!?

• parkinson-na-und.info

Private Initiative von Sven Trautner, der auf seiner umfangreichen und informativen Seite für Betroffene und Angehörige praktische Tipps für den Alltag mit Parkinson gibt.

Parkinson Pate e.V.

• parkinsonpate.org

Der von Christian Schmidt-Heisch gegründete Verein bietet Parkinson-Erkrankten und deren Angehörigen nach der Diagnostik eine erste Anlaufstelle. In der peer-to-peer-Begleitung stehen die Patinnen und Paten (allesamt selbst Betroffene) Hilfesuchenden mit Rat und Tat zur Seite. Hier soll die Lücke zwischen der Diagnose und dem Besuch einer Selbsthilfegruppe geschlossen werden. Aber auch Betroffene, welche ihre Diagnose schon länger haben, werden durch die Patinnen und Paten unterstützt. Durch die Vielfältigkeit der Patinnen und Paten kann eine große Bandbreite an Wissen aus verschiedenen Bereichen abgedeckt werden. Zudem bietet der Verein monatlich eine virtuelle Selbsthilfegruppe an. Das Angebot erstreckt sich auf Deutschland, Österreich und die Schweiz.

Parkinson's Europe

- parkinsonseurope.org

Parkinson's Europe ist der einzige europäische Parkinson-Dachverband. Er setzt sich seit fast 30 Jahren für die weltweite Parkinson-Gemeinschaft ein und arbeitet mit ihr zusammen. Als führende Stimme für Parkinson in Europa stellt der Dachverband vertrauenswürdige Informationen bereit, fördert gute Therapien und Strategien im Umgang mit Parkinson, sensibilisiert und verbessert das Verständnis für die Erkrankung und unterstützt die Forschungszusammenarbeit. Die Vision von Parkinson's Europe ist es, Menschen mit Parkinson und ihren Familien den Zugang zu Behandlung, zur Unterstützung und zur Pflege auf jeweils höchstem Standard zu ermöglichen, also zu allem, was sie für ein erfülltes und angenehmes Leben benötigen.

Parkinson Selbsthilfe Bremen

- psbremen.de

Die Gruppe hat zum Ziel, Parkinson-Betroffenen und ihren Angehörigen verlässliche Unterstützung und Bewegungsangebote anzubieten, um die Lebensfreude zu steigern und die Lebensqualität zu verbessern. Es finden wöchentliche Trocken- und Wassergymnastik-Gruppen im Raum Bremen statt sowie viele weitere gemeinsame Aktivitäten und Unternehmungen.

Parkinson Stammtisch Karlsruhe

- parkinson-stammtisch-karlsruhe.de

Der Parkinson-Stammtisch Karlsruhe ist eine unabhängige Selbsthilfegruppe für Betroffene und Angehörige, geleitet von Armin Hermann. Besonders liegen ihm die Belange jüngerer Menschen mit Parkinson am Herzen. Erfahrungsaustausch und Information sind genauso wichtig wie gemeinsame Aktivitäten und Geselligkeit. Neuzugänge sind willkommen.

Parkinson Stiftung

- parkinsonstiftung.de

Die Parkinson Stiftung informiert und klärt zur Parkinson-Krankheit auf. Sie fördert Prävention und Früherkennung und unterstützt die Selbsthilfe von Betroffenen. Die Wissenschaft, Forschung, Lehre, Aus- und Fortbildung im Bereich des Parkinson-Syndroms, neurologischer Bewegungsstörungen und anderer degenerativer Erkrankungen des Nervensystems werden von der Stiftung gefördert, um medizinische Versorgung in diesem Bereich zu verbessern. Sie setzt sich im Austausch mit Wissenschaftlern weltweit für Therapien ein, die nicht nur Symptome lindern, sondern die Krankheit verlangsamen/heilen können.

PARKINSON TERMINATOR-PROJECT

• ptp42.de

Das PARKINSON TERMINATOR-PROJECT verfolgt das Ziel, die Parkinson-Krankheit im Zuge eines internationalen, interdisziplinären Großprojekts von der Liste der unheilbaren Krankheiten zu streichen – vor Ende 2030. Es wurde 2017 von Dr. Uwe Radelof nach dem Vorbild des Humangenomprojekts (an dem er selbst mitgearbeitet hat) initiiert.

Parkinson Verbund e.V.

• parkinson-verbund.de

Der Parkinson Verbund ist ein Netzwerk von über 30 Selbsthilfe-Gruppen und anderen Selbsthilfe-Einrichtungen. Gemeinsam wollen sie die Situation von Parkinson-Betroffenen verbessern, indem sie die Kräfte der Selbsthilfe bündeln und zur Verbesserung der Lebensqualität und Alltagsbewältigung beitragen. In diesem Sinne versteht sich der Parkinson Verbund auch als Bindeglied der Selbsthilfe in Deutschland. Willkommen sind alle Vereine, Organisationen, Gruppen und Einzelpersonen, die in der Parkinson-Selbsthilfe tätig und an einer Zusammenarbeit interessiert sind.

PD Avengers

• pdavengers.de

Dies ist die deutsche Sektion der 2020 in Nordamerika gegründeten PD Avengers. Die PD Avengers verstehen sich als globale Allianz zur Überwindung der Parkinson-Krankheit. Die Initiative will lokale Aktionen mit der globalen Bewegung verknüpfen, über Neuigkeiten aus der globalen Bewegung informieren, in Deutschland Selbsthilfeinitiativen zusammenbringen und gemeinsam aktiv werden.

PingPongParkinson e.V.

• pingpongparkinson.de

PingPongParkinson Deutschland e.V. ist der bundesweite Zusammenschluss kooperierender Vereine und Einzelpersonen. Menschen mit Parkinson und deren Angehörigen bietet der Verein die Möglichkeit zur regelmäßigen Teilnahme an Tischtennis-Trainings an, und zwar an den rund 200 Stützpunkten deutschlandweit. Zudem gibt es Erfahrungsaustausch, Informationen und Begleitung. Da viele der Symptome bei Parkinson dazu führen können, dass Betroffene sich aus dem öffentlichen Leben zurückziehen, will der Verein mit seinem Engagement Menschen mit Parkinson dazu ermutigen, ein sichtbarer Teil der Gesellschaft zu bleiben und aktiv und offen mit der Diagnose Parkinson umzugehen.

Podcast „Bewegte Angelegenheiten"

• parkinsonstiftung.de/podcast

Selbst seit etwa zehn Jahren an Parkinson erkrankt, moderiert Claudia Eyd den Podcast der Parkinson Stiftung. Expertinnen und Experten sind in jeder Folge zu Gast, um in verständlicher Form auf Fragen zu Angelegenheiten einzugehen, die Menschen mit Parkinson und deren Umfeld bewegen. Der Podcast der Parkinson Stiftung bietet Betroffenen und Angehörigen viele Informationen zu Therapien und zur Forschung. Außerdem gibt es wertvolle Tipps zum besseren Umgang mit den Herausforderungen der Parkinson-Krankheit im Alltag.

Podcast „Jetzt erst recht"

• jetzt-erst-recht.info

Wie kann es - trotz der lebensverändernden Diagnose Parkinson - gelingen, das Leben positiv, lebenswert und bunt zu gestalten? Kathrin Wersing, selbst mit 40 Jahren an Parkinson erkrankt, spricht in ihrem Podcast mit Menschen, die auf vielfältige Weise positiv mit der Erkrankung leben. Dieser Podcast wendet sich an alle, die einen positiven Zugang zum Thema Parkinson suchen Es ist ein Podcast von Betroffenen für Betroffene und deren Angehörige, der Mut machen soll.

projekt:tanz

• projekttanz.com

Tanz ist Begegnung mit sich selbst und anderen. Für die Tänzerinnen und Tänzer von projekt:tanz ist Tanzen auch eine Begegnung mit ihrer Krankheit, Morbus Parkinson. Das Team bietet sowohl Kurse zum Mitmachen als auch Weiterbildungen für Tanz- und Bewegungstherapeut:innen an. Projekt:tanz bietet außerdem in verschiedenen Kliniken das Tanzen als Teil der Komplextherapie an.

PSH-Parkinson Selbsthilfe Landesverband Brandenburg e.V.

• psh-lvbb.de

Der Selbsthilfeverband im Land Brandenburg besteht gegenwärtig aus 25 Selbsthilfegruppen und unterstützt Menschen, die an Parkinson erkrankt sind sowie ihre Angehörigen, mit kompetenter Beratung und praktischer Hilfe. Angeboten werden Möglichkeiten zum Erfahrungsaustausch, Aktivierungsangebote und Schulungen, die den Betroffenen dabei helfen, ihren Alltag besser zu bewältigen und neue Perspektiven zu entwickeln. Die Leitgedanken „Hinsehen – Handeln – Helfen" und „Heraus aus dem Schneckenhaus" fördern eine positive, proaktive Haltung, die vielen Menschen Mut macht und sie ermutigt, aktiv am Leben teilzunehmen.

Selbsthilfegruppe München Dachau

• parkinson-verbund.de/shg-muenchen

Die Gruppe trifft sich wöchentlich in München unter der Leitung von Ulrike Heyd. Zu den vielfältigen Angeboten gehören gemeinsames Wandern, Singen, Spiel- und Film-Cafés sowie Besuche von Parkinson Fachkliniken.

Tanz den Batman

• tanz-den-batman.jimdosite.com

Es gibt nichts Schöneres, als tanzend in den Tag zu starten! Tanz den Batman ist eine Tanzgemeinschaft von Menschen mit Parkinson, Angehörigen und Freunden. Jeden Morgen ab acht Uhr trifft sich die Gruppe online via Zoom für 30 Minuten zum freien Tanzen zu Musik. Im Anschluss gibt es einen kurzen gemeinsamen Austausch. Eine Teilnahme ist jederzeit unverbindlich und kostenlos möglich.

YUVEDO Foundation

• yuvedofoundation.de

Das Ziel der YUVEDO Foundation ist es, die Parkinson Krankheit bis 2032 von der Liste der unheilbaren Krankheiten zu streichen, indem geeignete Problemlösungsstrategien entwickelt werden, gemeinsam mit klugen Persönlichkeiten aus Wissenschaft und Forschung. Auf der Basis dieses „Masterplans" sollen die notwendigen finanziellen Mittel eingeworben und der Plan in die Tat umgesetzt werden. Die engagierten Menschen hinter der Stiftung wollen zeigen, dass es ernsthaft Grund zur Hoffnung gibt, wenn Politik, Patienten, Wissenschaft und Wirtschaft das Thema entschlossen angehen und durch viele kleine Siege die Parkinson-Krankheit von der Liste der unheilbaren Erkrankungen gestrichen werden kann.

Zhineng Qigong

• zhinengqigong-freiburg.de

Jürgen Kotterer ist es aufgrund seiner persönlichen Vorgeschichte eine Herzensangelegenheit, chronisch erkrankten Menschen die Technik und Theorie von Zhineng Qigong zu vermitteln. Er bietet regelmäßig kostenlose Kurse für Menschen mit Parkinson an und einen wöchentlichen online-Übungsabend für Erkrankte.